CIRURGIA DO OMBRO

Atlas e Texto

Colaboradores

Alexander Benjamin, F.R.C.S.

Honorary Consultant Orthopaedic and
Traumatic Surgeon
Department of Orthopaedics
West Hertfordshire Hospitals
Berkhamsted, Herts, England

Rolfe Birch, F.R.C.S.

Director
Peripheral Nerve Injury Unit
Royal National Orthopaedic Hospital
Stanmore, London, England

Cirurgia do Ombro

Atlas e Texto

Stephen Copeland, F.R.C.S.
Consultant Orthopaedic Surgeon
Department of Orthopaedics
Royal Berkshire Hospital
Reading, England

Ilustrações
Gillian Oliver, M.M.A.A., A.I.M.I.
Philip Wilson, F.M.A.A., A.I.M.I.

Revisão Técnica
Jayme de Paula Gonçalves, M.M.A.A., A.I.M.I.
Cursos de Especialização nos Estados Unidos (5 anos)
Membro do Comitê de Cirurgia do Ombro da SBOT
Sócio Efetivo da Sociedade Brasileira de Cirurgia do Joelho
Ex-Professor Adjunto de Ortopedia da Faculdade de Medicina da FUA
Membro Titular da Sociedade Brasileira de Ortopedia e Traumatologia

REVINTER

Título original em inglês:
Operative Shoulder Surgery

ISBN 85-7309-301-3

Tradução:
Mariana de Oliveira Borges

Revisão Técnica:
Jayme de Paula Gonçalves
Cursos de Especialização nos Estados Unidos (5 anos)
Membro do Comitê de Cirurgia do Ombro da SBOT
Sócio Efetivo da Sociedade Brasileira de Cirurgia do Joelho
Ex-Professor Adjunto de Ortopedia da Faculdade de Medicina da FUA
Membro Titular da Sociedade Brasileira de Ortopedia e Traumatologia

Livraria e Editora REVINTER Ltda.
Rua do Matoso, 170 — Tijuca
20270-130 — Rio de Janeiro, RJ
Tel.: (021) 502-9988
Fax: (021) 502-6830
E-mail: livraria@revinter.com.br
http: //www.revinter.com.br

À família, Jenifer, Sara e Matthew

Introdução

Cirurgia do Ombro é um atlas bem ilustrado, escrito por um cirurgião de ombro experiente que descreve em detalhes as indicações e as técnicas de preferência do autor para todos os procedimentos virtualmente hoje usados no Reino Unido e na América. O Sr. Copeland tem sido um especialista de ombro ao longo da sua carreira profissional. Ele é extremamente experiente tanto em cirurgia reconstrutiva quanto em artroscopia. O leitor constantemente admira o estilo da sua linguagem escrita. As palavras precisas e a concisão do texto, juntamente com a clareza das ilustrações, resultam num entendimento completo em um tempo mínimo.

Os primeiros nove capítulos mostram as indicações e os detalhes do tratamento operatório das causas mais freqüentes de dor no ombro. Ombro congelado, colisão, rupturas do manguito e deslocamentos glenoumerais estão incluídos. Estes são seguidos por cinco capítulos que discutem com clareza extraordinária a técnica e o possível uso do artroscópio. A artroplastia glenoumeral e as fraturas são então bem discutidas, seguidas por descrições dos procedimentos menos freqüentes em profundidade incomum.

Sr. Copeland é um professor altamente organizado. Com suas conferências de Cursos de Ombro, ele mais que qualquer outro trouxe a cirurgia de ombro moderna para a Inglaterra. Este novo trabalho reflete a sua experiência e é um valioso complemento para cirurgiões ortopédicos em prática assim como para aqueles que estão em treinamento.

Charles S. Neer, II, M.D.
Professor of Clinical Orthopaedic Surgery, Emeritus
Columbia University College of Physicians and Surgeons
New York, New York
Founding President
American Shoulder and Elbow Surgeons

Prefácio

A ortopedia está se tornando cada vez mais especializada e um clínico geral pode achar difícil acompanhar o desenvolvimento em todas as subespecialidades que ele ou ela presumem ser conhecidas. Com a explosão de interesse na cirurgia de ombro, tem havido inevitavelmente um aumento no número de publicações em livro, especialmente grandes volumes de referência. Entretanto, permaneceu a necessidade de um livro detalhando claramente a técnica dos procedimentos operatórios necessários ao tratamento da maioria dos pacientes de ombro.

A *Cirurgia do Ombro* não é de modo algum um relato exaustivo de cada operação de ombro possível de ser realizada, mas uma descrição dos procedimentos particulares que são necessários e usados numa base diária e que têm sido úteis e de sucesso nas minhas práticas pessoais.

Para o cirurgião ortopédico geral pode ser desorientador escolher entre os dez diferentes procedimentos para tratar de um problema particular, e pode ser difícil determinar qual deles é o procedimento mais promissor a usar. Este livro chama a atenção a estes problemas.

Os capítulos foram estruturados consistentemente para a facilidade de uso. As referências, que foram deliberadamente mantidas ao mínimo, fornecem um guia para literatura adicional e indicam as fontes originais de vários procedimentos descritos, assim como os artigos mais influentes dos tópicos específicos dos capítulos. Isto permite acesso rápido à maioria das informações importantes. Inevitavelmente, à medida que este é um livro na sua maioria de um único autor, uma tendência individual fica evidenciada e o livro reflete minha experiência e meus interesses particulares. Isto fica particularmente claro no capítulo de reposicionamento do ombro. À medida que desenvolvi minha própria prótese, este capítulo reflete minha própria experiência, mas felizmente reduzi esta tendência à inclinação pessoal descrevendo também outros procedimentos.

Meu interesse na cirurgia de ombro foi inicialmente estimulado pelo professor Lipmann Kessel durante meu período como conferencista no Royal National Orthopaedic Hospital em Londres. O professor Kessel foi a pessoa intelectualmente mais desafiadora, estimulante e engraçada com quem trabalhei. Cada ponto de vista foi desafiado e todos os argumentos tiveram de ser justificados. Não poderia haver melhor treinamento. A outra grande influência no meu desenvolvimento como cirurgião foi o decano de corpo diplomático em cirurgia de ombro Dr. Charles Neer. Não há dúvida que ele foi a influência mais dominante no desenvolvimento da cirurgia de ombro mundial. Encontrar e trabalhar com ele, faz com que não haja mais dúvidas quanto as razões de tal influência. Ele foi o suporte infalível e o seu entusiasmo permanece vivo. O que começou como uma homenagem respeitosa transformou-se numa amizade calorosa.

Após o meu cargo subseqüente na conferência em 1979, comecei minha prática em ortopedia geral num hospital geral movimentado do distrito. Quase imediatamente, entretanto, desenvolvi meu interesse na cirurgia de ombro. Foi durante este período que passei de clínico geral ortopédico a especialista de ombro.

Interessantemente, a prática de especialista de ombro evolui através de várias fases. Primeiramente, observa-se um grande número de pacientes locais necessitando de procedimentos de ombro comuns. Em seguida, observa-se problemas mais interessantes e clinicamente difíceis como resultado de pacientes com referência de áreas geográficas mais extensas. Finalmente, observam-se casos de dificuldade crescente envolvendo pacientes que se submeteram a procedimentos cirúrgicos anteriores que, ou falharam por razões não óbvias, ou que foram erroneamente indicados em primeira instância. Este último grupo de casos, embora muito difíceis, dão uma experiência inestimável, especialmente no reconhecimento de indicações cirúrgicas e na redução de complicações.

Estou agradecido a Rolfe Birch por sua contribuição a respeito das lesões dos nervos. Sua experiência é enorme e seus conselhos ao longo dos anos são inestimáveis. Meus agradecimentos também devem ir para Alex Benjamin por seu capítulo na osteostomia de Benjamin — quem melhor para escrever sobre isto senão o próprio criador?

Minha admiração por Gilliam Oliver e Philip Wilson, os ilustradores, não conhecem fronteiras. Eles transformaram meus esboços em desenhos com traçados magníficos. Este livro é muito mais que o fruto dos seus esforços em descobrir exatamente "o que eu quero".

O manuscrito foi digitado com uma disposição incansável pelas secretárias Susan Carter, Angela Elliot e Sandra Jones. A ajuda e o suporte dado por elas foram enormemente apreciados. Finalmente, acredito que minha família ficou igualmente aliviada assim como eu quando o manuscrito completo foi finalmente arrematado e enviado a Churchill Livingstone. Eu não havia percebido isto plenamente, talvez, até que um dos meus filhos disse: "Quer dizer que você pode sair da sua gaiola agora?" — Espero que sim.

Stephen Copeland, F.R.C.S

Sumário

1

Acessos Cirúrgicos ao Ombro

Incisões ao Redor do Ombro

Descobriu-se que as linhas de tensão da pele relaxada são mais confiáveis que as linhas de Langer na avaliação da posição ótima para uma incisão estética. As linhas de tensão da pele relaxada são determinadas, no momento da operação, pinçando a pele e observando as dobras lineares. As linhas mais bem definidas ocorrem quando a pele é pinçada perpendicularmente à linha de incisão ótima. As linhas da pele variam entre as pessoas e entre os sexos. Acredita-se que as linhas se desenvolvam a partir da tensão causada pelas convexidades da estrutura subjacente, com contribuições da gravidade e do movimento das articulações adjacentes. As convexidades subjacentes têm grande influência sobre a tensão da pele. As linhas representam a orientação do colágeno na derme subjacente e são importantes porque o colágeno e o processo de cicatrização se alinham ao longo do comprimento da incisão, independente da orientação do ferimento (Figs. 1-1 a 1-3).

Uma incisão estética não pode estar paralela à dissecção subjacente. As linhas de tensão da pele são formadas freqüentemente em ângulos retos em relação ao eixo dos músculos subjacentes. Nestas circunstâncias, é necessário elevar retalhos da pele tendo o cuidado de proteger a circulação da pele. Anterior ao peitoral maior, a pele é muito móvel em relação ao músculo subjacente. Neste local, a dissecção deve ser feita no lado superficial da fáscia profunda. Não é necessário ou vantajoso incluir a fáscia profunda com o retalho de pele, porque o retalho fasciocutâneo não oferece nenhuma circulação adicional à pele que se encontra sobre ela.

A pele sobre o terço mediano do músculo deltóide é presa muito firmemente à fáscia profunda subjacente e não há movimento relativo entre a pele e o músculo. Os vasos passam mais verticalmente da artéria circunflexa umeral posterior através do septo no músculo sobre a derme do que num curso oblíquo. A dissecção subfascial não oferece circulação adicional para a pele nesta área; de fato, oferece a desvantagem de causar distúrbio a uma pequena parte do colágeno sobre o músculo deltóide, que é necessário para a reinserção óssea. Na mobilização de grandes áreas de pele em outros locais do ombro, como de cima do músculo do bíceps, pode ser vantajoso incluir a fáscia profunda com a pele, porque uma camada extra de vaso está presente na superfície logo acima da fáscia profunda.

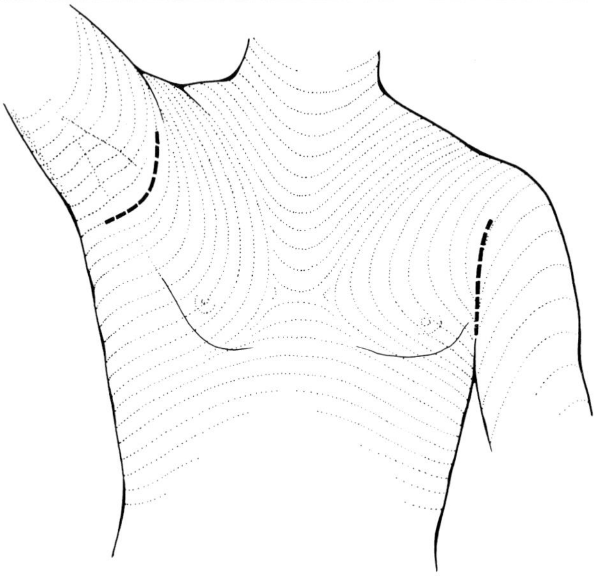

Fig. 1-1

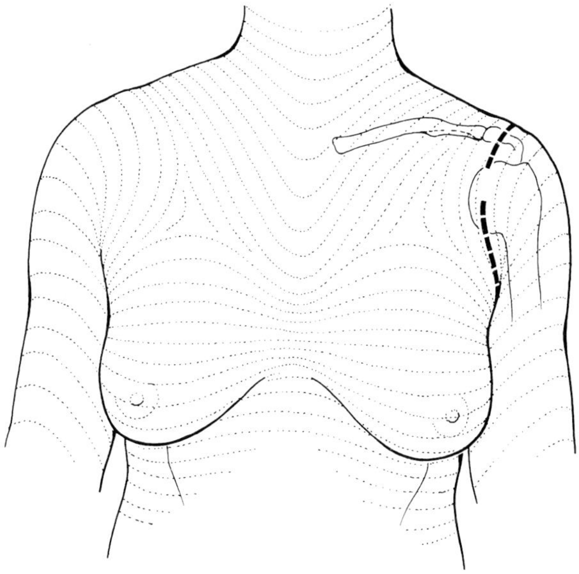

Fig. 1-2

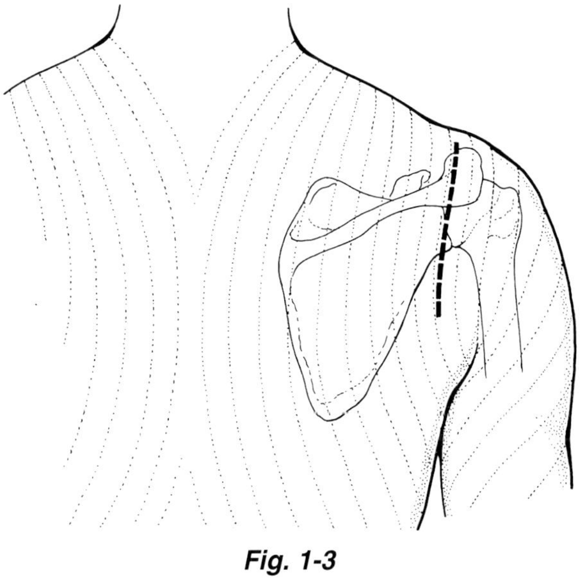

Fig. 1-3

Nervos na Região do Ombro

Nervo Axilar

O nervo axilar é o nervo mais comumente lesado na cirurgia de ombro. Ele está em risco extremo no ponto em que atravessa o aspecto inferior da cápsula articular do ombro. A posição de abdução e a rotação interna justapõem o nervo em relação a cápsula inferior. A posição de adução e a rotação externa é mais segura (Figs. 1-4 a 1-6). Além disso, o nervo se encontra próximo à margem mediana do músculo subescapular e pode ser cortado durante acessos de ombro anteriores, a menos que uma dissecção seja executada sob visão direta. O nervo axilar também está em risco, porque se encontra na superfície profunda do deltóide depois de passar em volta do colo do úmero. Qualquer incisão com a divisão do deltóide em mais de 5 cm da ponta do acrômio pode ser perigosa ao nervo axilar e pode possivelmente denervar os dois terços anteriores do deltóide.

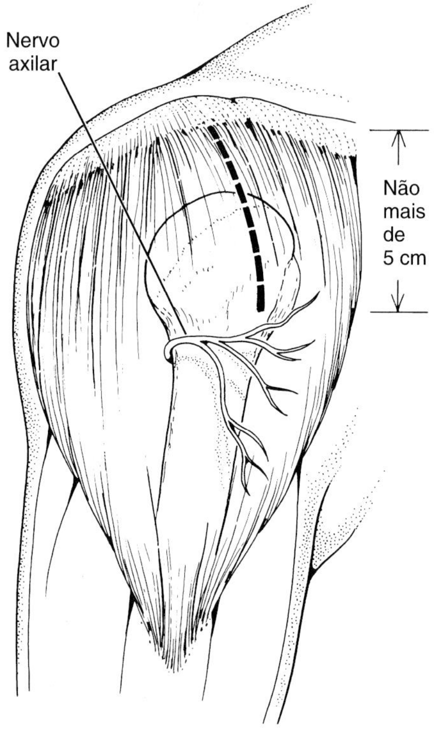

Fig. 1-4

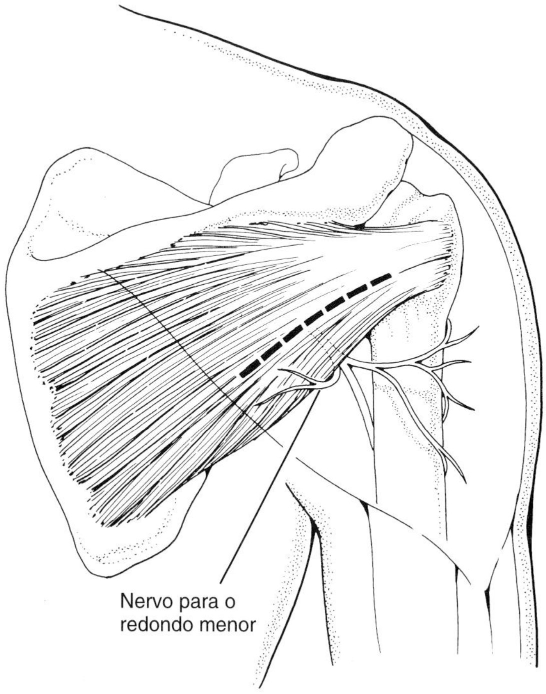

Fig. 1-5

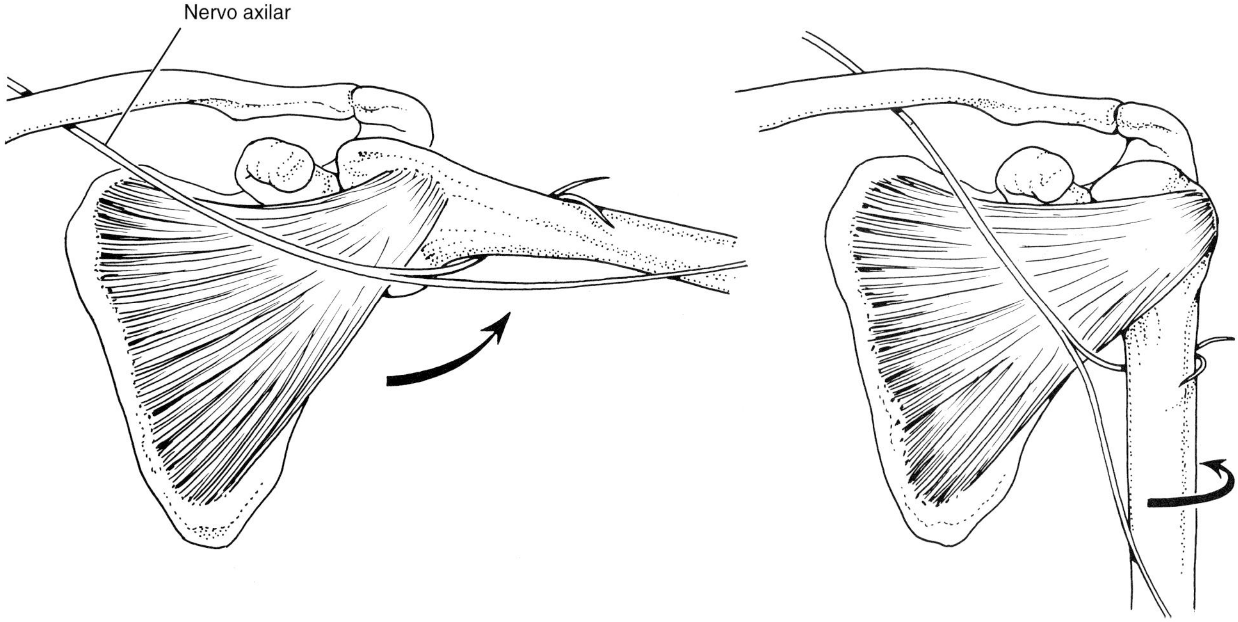

Fig. 1-6

Nervo Musculocutâneo

O nervo musculocutâneo passa 2 a 9 cm abaixo da ponta do coracóide e isto o torna vulnerável em uma cirurgia realizada ao redor da ponta do processo coracóide. Pode ser afetado na transferência do processo coracóide ou na reflexão do tendão conjunto. É um bom princípio geral não separar a ponta do processo coracóide com os músculos a ele fixados quando se está fazendo o acesso anterior padrão ao ombro, porque se este for retraído distalmente, uma lesão por tração do nervo musculocutâneo é facilmente sofrida (Fig. 1-7).

Nervo Acessório

O nervo acessório é propenso ao dano durante a cirurgia de pescoço por causa da sua posição relativamente superficial no triângulo posterior do pescoço.

Nervo Supra-Escapular

O nervo supra-escapular está até certo ponto rigidamente preso ao aspecto superior da escápula pelo ligamento escapular transverso à medida que cruza a incisura supra-escapular e à medida que envolve o colo da espinha da escápula. Quando o ombro é acessado posteriormente, o nervo está em risco máximo nesta posição, na parte de trás do pescoço glenóide. Infelizmente, a incidência de dano ao nervo supra-escapular é crescente com a estabilização artroscópica do ombro que emprega ligação cega de nós no aspecto posterior do colo glenóide.

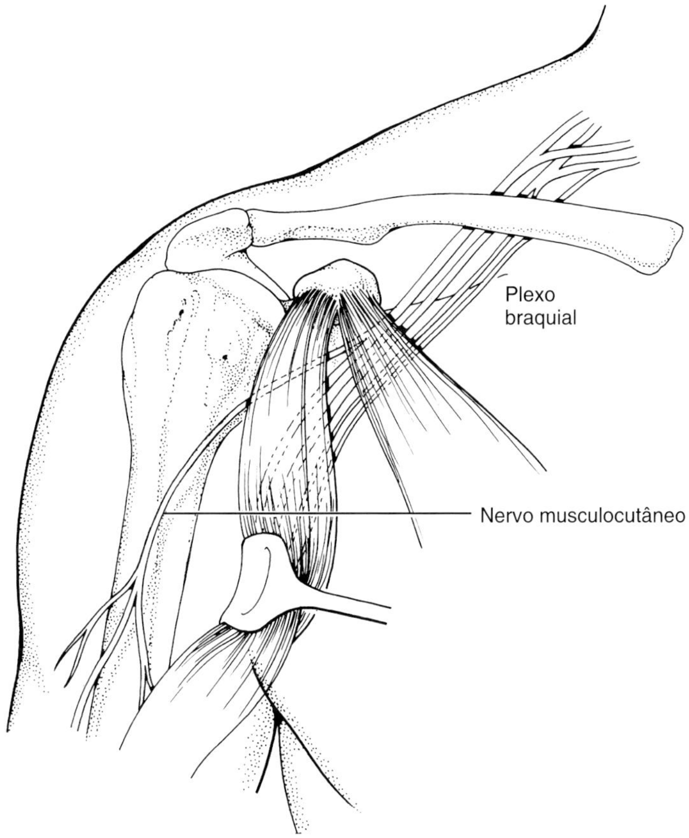

Fig. 1-7

Acessos ao Ombro

O acesso cirúrgico está incluído na descrição das operações individuais no texto deste livro. Porém, as exposições cirúrgicas principais estão descritas aqui, e a maioria das operações de ombro pode ser realizada através destas exposições.

Acesso Anterior (Deltopeitoral Estendido)

O acesso anterior, ou acesso deltopeitoral estendido, é apropriado para artroplastia total do ombro e para a redução aberta e fixação interna de fraturas umerais proximais.

Posição do Paciente. O posicionamento dos pacientes para a cirurgia de ombro é extremamente importante, uma vez que a articulação do ombro é a mais móvel no corpo e a exposição da articulação pode ser mantida ao mínimo através do posicionamento cuidadoso do membro. O paciente é colocado na posição de decúbito dorsal com uma prancha de braço ao lado. Um apoiador de cabeça como é usado em neurocirurgia é de preferência porque permite acessar o ombro tanto posteriormente quanto anteriormente, e se qualquer circunstância imprevista surgir havendo necessidade de um acesso anterior e posterior combinado. Um saco de areia é colocado debaixo da borda mediana da escápula para empurrar o ombro para frente e dar uma exposição melhor do glenóide (Fig. 1-8).

Técnica. A incisão se estende da extremidade lateral da clavícula ao processo coracóide seguindo a margem mediana do músculo deltóide. A fáscia profunda é incisada em linha com a incisão da pele, e as extremidades cortadas são arrastadas para trás com um cotonete para identificar o sulco deltopeitoral. O sulco é marcado pela presença de uma veia cefálica grande, que forma um ponto de referência muito útil (Fig. 1-9).

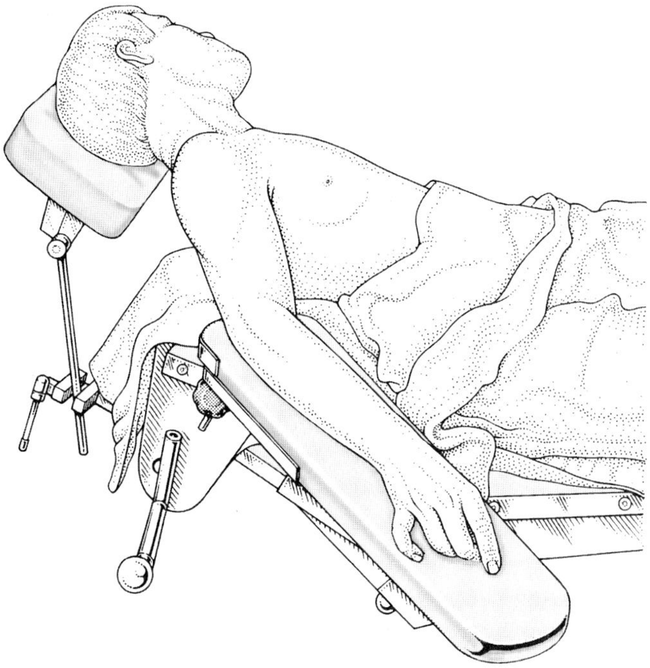

Fig. 1-8

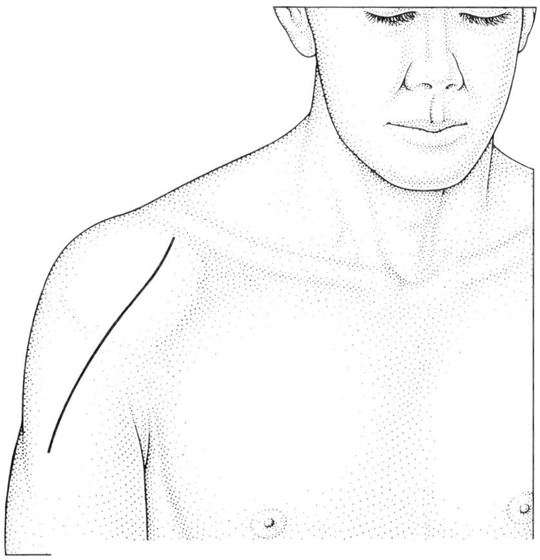

Fig. 1-9

Os dois músculos são separados por uma dissecção digital romba, e a veia é retraída medialmente com o peitoral maior. Algumas ramificações pequenas que entram na veia pelo lado exterior podem precisar ser divididas. Se possível, a preservação da veia cefálica é de preferência, visto que este procedimento pode reduzir a inchação pós-operatória. Algumas vezes, entretanto, a sua divisão pode ser necessária para o acesso. Um retrator de auto-retenção é usado para separar o peitoral maior do deltóide, e os músculos coracóides são então expostos tendo o tendão-conjunto, constituído dos músculos braquiorradial, cabeça curta do bíceps e o peitoral menor, fixado à sua ponta. A fáscia clavipeitoral é dividida lateralmente a estes músculos, e um dedo é passado profundamente ao plano dos músculos para separá-los do subescapular (Fig. 1-10). Um ponto de espera é posto através dos músculos coracóides proximais, e uma exposição extra é feita pela divisão do terço lateral da sua inserção no coracóide.

As bordas superiores e inferiores do subescapular são então identificadas. A borda superior é apalpada no intervalo dos rotadores, e a borda inferior está marcada pelos vasos umerais circunflexos transversais. Suturas de espera são aplicadas então ao ventre muscular do subescapular aproximadamente 2 cm da sua inserção. Três suturas de espera são normalmente tudo o que é necessário.

O acesso à articulação do ombro depende da operação a ser executada (Fig. 1-11). Se este acesso for usado para substituição total do ombro, então o subescapular é dividido e a articulação é exposta. Um calço pode ser passado então através da articulação para servir de alavanca para a cabeça umeral posteriormente, de forma que o acesso ao glenóide possa ser obtido. A cabeça umeral pode ser exposta pela rotação externa do ombro e deslocando a cabeça umeral anteriormente. Se a exposição anterior estiver sendo usada para a reconstrução e fixação interna de fraturas, então as fraturas nesta fase podem ser apalpadas e expostas, mas todos as fixações musculares devem ser preservadas.

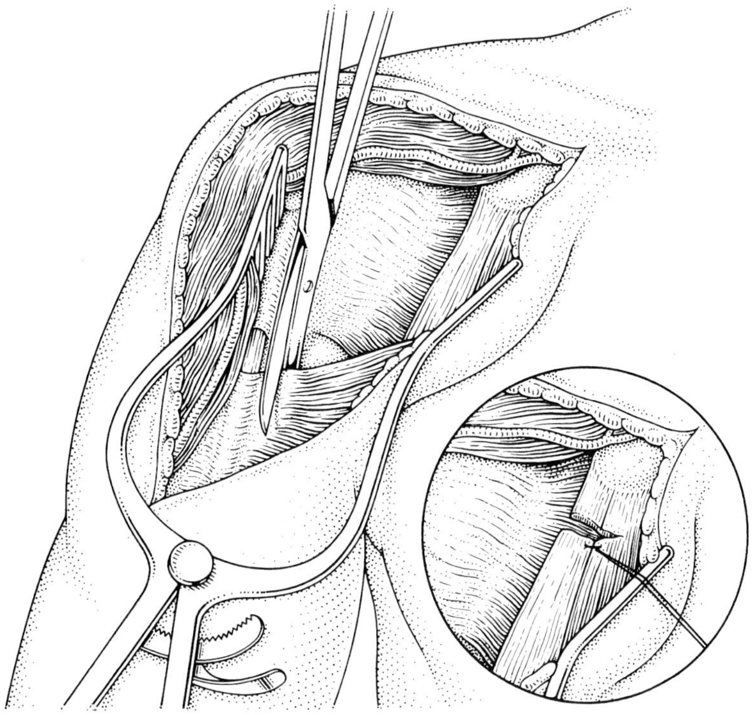

Fig. 1-10

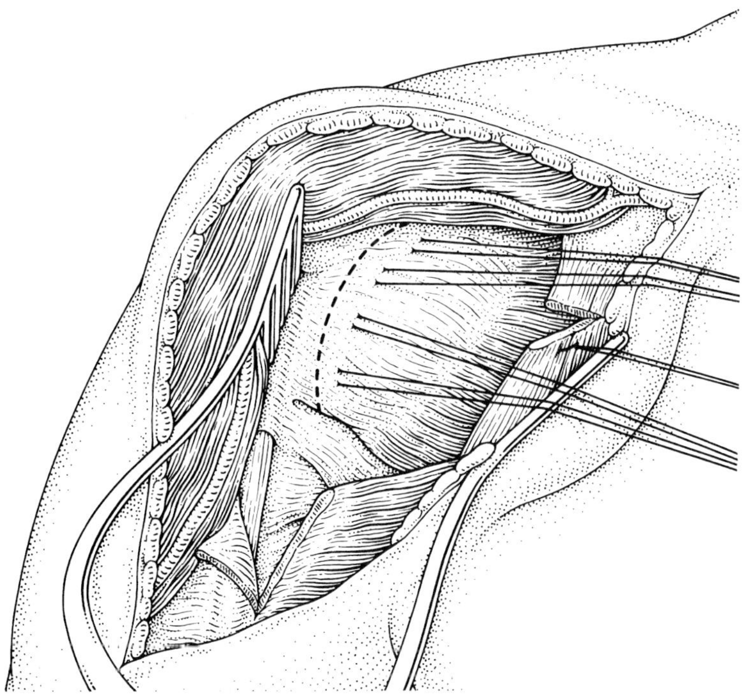

Fig. 1-11

Acesso Posterior

O acesso posterior é comumente usado para cirurgia de estabilização posterior mas também é usado para a exposição e fixação de fraturas do colo glenóide e da escápula.

Posição do Paciente. O paciente é colocado na posição lateral com o ombro envolvido no lugar mais alto. O membro é dobrado livremente para facilitar a manipulação.

Técnica. Uma incisão vertical é feita na linha da linha de tensão de pele relaxada (Fig. 1-12). O ponto central desta incisão é feito como na marcação da portal posterior para a artroscopia, ou seja, 2 cm ínfero-medialmente ao canto posterior do acrômio.

Como a incisão da pele não se encontra na linha das fibras do músculo deltóide, a pele é elevada medialmente e lateralmente, dissecando-se entre a fáscia profunda e a gordura que se encontra acima da fáscia. A fáscia do deltóide é dividida e a linha das fibras é identificada. As fibras do deltóide são separadas e o espaço mais interno do deltóide posterior é acessado através da camada densa de fáscia que é dividida alinhada com as fibras do músculo deltóide. O limite distal da divisão deltóide é o músculo redondo menor que evitará o dano ao nervo axilar. Se qualquer exposição adicional for necessária, esta pode ser obtida proximalmente separando o músculo deltóide da escápula, retirando um retalho osteoperiosteal. O infra-espinhal e o redondo menor são então expostos (Fig. 1-13).

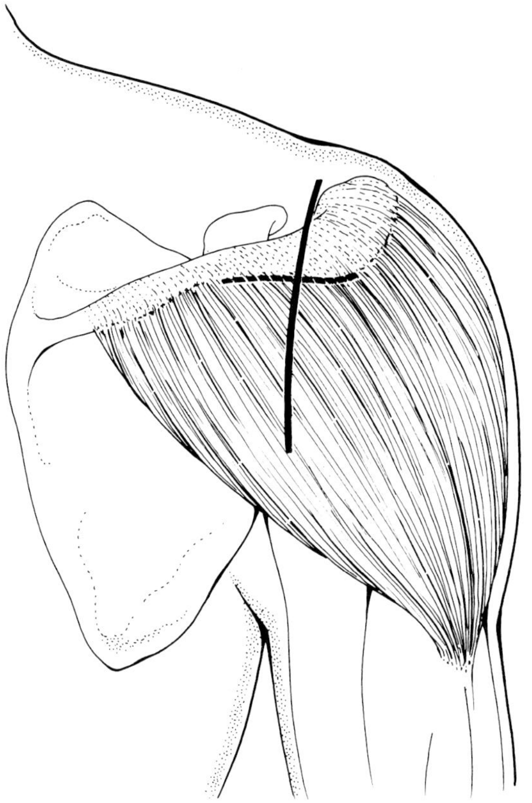

Fig. 1-12

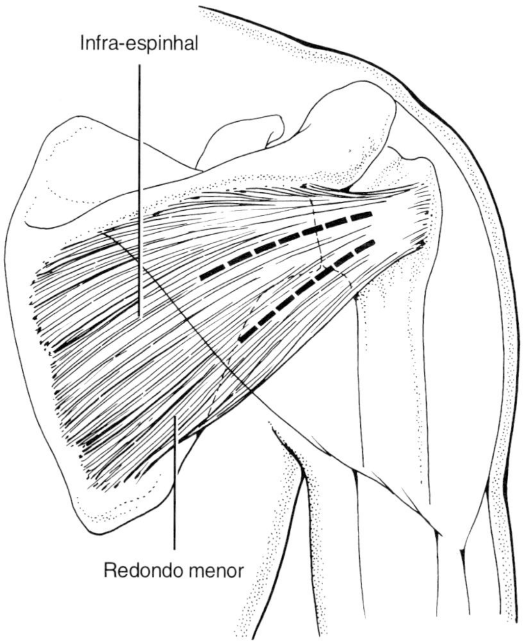

Fig. 1-13

O intervalo entre o infra-espinhal e o redondo menor é procurado, sendo encontrado com mais facilidade medialmente que lateralmente, onde as fibras do músculo estão formando um tendão-conjunto. A dissecção limitada deverá ser de 1 cm medial à borda do glenóide para não se colocar em perigo o nervo supra-escapular (Fig. 1-14). Uma vez que a separação tenha sido feita e mantida com um retrator de auto-retenção, a cápsula posterior da articulação pode ser vista facilmente e ser aberta como for necessário.

Separar o infra-espinhal do redondo menor é particularmente estressante para o cirurgião que tentar este procedimento, à medida que permite a separação entre duas zonas com nervo, ou seja, o nervo supra-escapular suprindo o infra-espinhal e o nervo axilar suprindo o redondo menor (Fig. 1-15). Este plano, porém, pode ser muito inferior para permitir o procedimento proposto, e conseqüentemente se o infra-espinhal for dividido, a extensão medial desta divisão deverá ser limitada para evitar o dano ao nervo supra-escapular (Fig. 1-16).

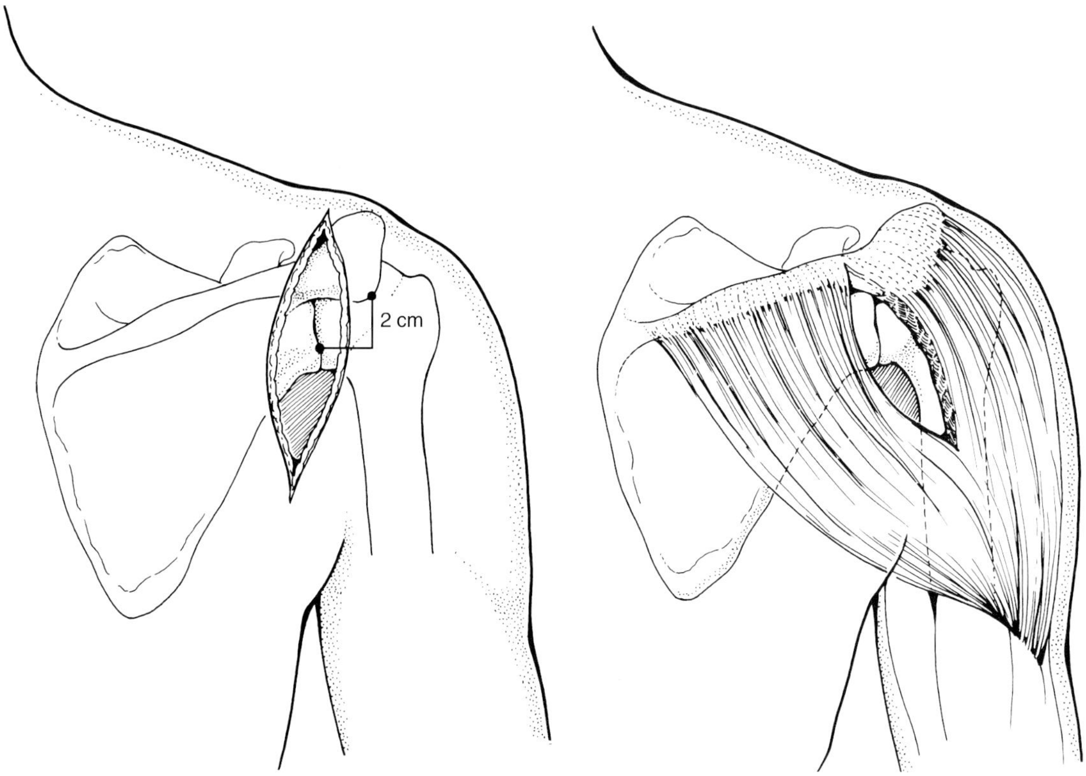

Fig. 1-14

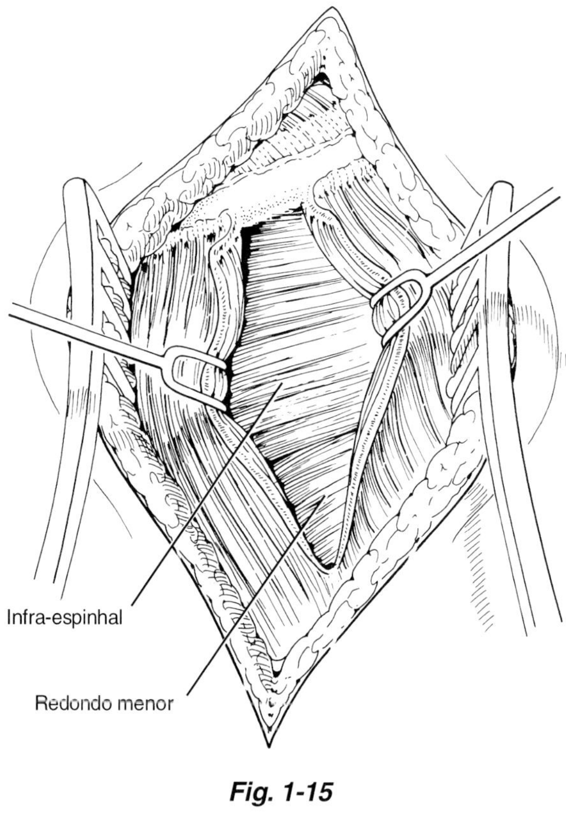

Fig. 1-15

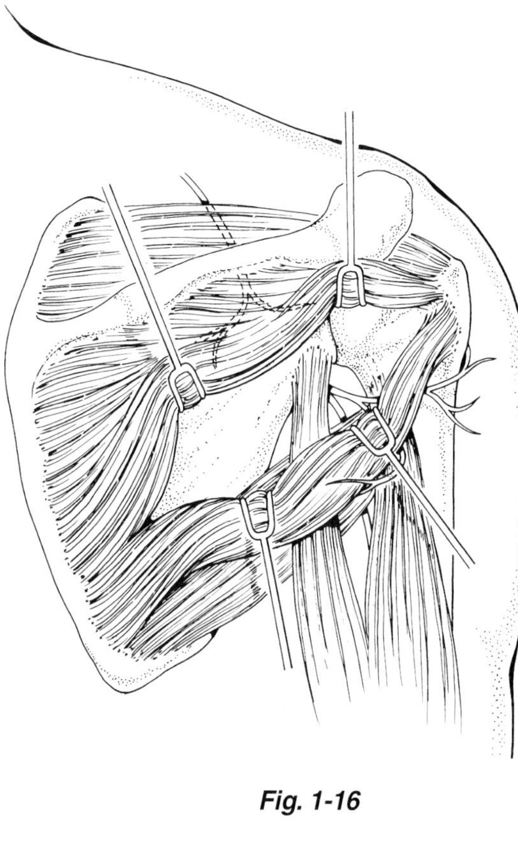

Fig. 1-16

Acesso Anterior Baixo

O acesso anterior baixo é usado para procedimentos de estabilização anterior e inferior e pode ser extremamente estético, deixando a maior parte da cicatriz na dobra axilar.

Posição do Paciente. O paciente fica em posição de ducúbito dorsal na mesa com um saco de areia sob o ombro; o braço e apoiado em uma prancha de braço presa à mesa de operação e com um saco de areia sob o ombro, como para o acesso anterior (deltopeitoral estendido).

Técnica. A linha da incisão é avaliada mediante adução do braço através do tórax anterior e observando o ápice da dobra de pele axilar anterior (Fig. 1-17). Esta se encontra numa linha vertical do coracóide ao ápice da axila. O ápice da dobra axilar anterior é então marcado e o braço sofre abdução e é estendido para permanecer na prancha de braço. A incisão é feita a partir deste ponto e direcionada verticalmente para baixo e para dentro da axila totalizando 6 cm. As margens da ferida são dissecadas. A facilidade deste acesso depende da elasticidade da pele nesta posição.

A junção deltopeitoral é identificada e separada através de dissecção romba e mantida aberta com um retrator de auto-retenção. O processo coracóide é então apalpado e o ângulo superior do ferimento é retraído superiormente. Isto é facilitado grandemente por um retrator especial que pode ser usado para se prender ao redor da base do coracóide (afastador de Copeland, Ashbourne Surgical, Reading, England) (Fig. 1-18). Os músculos coracóides podem ser então facilmente identificados, a fáscia lateral a estes músculos é dividida e a inserção lateral dos músculos coracóides é parcialmente dividida (Fig. 1-19). A extremidade superior do subescapular é identificada no intervalo do rotador, e a margem inferior é identificada pelos vasos umerais circunflexos. Marca-se então o subescapular com suturas de espera de aproximadamente 2 cm a partir da sua inserção, e o subescapular é separado da cápsula subjacente. A cápsula é então aberta e a articulação é exposta para qualquer procedimento cirúrgico que venha a ser necessário.

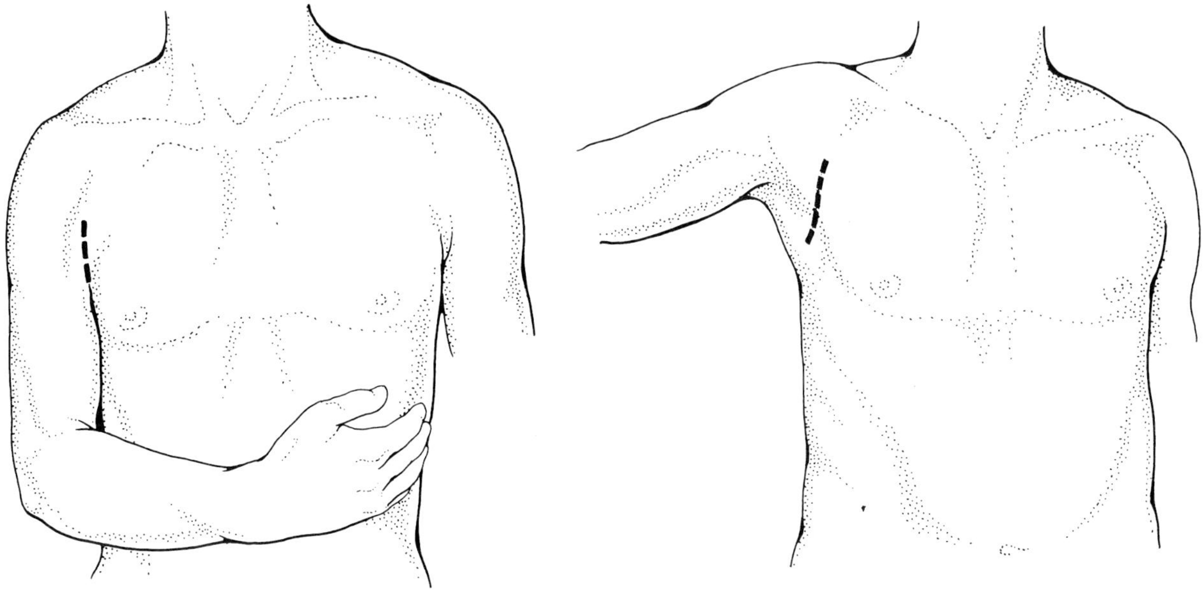

Fig. 1-17

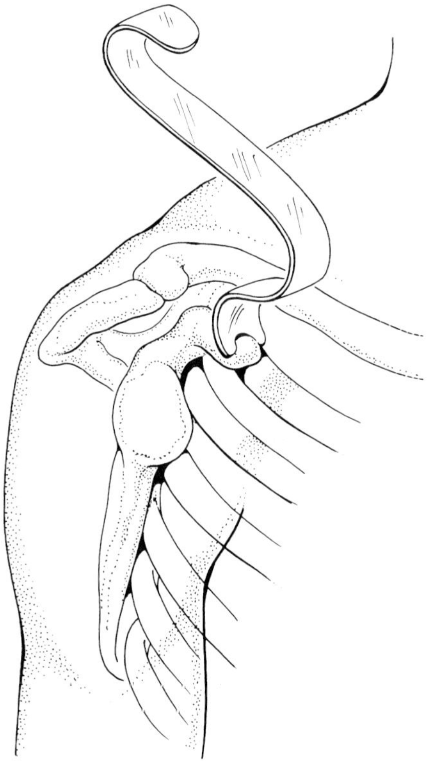

Fig. 1-18

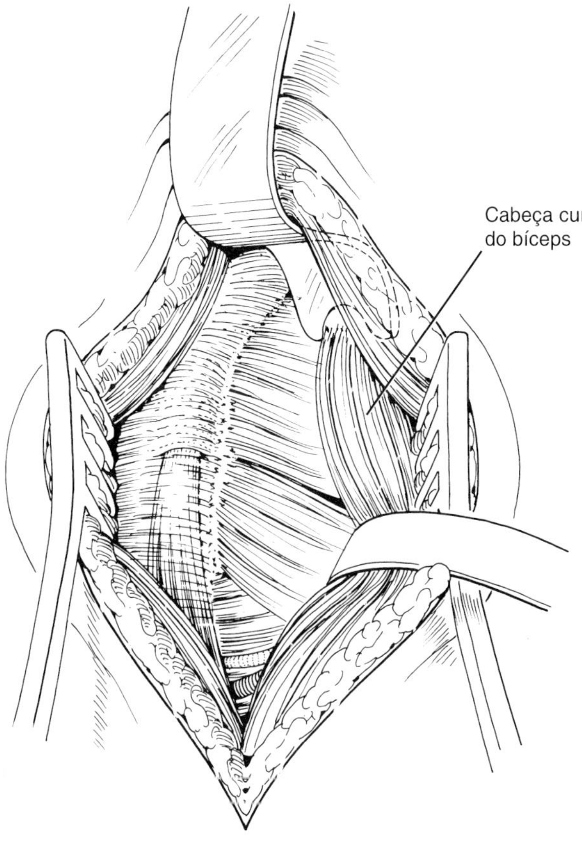

Fig. 1-19

Acesso em Alça Superior

O acesso em alça superior é muito útil; a parte anterior pode ser usada para o procedimento de descompressão aberta anterior padrão, mas quando é estendido mais posteriormente dará um excelente acesso a todo o manguito rotador.

Posição do Paciente. O paciente é colocado em ducúbito ventral na mesa de operação na posição de cadeira de praia com um saco de areia sob a borda mediana da escápula e com o braço em repouso na prancha de braço presa à mesa de operação. Um apoiador de cabeça neurocirúrgico é usado de forma que o ombro permaneça livre da mesa de operação e ambos os acessos, posterior e anterior, possam ser obtidos se houver necessidade.

Técnica. Uma incisão em alça superior é feita centralizada num ponto situado na metade do segmento entre a borda lateral do acrômio e a articulação acromioclavicular (Fig. 1-20). A incisão da pele se aprofunda através do tecido subcutâneo e é desbastada através de uma dissecção romba para expor o acrômio, a articulação acromioclavicular e a extremidade externa da clavícula.

O periósteo sobre o acrômio que se estende até a articulação acromioclavicular é incisado e então um retalho osteoperiosteal profundo é elevado com um osteótomo pequeno (Fig. 1-21). O propósito disto é promover boa borda sólida de tecido de forma que o deltóide possa ser firmemente reinserido ao término do procedimento (Fig. 1-22).

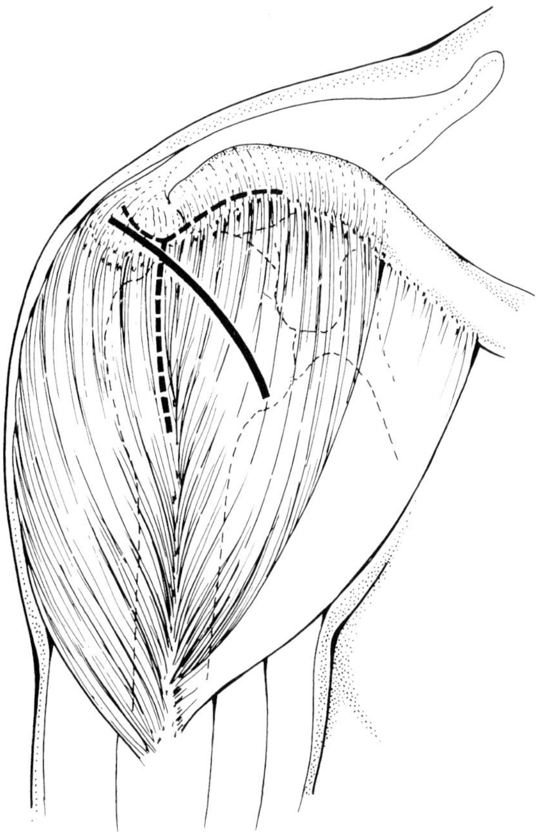

Fig. 1-20

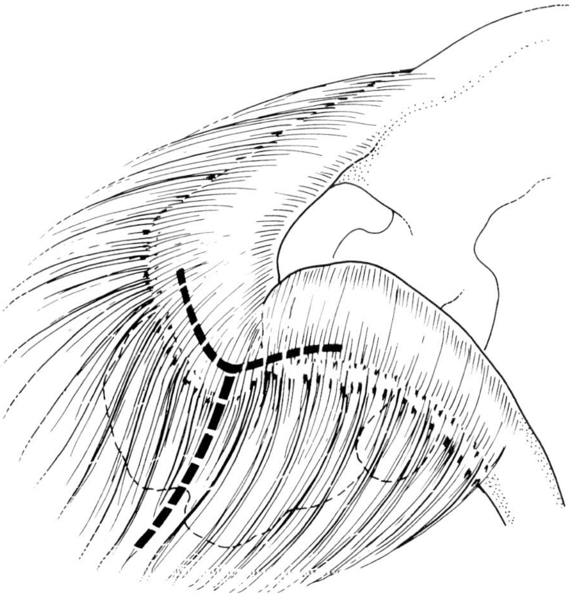

Fig. 1-21

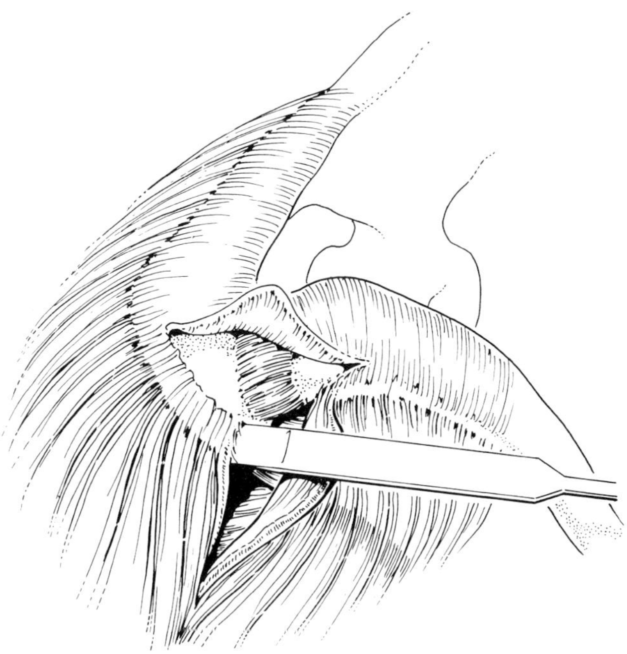

Fig. 1-22

O retalho osteoperiosteal é elevado tanto no lado acromial quanto no lado deltóide. As fibras anteriores do deltóide são então divididas na linha das fibras na junção do terço anterior. No terço mediano há uma área relativamente avascular. O deltóide é então separado do acrômio anterior com o seu retalho osteoperiosteal, para expor a fáscia clavipeitoral precipitando numa condensação que é o ligamento coracoacromial que pode ser identificado facilmente neste estágio (Fig. 1-23). Um retrator de auto-retenção é inserido e a fáscia clavipeitoral pode ser incisada para inspecionar o manguito. Porém, se esta exposição for para um reparo visando principalmente da manguito rotatório, a descompressão anterior do manguito é parte deste procedimento e ajuda grandemente na exposição do próprio manguito.

É sensato tirar o terço ântero-inferior do acrômio neste estágio com o ligamento coracoacromial. Se uma artroplastia de excisão da articulação acromioclavicular também for necessária, isto pode ser feito neste momento. Como os dois terços da cabeça umeral se encontram anterior à extremidade anterior do acrômio, pelo posicionamento cuidadoso do braço em rotação externa e interna, o manguito rotatório pode ser visualizado por completo utilizando esta exposição. Se o manguito posterior precisar de melhor visualização, mais um pedaço do deltóide é removido do acrômio com um retalho osteoperiosteal, mas em primeira instância, enquanto o defeito é avaliado, uma elevação mínima do deltóide deve ser feita.

De um modo geral, qualquer que seja o acesso usado para a articulação de ombro é sempre uma exigência básica absoluta que o deltóide seja reinserido de forma que possa ser imediatamente funcional após a cirurgia. A separação do deltóide do acrômio e a extremidade externa da clavícula anula a função do ombro e pode fazer com que a reabilitação pós-operatória adequada seja impossível. Uma desinserção mínima deve ser feita, e se for realmente feita, a reinserção segura é obrigatória.

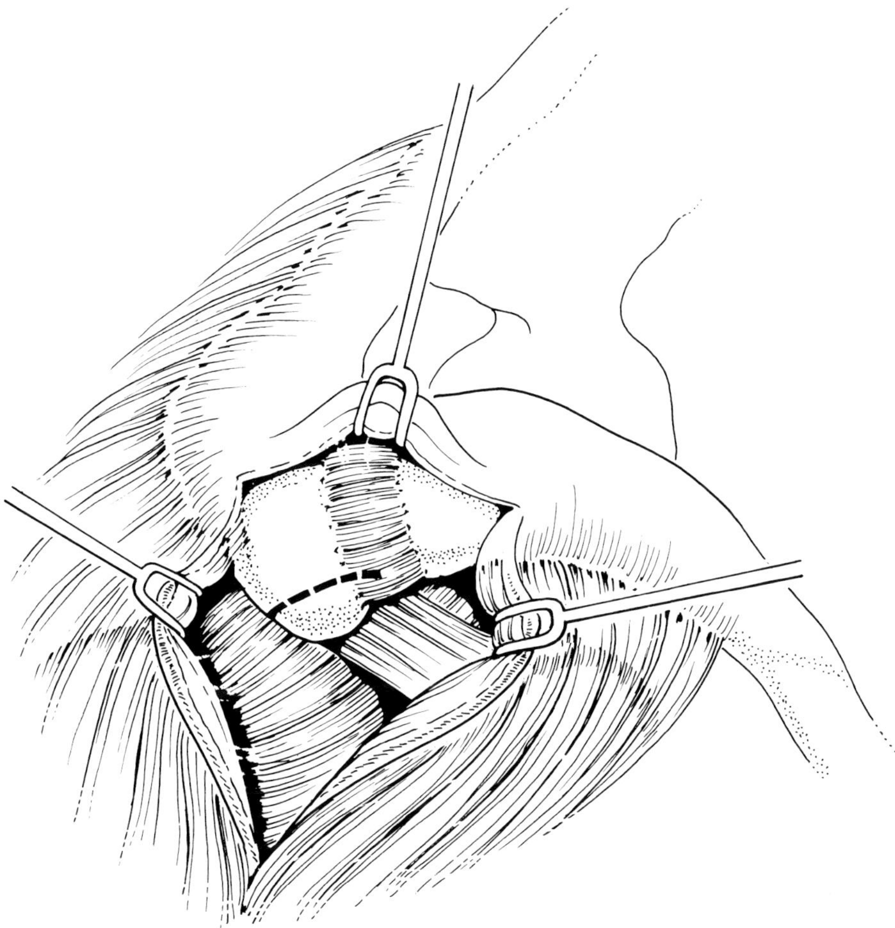

Fig. 1-23

Acesso Ântero-Superior

Indicações. O acesso ântero-superior é particularmente útil para a substituição total do ombro, uma vez que dá excelente visualização frontal do glenóide para a preparação precisa e implantação de um componente glenóide. O acesso deltopeitoral estendido é mais freqüentemente usado para a substituição total de ombro, mas pode ser difícil de obter uma exposição satisfatória do glenóide em um paciente musculoso. A retração pesada da parte média do deltóide com o conseqüente dano muscular precisará ser aceita ou se esta for evitada uma desinserção parcial das origens ou da inserção do deltóide precisará ser realizada. O acesso ântero-superior evita estes problemas separando as fibras do terço anterior do deltóide enquanto preserva também a veia cefálica (Fig. 1-24). O fator limitante é a divisão distal do deltóide que deve estar limitada a não mais que 6 cm a partir do acrômio, para evitar possível dano ao nervo axilar. Por este motivo, este acesso não é recomendado para reconstruções do úmero proximal envolvendo fraturas de três e quatro partes com separação dos fragmentos e hemiartroplastia. Nestas situações o acesso deltopeitoral oferece melhor exposição.

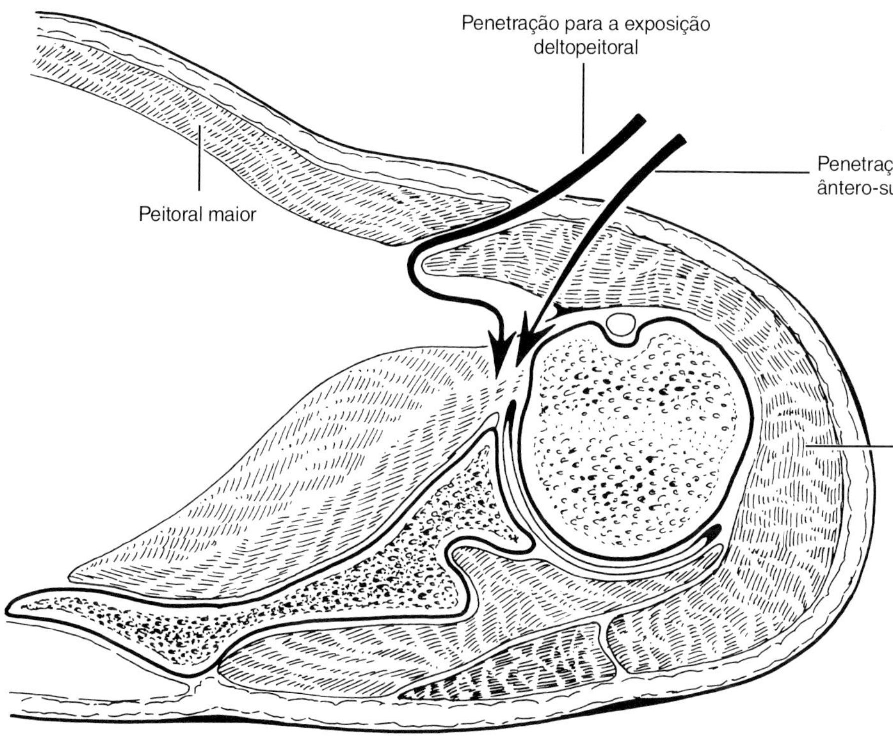
Penetração para a exposição deltopeitoral
Penetração para a exposição ântero-superior
Peitoral maior
Deltóide

Fig. 1-24

Posição do Paciente. O paciente é colocado na posição de cadeira de praia com a cabeça em um apoiador neurocirúrgico e o braço numa prancha de braço pequena presa ao lado da mesa de operação (Fig 1-25). A posição da prancha de braço pequena é importante, uma vez que em algum estágio o úmero precisa ser estendido para permitir a apresentação da cabeça umeral no ferimento anterior. Um saco de areia é colocado sob o glenóide mediano.

Técnica. A incisão da pele se estende distalmente em uma linha reta posterior à articulação acromioclavicular por uma distância de 9 cm (Fig. 1-26). As fibras deltóides anteriores são separadas por uma distância de não mais que 6 cm, e uma sutura de espera com fio do tipo número 1 frouxo é colocada na extremidade distal da divisão para prevenir uma extensão adicional e um possível dano ao nervo axilar. A inserção acromial do deltóide é elevada com um retalho osteoperiosteal para a exposição do acrômio anterior e a preservação do ligamento acromioclavicular superior.

Uma acromioplastia anterior de acordo com a técnica de Neer é executada (Fig. 1-27). Se uma exposição adicional for necessária, há uma melhora considerável com a excisão da extremidade lateral de 1 cm da clavícula.

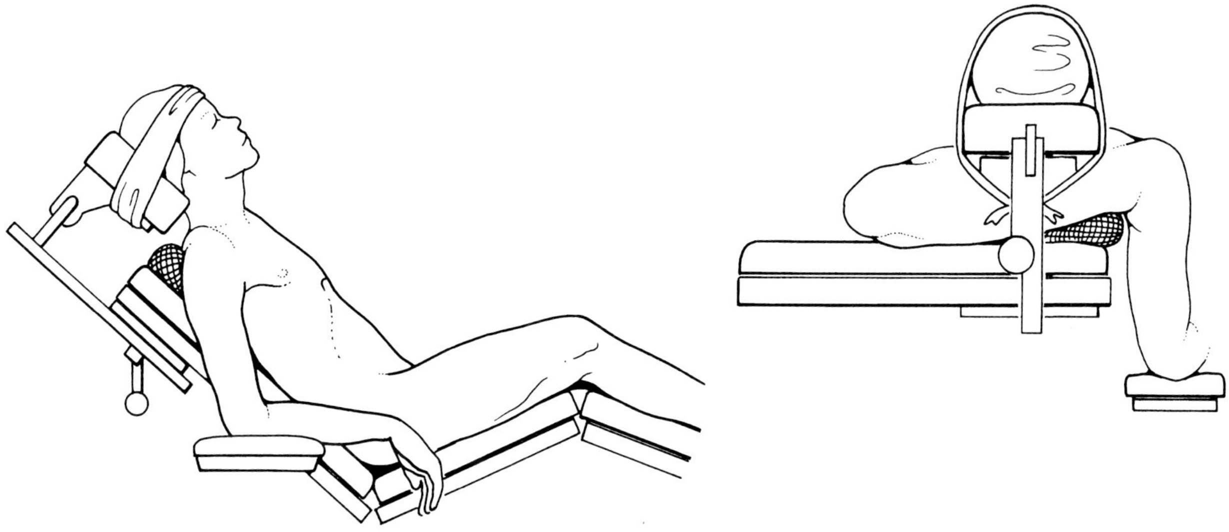

Fig. 1-25

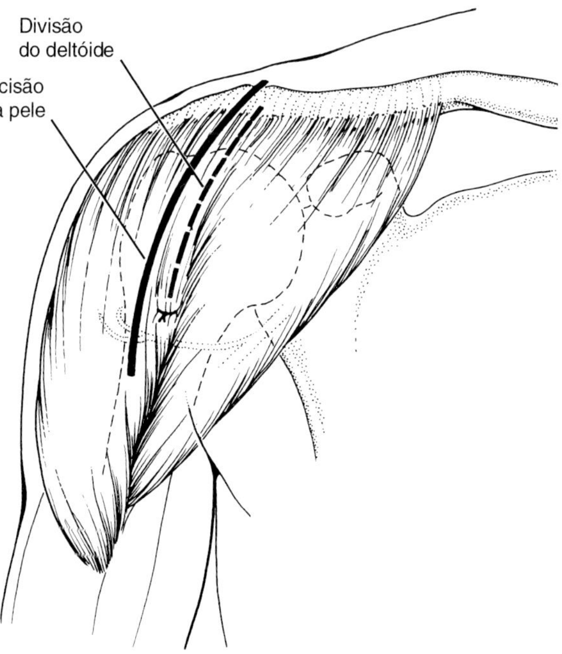

Fig. 1-26

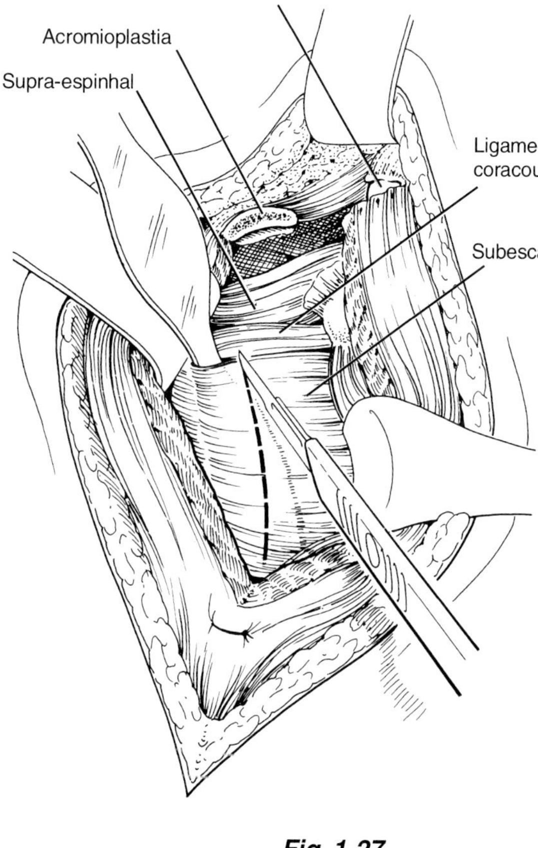

Fig. 1-27

A retração do tendão-conjunto traz o tendão do músculo subescapular à vista. O subescapular é incisado neste momento aproximadamente 1,5 cm mediano à sua inserção. Um alongamento em Z é realizado se este tendão estiver encurtado. Isto é executado mais facilmente pela incisão dos músculos separados da cápsula; ou seja, o músculo é dividido lateralmente. Por sua vez, este é afastado medialmente e então a cápsula é dividida separadamente lateral à borda glenóide. Após o procedimento, no reparo do subescapular, o cirurgião pode prender o tendão subescapular à cápsula lateral, obtendo conseqüentemente algum comprimento e permitindo a rotação externa (Fig. 1-28). Se um componente umeral com haste for usado para realizar a substituição umeral, a cabeça umeral é removida, e então a medula é preparada mediante a extensão do braço de forma que ele fique quase verticalmente (Fig. 1-29). Isto permite a entrada de um dilatador medular. A exposição do glenóide é facilitada então pela inserção um retrator de anel de Fukuda atrás da borda posterior do glenóide e um afastador em ponta de Carter Rowe na frente, retraindo os tecidos moles anteriores medialmente. O úmero proximal será deprimido, e isto proporciona uma visualização satisfatória da face do glenóide. O glenóide é então preparado do modo habitual para qualquer prótese que estiver sendo usada.

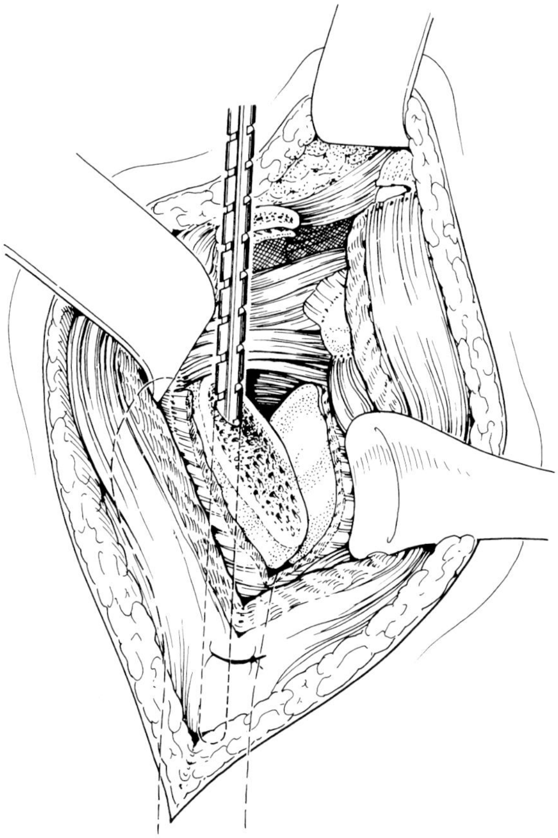

Fig. 1-28

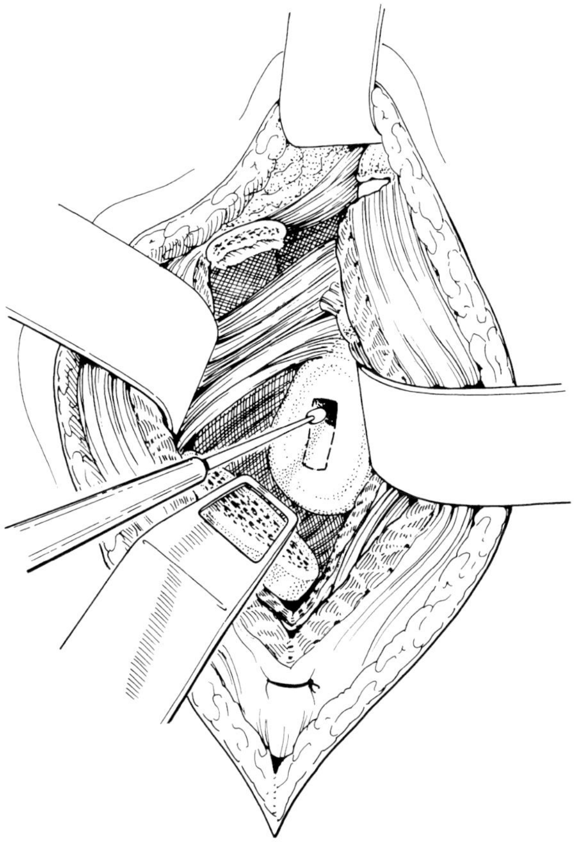

Fig. 1-29

Acesso Transacromial

Indicações. O acesso transacromial é útil para exposição do manguito rotatório e para redução cruenta e fixação interna das fraturas da tuberosidade maior.

Posição do Paciente. É usada a posição de cadeira de praia padrão, com um saco de areia sob o ombro. O paciente é posicionado na mesma extremidade da mesa de operação, e uma prancha de braço é presa à mesa.

Técnica. A incisão da pele é feita no plano coronal através do meio do acrômio logo posterior à articulação acromioclavicular (Fig. 1-30). A marcação de superfície da incisão é definida pelo pressionamento do dedo indicador na fossa supra-espinhal. Um lado do dedo apalpa a parte de trás da clavícula enquanto a outra está em contato com a espinha da escápula. O dedo indicador fica então posicionado na linha da incisão. A incisão se estende 3 cm proximalmente e 5 cm distalmente ao processo do acrômio (Fig. 1-31).

Os músculos trapézio e deltóide são divididos na linha das suas fibras até o acrômio. Abaixo do trapézio está um coxim de gordura constante sobre o supra-espinhal, e abaixo do deltóide fica uma bolsa cujas estruturas convenientemente definem a profundidade dos músculos. A linha da incisão através do acrômio é coagulada, e um retalho osteoperiosteal anterior e posterior é elevado com um osteótomo para permitir o fechamento tardio e manter a continuidade dos músculos trapézio e deltóide (Fig. 1-32).

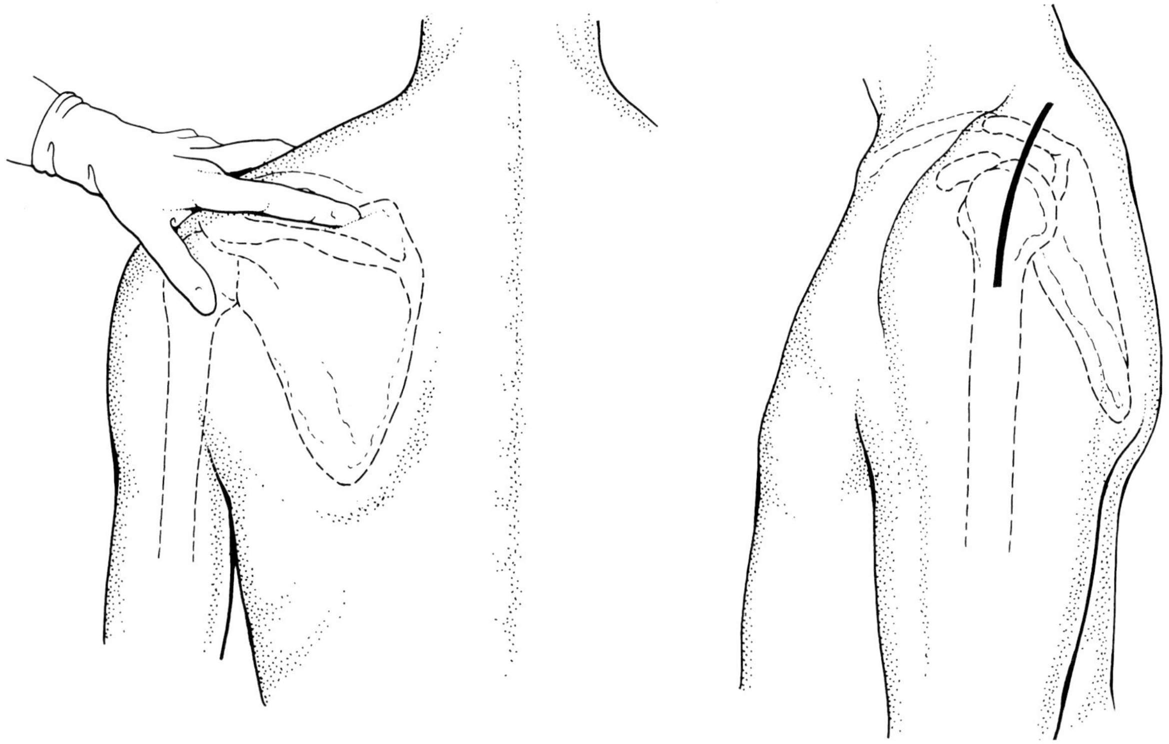

Fig. 1-30

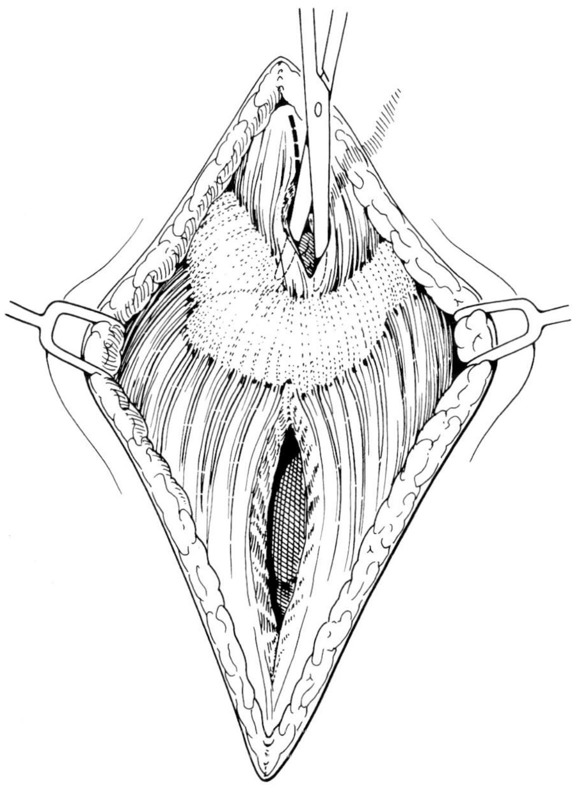

Fig. 1-31

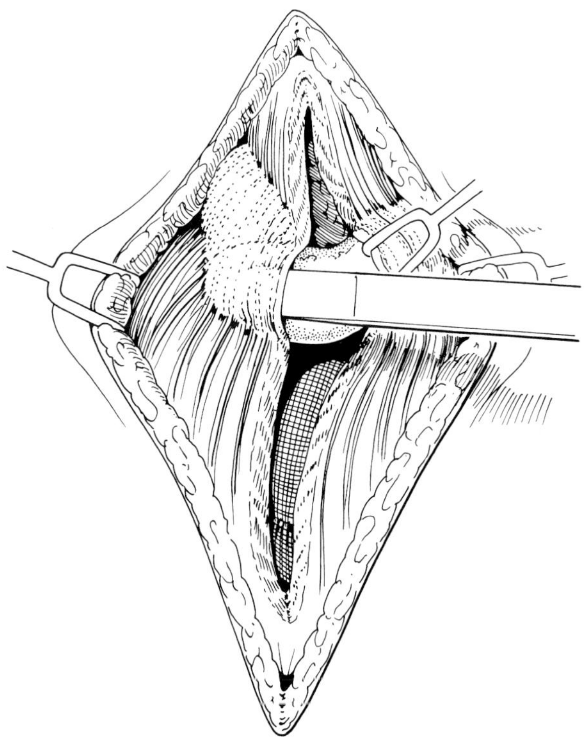

Fig. 1-32

O acrômio é dividido com uma serra ou com um osteótomo afiado (Fig. 1-33). As duas metades do acrômio são afastadas com um afastador de auto-retenção (Fig. 1-34). Isto expõe a parte superior da bolsa subacromial, que é aberta para expor o manguito rotador. Para permitir a exposição do manguito inteiro, o braço é girado externamente para visualizar o manguito anterior e internamente para expor o manguito posterior.

Na conclusão da operação, o retrator de auto-retenção é liberado, e os fragmentos caem juntos e são segurados com uma pinça de campo, enquanto suturas interrompidas são usadas para fechar os retalhos osteoperiosteais (Fig. 1-35). Desde que um fechamento firme dos retalhos acromiais possa ser feito, a continuidade do trapézio e do deltóide fica assegurada.

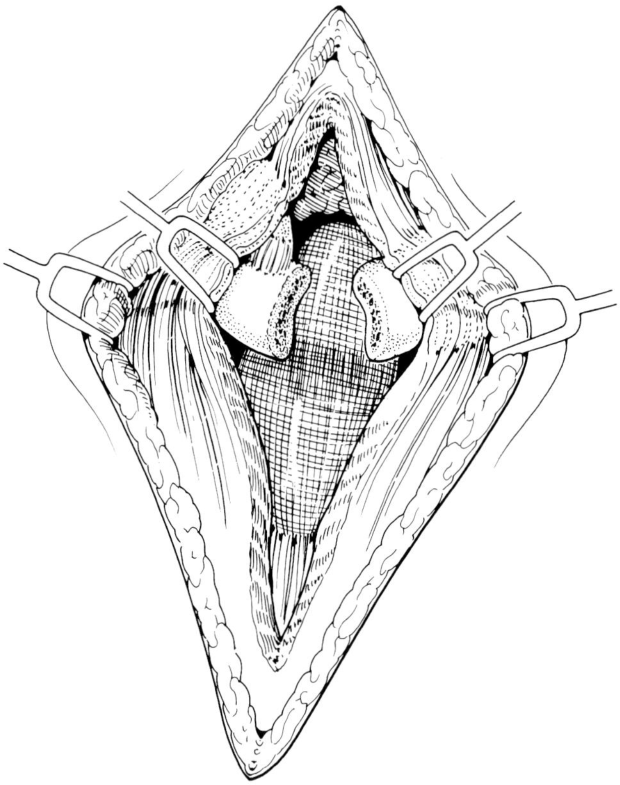

Fig. 1-33

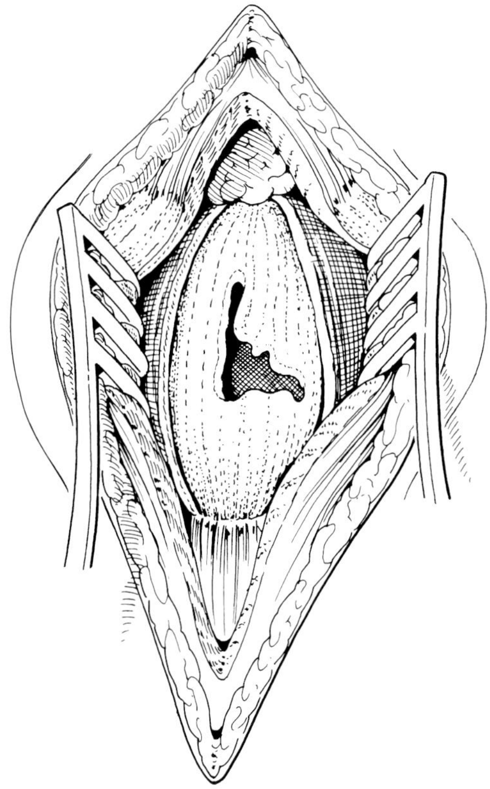

Fig. 1-34

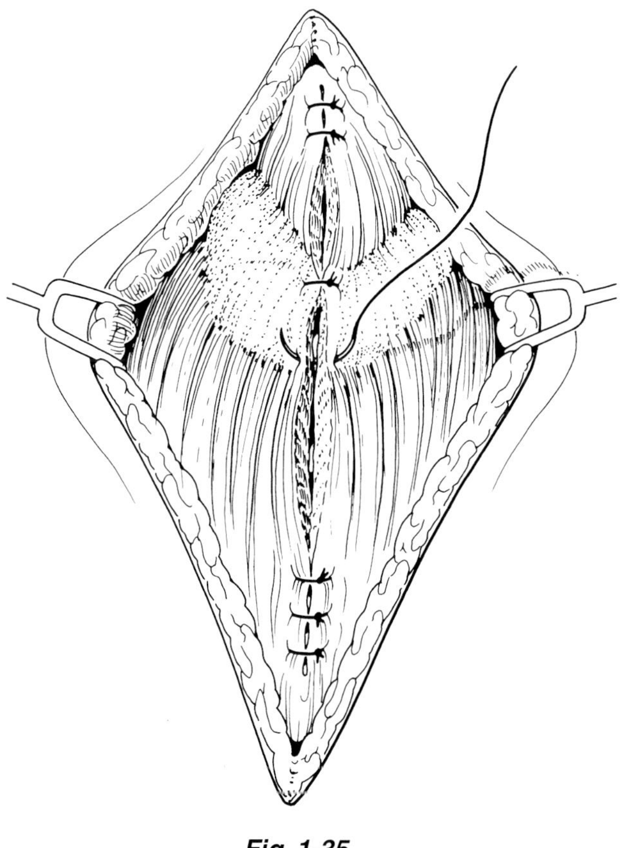

Fig. 1-35

Literaturas Sugeridas

Borges AF: The relax skin tension lines versus other skin lines. Plast Reconstr Surg 74:144-50, 1984
Kessel L, Watson M: The trans-acromial approach to a shoulder for rupture of the rotator cuff. Int Orthop 2:153, 1977
McKenzie DB: The anterosuperior exposure of a total shoulder replacement. Orthop Traumatol V 2:71-7, 1993

2

Injeção em Torno do Ombro

Injeção da Bursa Subacromial

Indicações

Colisão. A injeção da bursa subacromial é da maior importância na identificação da fonte de dor no ombro. Aproximadamente 40% dos pacientes que estão sendo assistidos em uma clínica de ombro com o diagnóstico primário de dor apresentam-na surgindo da área subacromial (Fig. 2-1). A síndrome do arco doloroso não é um diagnóstico, e sim um sinal clínico; um arco doloroso de movimento entre 60 e 120 graus de abdução indica que a dor pode estar surgindo da região subacromial. A dor que surge de um arco mais alto de abdução entre 120 e 180 graus indica que ela está surgindo da articulação acromioclavicular (Fig. 2-2). Kessel e Watson[1] realizaram estudos elegantes injetando corante radiopaco colocado diferencialmente dentro dos tendões do manguito rotador; demonstraram radiograficamente que o arco central de dor está associado com o impacto do manguito. Entretanto, quando o ombro é elevado no arco alto entre 120 e 180 graus, a clavícula tem de sofrer uma rotação obrigatória no plano coronal e causar uma rotação na articulação acromioclavicular; conseqüentemente, qualquer dor que surge neste local será máxima durante esta faixa de rotação. Neer[2] descreveu um teste de injeção semelhante em que o arco dolorido subacromial de movimento foi abolido pela injeção da bursa subacromial com 10 cc de xilocaína. Se o arco doloroso central (60 a 120 graus) for abolido por esta manobra, então isto indica que a dor que surge da área do manguito rotatório que colide sob o arco coracoacromial. Alguns preferem identificar o local de colisão dentro do manguito rotador injetando o ponto doloroso localmente no próprio tendão com anestésico local. Achei que o teste de impacto descrito por Neer é clinicamente o mais útil, no caso em que a bursa está cheia com 10 cc de anestesia local. Se a dor for abolida, isto responde a pergunta: "A dor está surgindo da região subacromial?"

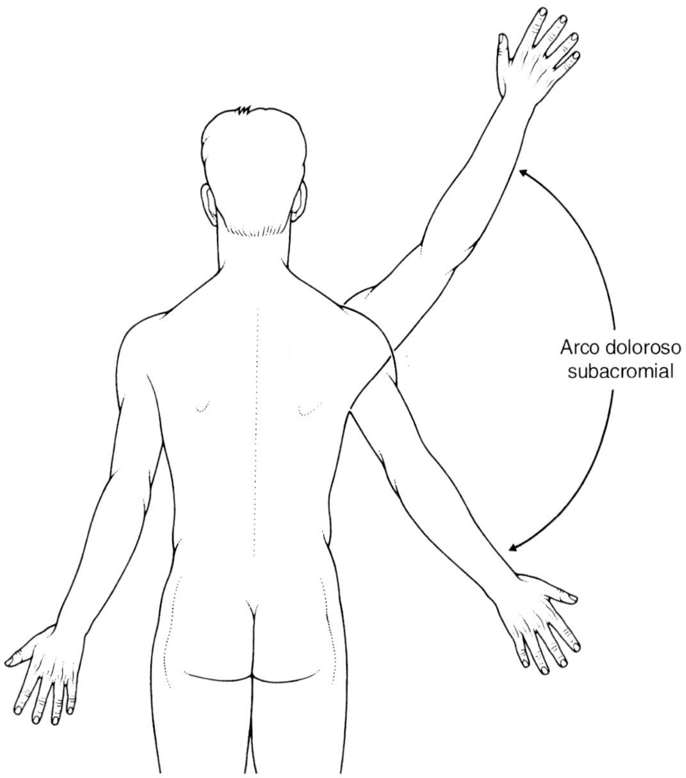

Fig. 2-1

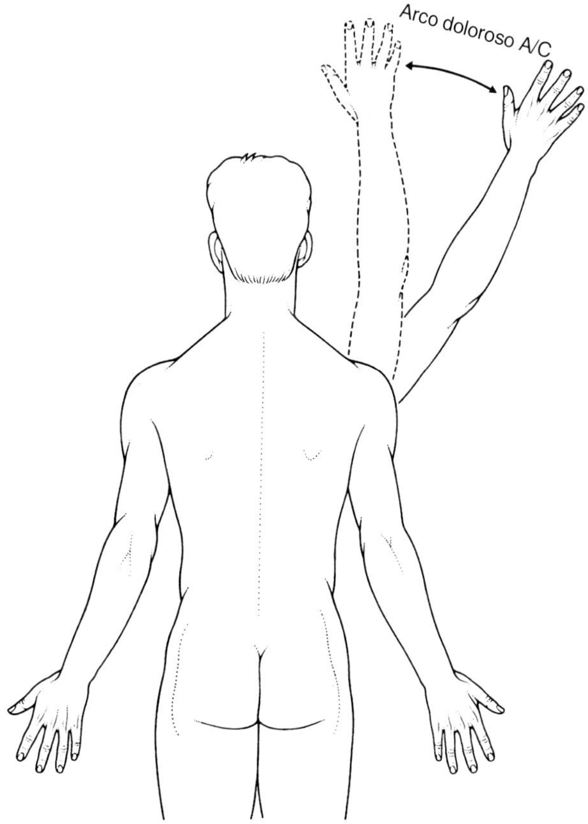

Fig. 2-2

Terapêutica. Caso seja diagnosticada síndrome do impacto do manguito rotatório, parte da terapia conservadora pode incluir injeção de esteróide na bursa subacromial. A opinião varia a respeito da quantidade e da freqüência com que é seguro a injeção neste local. Uma abordagem razoável não é mais que uma injeção a cada três semanas, com um máximo de três injeções durante qualquer curso de tratamento. A injeção é muito útil no estágio 2 do impingimento (veja o Cap.4 para estágios da síndrome do impacto). No estágio 1, os sintomas quase certamente diminuem somente com repouso e conseqüientemente os perigos da injeção podem ser evitados. No estágio 3 as alterações podem ser muito graves para obter qualquer benefício somente da injeção.

Pode haver três possíveis resultados da injeção terapêutica da bursa subacromial:

1. Resolução completa dos sintomas permanentemente; neste caso, nada mais precisa ser feito com exceção do aconselhamento geral ao paciente para prevenção de uma ocorrência adicional
2. Nenhum efeito, caso em que o diagnóstico estava errado ou a injeção foi aplicada incorretamente
3. Resolução parcial dos sintomas

Uma resolução parcial dos sintomas pode significar (1) resolução completa dos sintomas mas somente por pouco tempo com retorno completo dos sintomas ou (2) melhoria dos sintomas, mas não com resolução completa. Em ambas as situações, sabe-se que a injeção foi aplicada no local correto e que uma injeção adicional pode ser bem útil. Pode-se pensar que o impacto tem dois resultados patológicos. (1) Alteração inflamatória pura que leva a um edema localizado, que se for deixado sem resolução por muito tempo, levará a uma (2) fibrose. A injeção de esteróide local certamente reduzirá a inchação inflamatória para permitir que o manguito rotatório deslize para baixo do arco coracoacromial, mas ajudará muito pouco na cicatrização. Conseqüientemente, se uma injeção mista de anestésico local com esteróide promover somente um alívio por um período de tempo necessário para o anestésico local perder o efeito, sabe-se que a injeção foi corretamente aplicada mas que a maioria dos sintomas estão surgindo da fibrose que não responde ao esteróide e conseqüientemente uma injeção adicional não seria útil. Entretanto, se os sintomas aliviarem completamente por um tempo maior que o efeito do anestésico local e então a inchação inflamatória deverá ser uma grande parte dos sintomas e, conseqüientemente, uma injeção repetida pode valer a pena.

Bursagrama. A injeção de corante radiopaco seguida de ar pode ser necessária para a bursografia de duplo-contraste.

Aspiração da Bursa Subacromial. A aspiração da bursa subacromial pode ser necessária para aliviar os sintomas no paciente reumatóide, mas normalmente a aspiração é combinada com uma injeção de esteróide ou também pode ser útil aspirar o fluido da bursa infectada para cultura.

Injeção/Aspiração de Depósito de Cálcio. Na tendinite supra-espinhal calcificante aguda, a injeção da bursa subacromial pode ser extremamente terapêutica. Esta certamente pode aliviar a dor desta condição incapacitante, e se for feito sob controle radiográfico, uma aspiração pode ser bastante possível. Entretanto, isto não é feito facilmente. Com freqüência, na fase aguda, se a bursa subacromial for injetada somente com anestésico local, é possível fazer uma manipulação do ombro, o que estoura o depósito de cálcio, podendo deste modo aliviar os sintomas.

Técnica

O paciente senta em uma cadeira, deixando seu braço repousando no colo. São aplicadas uma preparação anti-séptica para a pele e uma técnica estéril. O polegar é utilizado para apalpar o ângulo do acrômio. O local da injeção situa-se a 1 cm ântero-lateral a este ponto. A agulha é orientada em 45° para cima e para dentro. É utilizada uma agulha de calibre 23. Se uma agulha de calibre menor for usada, não haverá a sensação de "aplicação" quando ela penetrar na bursa. Uma agulha de calibre mais largo irá causar desnecessariamente dor. É recomendado que a bursa seja penetrada somente com um anestésico local e, se também for utilizado um esteróide, será aplicada uma mistura de anestésico local com o esteróide assim que a bursa tiver sido penetrada.

Manejo Pós-Injeção

Se a injeção tiver sido realizada somente com anestesia local com a finalidade de diagnóstico, instruções pós-operatórias especiais não são necessárias, apenas previne-se o paciente de que o ombro pode ficar incômodo após o efeito da anestesia local.

Dor. Em aproximadamente 15% a 20% dos pacientes submetidos à uma mistura de esteróide e anestesia local por uma injeção de uma bursa subacromial, a dor pode ser agravada quando passar o efeito da anestesia local. Isso pode durar 48 horas, mas se o paciente souber disso, o medo é suavizado e a ansiedade, reduzida. Se necessário, uma tipóia pode ser usada durante este período de dor. A maioria, no entanto, não sofre esta dor após a injeção e pode ser avisada para usar o ombro dentro de limites normais de dor. Os pacientes são prevenidos contra o uso repetido do braço acima da altura do ombro ou qualquer outra coisa que causava dor antes da injeção, para permitir que a alteração inflamatória seja resolvida.

Lipodistrofia Subcutânea. A lipodistrofia subcutânea pode ocorrer com qualquer injeção subcutânea de esteróide aplicada de forma negligente em qualquer lugar, mas é particularmente ameaçadora em torno do ombro de uma paciente do sexo feminino jovem. Portanto, qualquer injeção subcutânea deve ser evitada e o esteróide deve ser injetado somente no interior da própria bursa.

Enfraquecimento do Tendão/Músculo e Ruptura do Manguito Rotador. Um enfraquecimento do tendão/músculo é sempre a maior preocupação quando uma injeção é feita nesta região. Sem dúvida, o esteroide no interior do tendão e do músculo fragiliza de forma significativa as fibras de colágeno, além de poder acelerar a ruptura do manguito rotador. A probabilidade disto ocorrer quando a injeção é aplicada no interior da própria bursa é muito menor do que quando é aplicada no interior de um tendão ou de um músculo, mas há sempre a possibilidade. Se precauções quanto à freqüência e intervalo de tempo forem seguidas, esta possibilidade é reduzida. Havendo uma ruptura após a injeção, é justo admitir que o manguito rotador estava em condições significativamente insatisfatórias e debilitado antes da injeção, de forma que esta apenas foi "a última gota que fez transbordar o copo."

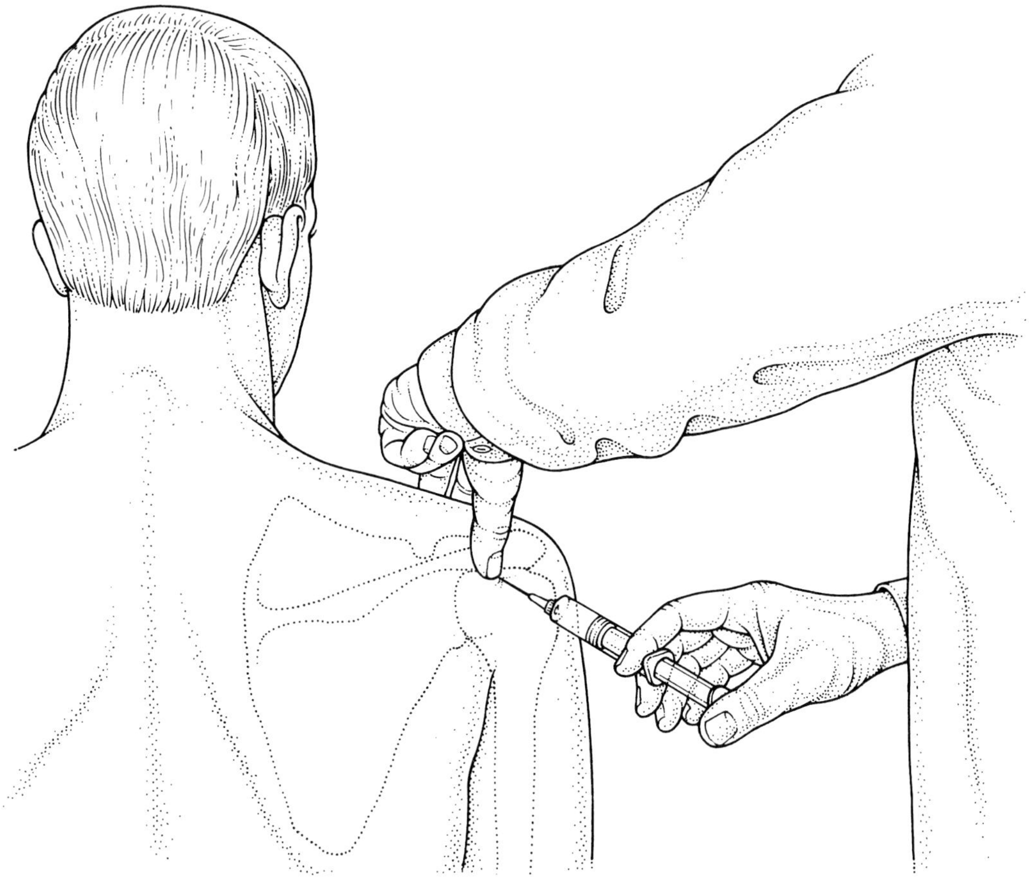

Fig. 2-3

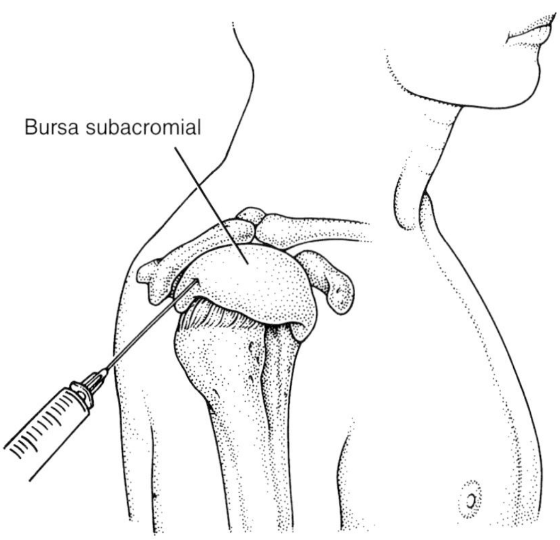

Fig. 2-4

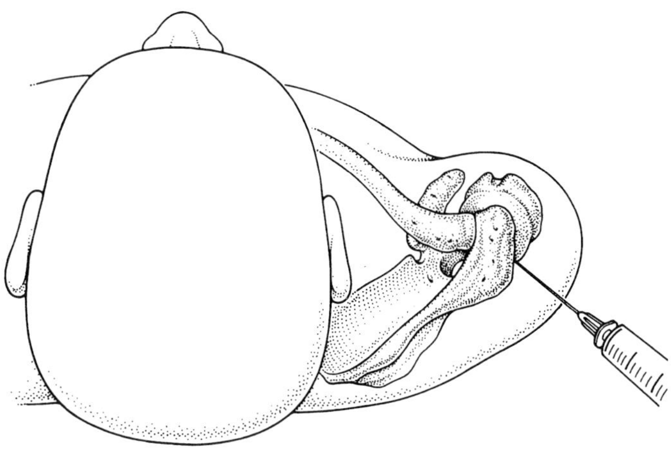

Fig. 2-5

Referências

1. Kessel L, Watson M: The painful arc syndrome. Clinical classification and guide to management. J Bone Joint Surg [Br] 59:166
2. Neer CS: Impingement lesions. Clin Orthop 173:70, 1983

3

Manipulação sob Anestesia

Indicações

A principal indicação para a manipulação sob anestesia é o ombro congelado idiopático primário. É importante distinguir entre este e a rigidez pós-traumática, que normalmente não responde bem à manipulação. A época ideal para fazer a manipulação do ombro congelado é no estágio em que a dor noturna está diminuindo mas a rigidez alcançou o seu máximo. A fisioterapia neste estágio normalmente faz com que o ombro fique mais dolorido, mas naturalmente é inestimável imediatamente após a manipulação e possível injeção.

Contra-Indicações

O ombro congelado associado com o diabetes insulino-dependente não responde bem à manipulação sob anestesia, freqüentemente recongela dentro de 2-3 semanas. Se houver qualquer histórico de fibrose pós-irradiação, isto pode levar à perda de elasticidade no plexo braquial e pode pôr o plexo sob risco de uma lesão por tração.

Os ombros osteoporóticos, frágeis e de pessoas mais velhas não devem ser manipulados por receio de causar uma fratura da diáfise ou do úmero proximal.

Técnica

O paciente é colocado em decúbito dorsal sob anestesia geral com a cabeça se apoiando em um anel para a cabeça, e se o paciente estiver sendo manipulado em uma maca com rodas, a haste de suporte de soro da maca deve ser removida do lado afetado (Fig. 3-1). O cirurgião deverá ficar na extremidade da mesa em que se localiza a cabeça, estabilizando com a mão a escápula na posição de repouso (Fig. 3-2). A outra mão do cirurgião deverá ser colocada na axila do paciente de tal modo que o antebraço do cirurgião esteja se apoiando contra todo o lado interno do braço do paciente. Primeiramente, uma abdução é feita até o limite livre do paciente, e então o paciente é submetido à uma abdução forçada enquanto a escápula é mantida para baixo na posição anatômica. A escápula não deve se mover em qualquer das estapas. Esta manobra romperá a cápsula inferior. O ombro é submetido então à uma adução forçada de tal modo que o cotovelo afetado é empurrado para a frente do queixo do paciente, para romper a cápsula posterior (Fig. 3-3). Finalmente, são aplicadas em conjunto a rotação externa e a rotação interna forçada, mas deve-se tomar muito cuidado porque durante estas manobras de rotação finais uma fratura espiral pode ser causada.

Tratamento Pós-Operatório

Ao término do procedimento, será melhor para o paciente receber uma injeção local com um anestésico de ação mais prolongada, como por exemplo bupivacaína, 20 ml 0,5%. Um esteróide também poderá ser adicionado, como por exemplo depomedrona ou triancinolona, para reduzir a formação de aderências pós-operatória e inchaço. Um fisioterapeuta deverá ver o paciente na sala de recuperação de forma que a fisioterapia possa começar imediatamente. É importante que o paciente veja o ombro em abdução completa ou em posição elevada logo após a manobra, de forma que ele perceba que isto é possível e realizável através da fisioterapia. Durante os primeiros dias, a fisioterapia diária é indicada, e começa-se um programa caseiro de exercício em que se pede ao paciente que submeta o ombro a uma variedade máxima de movimentos e o estire ao extremo pelo menos três vezes por dia. O paciente deverá ter sido alertado previamente de que este poderá ser um procedimento muito incômodo.

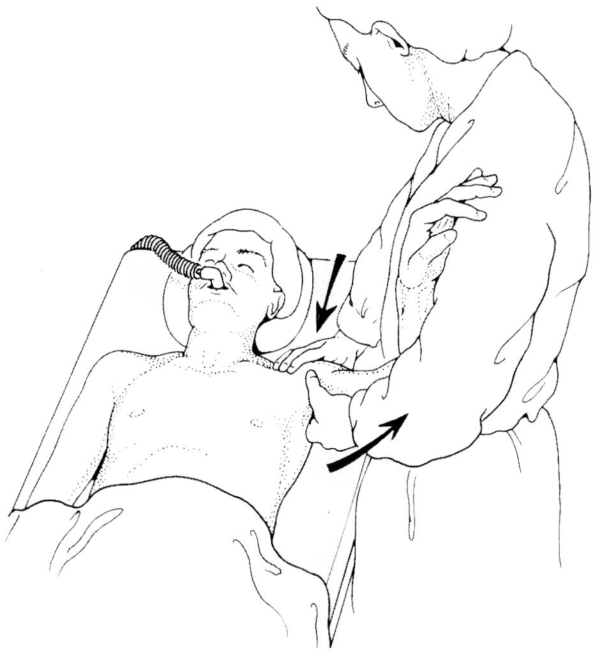

Fig. 3-1

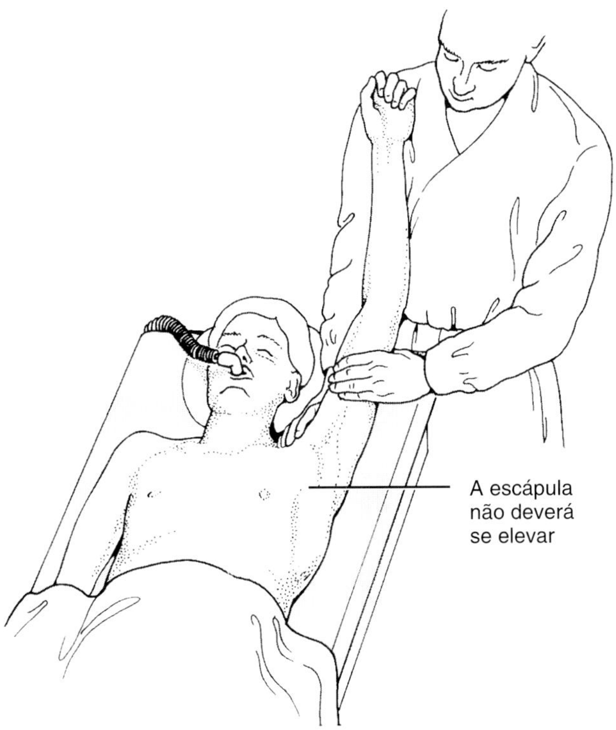

Fig. 3-2

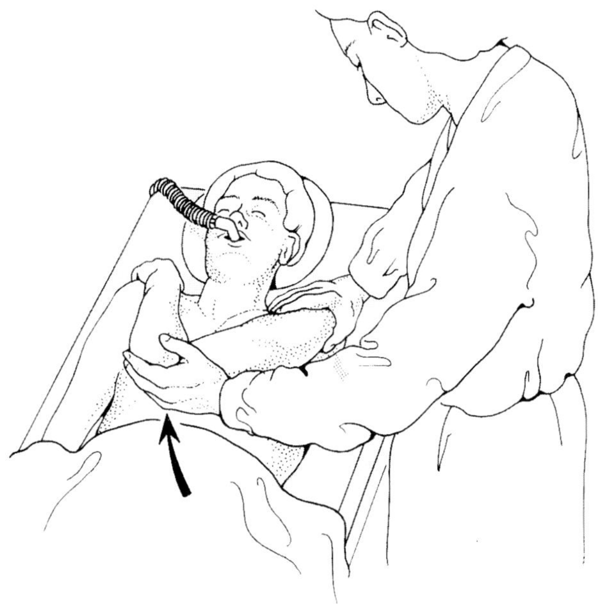

Fig. 3-3

Apesar de a maioria dos pacientes se submeter à fisioterapia como os pacientes externos, ocasionalmente, um paciente poderá ser hospitalizado para o controle da dor. Embora o ombro possa ter sido manipulado através do seu arco de movimento total sob anestesia, esta amplitude de movimento raramente é obtida imediatamente após a recuperação da anestesia e pode levar várias semanas até recuperar o seu arco de movimento. A recuperação deste procedimento pode ser extremamente variável. Entretanto, se o ombro produzir um estalo definido durante a manipulação, então um bom resultado normalmente é alcançado com bastante rapidez. Porém, se o ombro apresentar-se de uma maneira plástica, cedendo de maneira lenta durante a manipulação, a menos que o paciente seja fortemente motivado, este tipo de ombro provavelmente recongelará.

Complicações

Duas complicações principais podem surgir da manipulação do ombro: (1) uma lesão por tração do plexo braquial, que é improvável se não for permitida a rotação da escápula ou a sua elevação para além da sua posição anatômica, e (2) fratura da diáfise do úmero, que é improvável se a manipulação for realizada na ordem descrita com a manobra de abdução inicial empreendida com a força aplicada através de todo o comprimento do úmero.

Literaturas Sugeridas

Bayley JH, Kessel L: Treatment of frozen shoulder by manipulation. pp. 118-23. In: Shoulder Surgery. Springer-Verlag, Berlin, 1982

Beacon JP, Bayley JIL, Kernohan E, King RJ: Manipulation of frozen shoulder. J Bone Joint Surg [Br] 67:495, 1985

Birch R, Jessop J, Scott G: Brachial plexus palsy after manipulation of the shoulder. J Bone Joint Surg [Br] 93:172, 1991

Janda DH, Hawkins RJ: Shoulder manipulation in patients with adhesive capsulitis and diabetes mellitus: a clinical note. J Shoulder Elbow Surg 2:36-8, 1993

Neviaser RJ, Neviaser TJ: The frozen shoulder diagnosis and management. Clin Orthop 223:59-64, 1987

Parker RD, Froimson Al, Wineberg DD, Arsham NZ: Frozen shoulder. Orthopaedics 12:989-90, 1989

Neer CS: Manipulation of frozen shoulder under general anesthesia. pp. 425-6. In Neer CS (ed): Shoulder Reconstruction. WB Saunders, Philadelphia, 1990

4

Acromioplastia Anterior

Indicações

Descompressão do Manguito Rotador na Síndrome do Impacto

A cirurgia é indicada se terapia tradicional tiver falhado. Neer descreveu três estágios diferentes da síndrome do impacto.[1] O estágio 1 é caracterizado por um edema reversível e a presença de hemorragia em paciente com menos de 25 anos de idade. O estágio 2 é caracterizado por fibrose e tendinite que afetam o manguito rotador de paciente tipicamente com 25 a 40 anos de idade, com uma dor que reincide periodicamente com a atividade. O estágio 3 é caracterizado por esporões ósseos e rupturas do tendão presentes principalmente em pessoas com mais de 40 anos de idade; a dor noturna poderá ser uma característica.

Deve ser enfatizado que a grande maioria dos pacientes com a síndrome do impacto é tratada com sucesso através de tratamento conservador:

1. Anulação da causa iniciadora (normalmente trabalho repetitivo acima da altura do ombro)
2. Restauração da flexibilidade normal através de exercícios de alongamento
3. Restauração da força
4. Orientação a respeito de trabalho e esporte

Reparo do Manguito Rotador

A acromioplastia anterior é indicada ao mesmo tempo que qualquer reparo do manguito rotador para descomprimir o tendão reparado e permitir um suprimento novo de sangue adequado ao reparo. Isto também poderá ser combinado com artroplastia de excisão da articulação acromioclavicular, dependendo dos sintomas e da patologia.

Outros Procedimentos nos quais a Colisão é Provável

Um impingimento também é provável na artroplastia total do ombro em pacientes com artrite reumatóide ou uma fratura antiga.

Ruptura Irreparável do Manguito Rotador

Nas pessoas em que o manguito rotador é considerado sem salvação e nas quais uma cirurgia com deslizamento ou deslocamento de partes moles para obter reparo do manguito não são possíveis, a descompressão por acromioplastia anterior do ligamento coracoacromial e desbridamento dos elementos restantes do manguito poderá proporcionar um alívio adequado da dor na medida em que o deltóide permanece forte.

Tem sido observado que os resultados são muito melhores naqueles pacientes em que a rigidez desapareceu antes da cirurgia, apesar da dor ainda ser uma característica.

Investigação Pré-Operatória

A síndrome do impacto é essencialmente um diagnóstico clínico. O histórico é a parte mais útil da investigação. O histórico de dor reincidente no ombro durante o exercício repetitivo acima da altura do ombro que desaparece com o repouso, reincide periodicamente com o exercício, e é pior à noite é indicativo de síndrome do impacto. No exame, um arco dolorido de amplitude média de movimento que é aliviado por uma injeção subacromial de anestésico local é uma evidência confirmatória.

Radiografia Simples

O estágio 1 não mostra mudança óbvia, mas o estágio 2 poderá mostrar alguma esclerose da superfície interior do acrômio (sinal da sobrancelha), que poderá ou não ter uma "lesão vizinha" oposta de esclerose da tuberosidade maior. Qualquer um destes é sinal de um manguito rotador em sofrimento. No estágio 3, osteófitos subacromiais podem estar presentes, e uma esclerose leve da cabeça umeral e formação de esporão também poderão estar presentes.

Radiografia do Espaço Subacromial (Outlet View)

O paciente é posicionado para uma radiografia lateral da escápula verdadeira com o tubo orientado em sentido caudal de 5 a 10 graus. Esta posição permite a visualização do espaço disponível para a unidade de tendão supra-espinhal à medida que este passa abaixo do arco coracoacromial. A forma do acrômio poderá ser facilmente vista nesta visualização. Bigliani *et al.*[2] identificaram três formas acromiais distintas nesta visualização:

Tipo 1 — um acrômio plano
Tipo 2 — um acrômio curvo
Tipo 3 — um gancho curvo descendente anterior no acrômio
Supõe-se que o tipo 3 esteja associado com impingimento.

Ultra-Sonografia

A ultra-sonografia poderá ser útil e confiável na determinação de uma ruptura do manguito rotador, mas não é particularmente útil na avaliação da presença de impingimento. O mesmo vale para a artrografia.

Imagem de Ressonância Magnética

A imagem de ressonância magnética está se tornando cada vez mais usada e com melhores equipamentos específicos para o ombro, a interpretação destas varreduras está cada vez mais sofisticada, de maneira que alterações degenerativas precoces no manguito podem ser observadas.

Bursoscopia Subacromial

A bursoscopia subacromial é certamente o meio mais confiável de confirmar o diagnóstico clínico. A bursa é penetrada usando-se o artroscópio e a lesão do impingimento na superfície do manguito rotador poderá ser vista. Esta é uma área áspera e de alteração inflamatória localizada. Além disso, a superfície inferior do acrômio pode ser vista para ser raspada, osteosclerosada e injetada.

Posição do Paciente

O paciente é colocado na postura padrão para o ombro, em decúbito dorsal na posição de cadeira de praia, com um saco de areia pequeno sob o ombro direito empurrando-o para frente e com uma tábua para apoio do braço presa ao lado da mesa.

Técnica

Uma incisão em alça superior é feita localizada levemente lateral à articulação acromioclavicular, sobre a porção central da extremidade anterior do acrômio. O comprimento da incisão deverá variar de acordo com a profundidade de gordura superficial, embora geralmente está na ordem de 5 a 6 cm (Fig. 4-1).

A pele e o tecido subcutâneo são incisados e é obtida homeostasia dos vasos em sangramento na extremidade da pele. A linha das fibras do deltóide não ocorre na direção da linha da incisão. A fáscia que passa sobre o deltóide é incisada na linha das fibras do deltóide de tal forma que o ápice da divisão venha a passar no nível da articulação acromioclavicular, estendendo-se distalmente. Como há uma inserção contínua do deltóide ao redor do acrômio, algumas fibras deverão ser separadas (Fig. 4-2). Assim, é vital que estas fibras sejam removidas de tal modo que elas possam ser recolocadas ao término da operação de forma segura. Uma incisão transversal é feita no aspecto superior do acrômio através do periósteo, e um retalho osteoperiosteal é elevado tanto lateral quanto medianamente de forma que uma boa camada de tecido seja preparada e desta forma possa ser suturada uma a outra, ao término da operação.

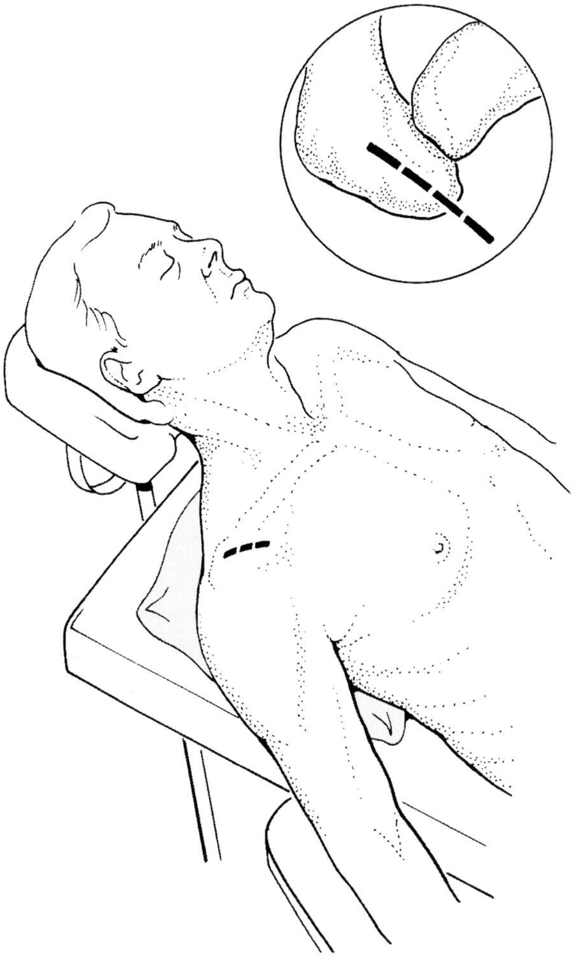

Fig. 4-1

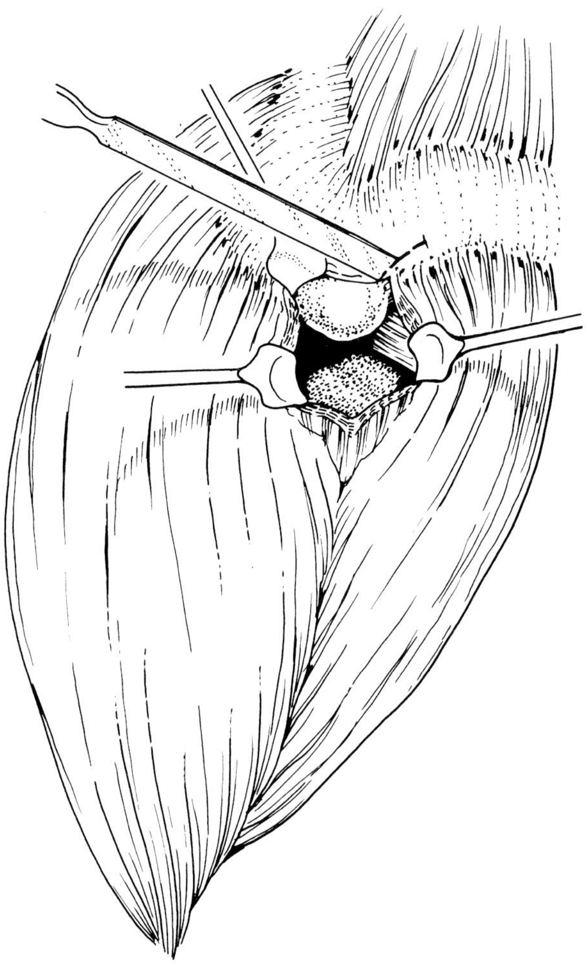

Fig. 4-2

Imediatamente abaixo da extremidade ântero-lateral do acrômio encontra-se o ligamento coracoacromial com fibras oblíquas que se estiram horizontalmente em direção ao processo coracóide. Suas fibras podem ser vistas mais facilmente se uma rugina envolvida em uma compressa for usada para empurrar o tecido mole medialmente (Fig. 4-3).

Neste estágio, poderá ser útil submeter o braço à abdução enquanto observa-se a margem lateral do ligamento coracoacromial. Se houver qualquer edema ou alteração inflamatória na bursa subacromial, será vista uma dobra de encontro à extremidade do ligamento coracoacromial com uma crepitação palpável. Deverão ser definidas neste momento as margens do ligamento coracoacromial separando-as da fáscia clavipeitoral. A origem é definida como o conjunto da margem anterior do acrômio. Neste momento a parte ântero-inferior do acrômio é removida usando-se uma serra oscilatória (Fig. 4-4). Qualquer osso do acrômio que se encontre anterior à articulação acromioclavicular será removido com este fragmento.

A linha de osteotomia deverá ser feita de tal forma que quando o fragmento de osso for removido, a linha de osteotomia seja contínua à superfície inferior do acrômio de forma que não reste nenhum gancho ou ponta. O fragmento do acrômio com ligamento coracoacromial inserido é então direcionado medialmente e excisado próximo da sua inserção no processo coracóide (Fig. 4-5). O braço é então puxado distalmente por um assistente e a superfície inferior do acrômio é apalpada para verificar a presença de quaisquer esporões remanescentes ou extremidades ásperas do osso. Se restar qualquer fragmento de osso, este ou poderá ser desbastado tanto com um aparelho potente para abrasão ou então removidos manualmente com uma goiva para alisar toda superfície inferior.

A finalidade da operação é descomprimir o manguito rotador anterior. Agora, outras possíveis causas de impingimento deverão ser investigadas. A superfície inferior da extremidade lateral da clavícula é apalpada devido a osteófitos inferiores de uma articulação acromioclavicular degenerada. Se estiverem presentes, apenas os osteófitos devem ser removidos. Se, pré-operatoriamente, sinais, sintomas e evidência radiográfica de alteração degenerativa forem observados dentro da articulação, a acromioplastia poderá ser combinada com a excisão da extremidade lateral da clavícula.

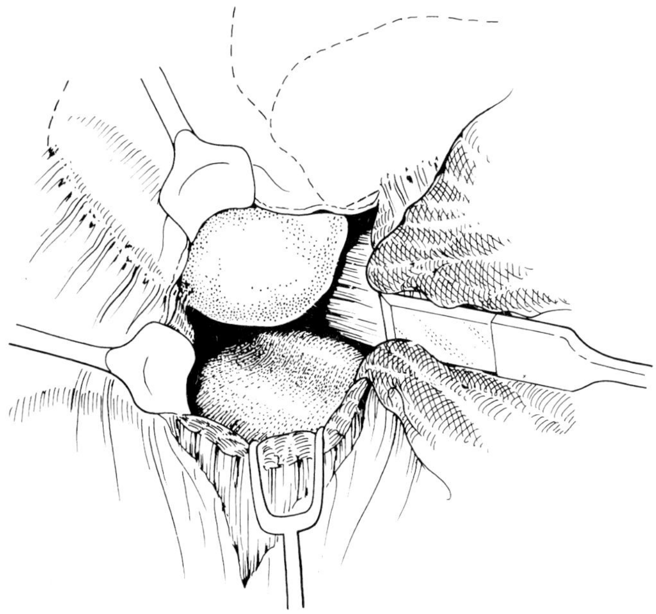

Fig. 4-3

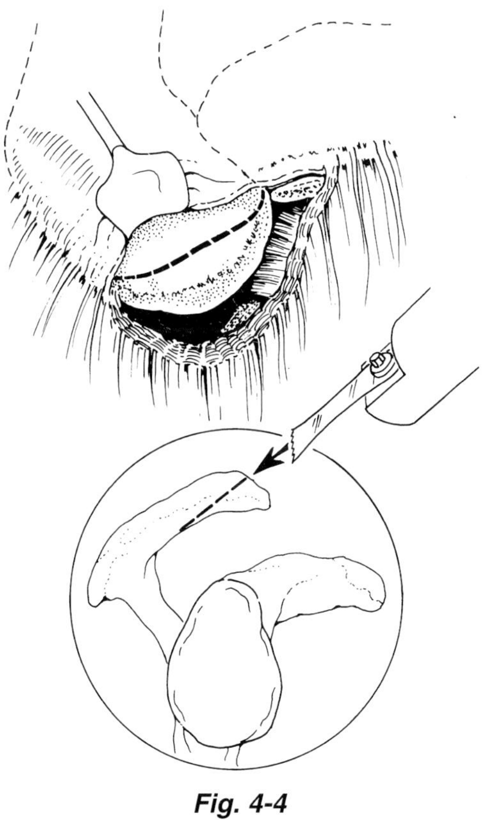

Fig. 4-4

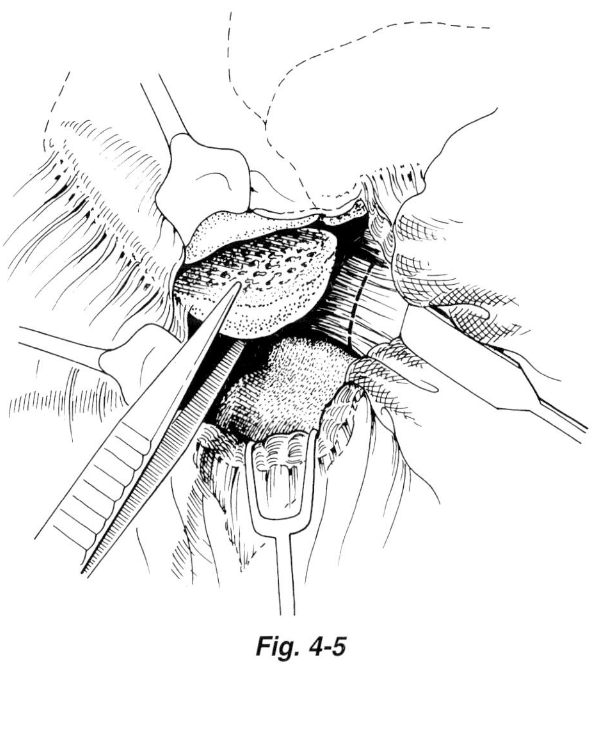

Fig. 4-5

O manguito rotador agora é examinado para verificar a presença de qualquer ruptura que não tenha sido suspeitada. Se uma ruptura for encontrada, poderá ser reparada neste estágio através do mesmo acesso com divisão do deltóide. Através da rotação do braço situado abaixo do ferimento, o manguito rotador pode ser visualizado por completo sem estender o ferimento.

Uma tentativa de fechar parcialmente a bursa subacromial é feita com uma sutura delicada para dar uma camada de tecido abaixo da superfície nua do acrômio (Fig. 4-6). O passo mais importante no fechamento é a reconstituição de todo o deltóide. A pequena área do deltóide que foi separada do acrômio anterior é suturada agora ao retalho osteoperiosteal em cima do acrômio na extremidade lateral da clavícula. Este deverá ser um reparo forte e bom para permitir movimento pós-operatório imediato. As camadas superficiais da pele são então fechadas sem drenagem com uma sutura subcuticular, e a linha de sutura é infiltrada com bupivacaína 0,5%.

Controle Pós-Operatório

São iniciados exercícios passivos assistidos leves no dia da operação e na manhã seguinte na medida em que a dor permitir fazê-los. Uma tipóia é usada para conforto, não para imobilizar o braço. São demonstrados aos pacientes exercícios de pêndulo para começar levemente a mobilização, mas os pacientes são orientados a usar o ombro ativamente assim que a dor permitir. Explica-se ao paciente que nada foi feito que possa ocasionar uma ruptura, e então quanto mais cedo a mobilidade for reobtida melhor será para o paciente. A rigidez é uma complicação incomum nesta operação, e conseqüentemente é permitido aos pacientes seguir o seu próprio programa de mobilização durante a primeira semana. Nenhum benefício foi encontrado ao começar os exercícios nos pacientes precocemente se eles ainda estiverem em desconforto. Ao cabo de uma semana, são examinados pelo fisioterapeuta, que aumentará o arco de movimento dos exercícios. Em três semanas, são iniciados os exercícios de fortalecimento. Se os pacientes estiverem ávidos para começar os exercícios antes deste tempo, tem permissão para fazê-los. Os pacientes são orientados no sentido de que pode levar 3 meses para adquirir o benefício completo do procedimento e durante este período deverão evitar o trabalho repetitivo e atividades esportivas repetitivas acima da altura do ombro, como o saque de tênis.

Complicações

Insucesso Resultante de Indicação Incorreta

Observando-se séries de acromioplastias malsucedidas, a grande maioria parece ter acontecido devido a uma indicação incorreta. Quando é praticada atendendo a uma indicação correta, a acromioplastia é um procedimento extremamente confiável. A incidência de insucesso varia de 3 a 11%. Parece que os resultados são piores se rigidez e dor tiverem sido características pré-operatórias, e recomenda-se que a fisioterapia pré-operatória seja indicada para recuperar o arco de movimento de antes da cirurgia. O retorno ao atletismo ou ocupações de alto nível não é garantido. Somente 43% retornam ao nível de atletismo competitivo pré-lesão. Somente quatro de 18 retornaram a competições de lançamento.

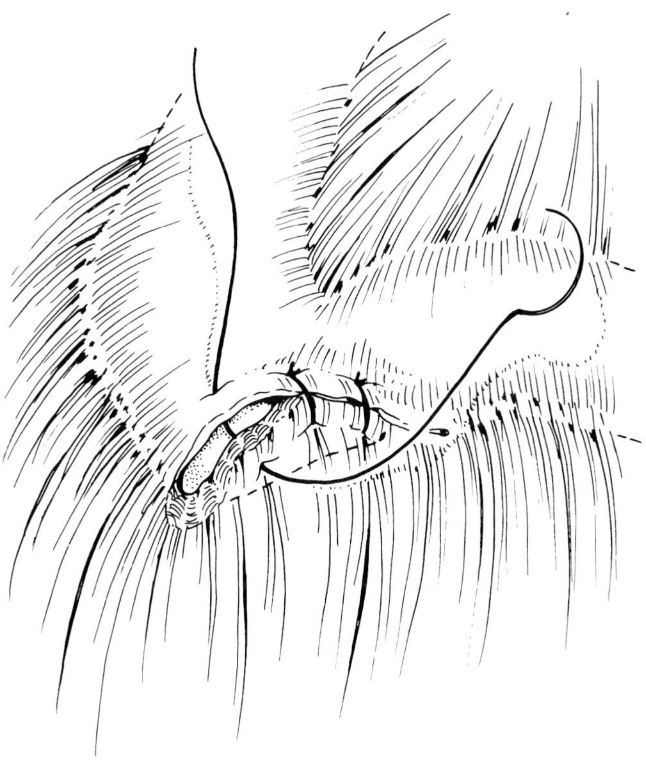

Fig. 4-6

Outras Complicações

Uma descompressão incompleta poderá requerer um procedimento cirúrgico adequado mais adiante. O insucesso da reinserção do deltóide poderá ser observado clinicamente como um defeito de cunha anterior ao acrômio, onde o deltóide foi separado.

Uma ruptura do manguito rotador que não pode ser reconhecida deverá ser avaliada por um artrograma e a ruptura do manguito rotador deverá ser reparada.

Os pacientes com fibrose pós-operatória geralmente têm um histórico de formação de hematoma pós-operatório, dor e mobilização precoce inadequada que se segue à cirurgia. Com este grupo vale a pena reoperar para destruir as adesões formadas (isto pode ser alcançado melhor artroscopicamente).

Referências

1. Neer CS: Anterior acromioplasty for chronic impingement syndrome in the shoulder—a preliminary report. J Bone Joint Surg [Am] 54:41-50, 1972
2. Bigliani LU, Morrison D, April EW: The morphology of the acromion and its relationship to rotator cuff tears. Orthop Trans 10:228, 1986
3. Thorling J, Bjerneld H, Hallin G et al: Acromioplasty for impingement syndrome. Orthop Scand 56:147-8, 1985
4. Tiebone JE, Jobe FW, Kerlan RK et al: Shoulder Impingement syndrome in athletes treated by anterior acromioplasty. Clin Orthop 198:134-40, 1985

5

Reparo do Tendão do Bíceps e Tenodese

A tendinite do bíceps e falência por atrito da cabeça longa do bíceps são parte da síndrome do impacto do manguito rotador. A verdadeira ruptura traumática primária da cabeça longa do bíceps é um evento incomum e muito mais comumente associado com alteração degenerativa. Se for considerado o reparo ou a tenodese, a descompressão também deverá fazer parte do procedimento. Uma acromioplastia anterior e a excisão do ligamento coracoacromial são habitualmente feitos durante o reparo ou a fixação do tendão.

Indicações

Reparo

O reparo é indicado para uma história de ruptura aguda de tendão do bíceps associado com trauma significativo em um paciente com menos de 50 anos de idade. O reparo detém então uma chance razoável de sucesso, embora a decisão final deva ser feita no momento da exploração do tendão para avaliar se o trauma ou o atrito foram o principal componente na falência.

Tenodese

Normalmente, a ruptura por atrito da cabeça longa do bíceps em pessoas de meia-idade e nas de idade avançada é um problema relativamente indolor. Uma contusão aguda e a dor podem ocorrer no momento da ruptura, mas após alguns dias, a contusão e o desconforto se estabilizam, a força é recuperada gradualmente, e com a exceção da aparência estética ligeiramente estranha do feixe do músculo do bíceps no braço, não há nenhum problema resultante. Entretanto, em algumas pessoas, a dor persiste, e não é possível aceitar a deformidade estética do músculo "pipoca" no braço. A tenodese é indicada nestes pacientes.

Posição do Paciente

A posição de cadeira de praia padrão é usada.

Técnica

A primeira parte desta operação é uma acromionectomia anterior e a excisão do ligamento coracoacromial como descrito no Cap. 4. Usando-se a incisão em alça e a divisão do deltóide como uma janela para visualizar o manguito, o braço é girado internamente e o sulco do bíceps é apalpado. Uma janela é feita na bainha do bíceps com um retalho de osso de forma que esta possa ser novamente reparada ao término do procedimento. O bíceps é examinado proximalmente e o coto é encontrado (Fig. 5-1). Se ele retrair-se proximalmente, o intervalo rotatório poderá precisar ser aberto para procurar a cabeça longa do bíceps que pode ter penetrado na articulação do ombro.

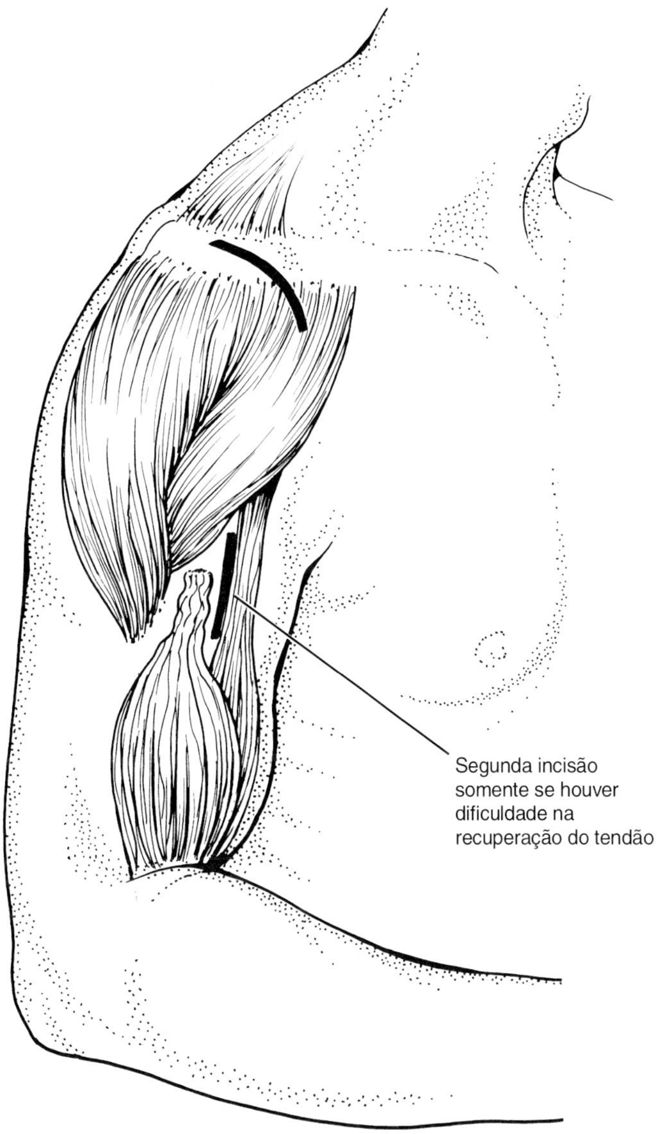
Segunda incisão
somente se houver
dificuldade na
recuperação do tendão

Fig. 5-1

Se esta lesão for o resultado de um episódio traumático agudo num paciente com menos de 50 anos de idade, deverá ser considerado o reparo do tendão por sutura término-terminal. Este é um evento raro, porém, na maioria das vezes a tenodese é a única opção realista.

O coto proximal do tendão do bíceps é excisado para prevenir que seja apanhado e espremido dentro da articulação. O sulco distal é explorado neste momento para ver se o coto distal do tendão está palpável. Quase que certamente não será encontrado na ferida, no ombro porque terá se retraído distalmente em demasiado e um ferimento separado deverá ser feito (Fig. 5-2). Uma incisão de 3 cm é feita sobre a parte mais proximal do tendão do bíceps sobre o volume formado na parte superior do braço pela retração do músculo anteriormente. Um dedo é passado dentro do ferimento e a cabeça longa do tendão do bíceps é encontrada. Um passador de sutura é passado então da posição proximal à distal para emergir do ferimento distal. Uma sutura de reparo é passada através do coto distal do tendão do bíceps, e então a sutura é passada através do coto distal do tendão do bíceps, e então a sutura é passada através do buraco do passador de sutura e tracionada proximalmente para apresentar o tendão na ferida proximal (Fig. 5-3).

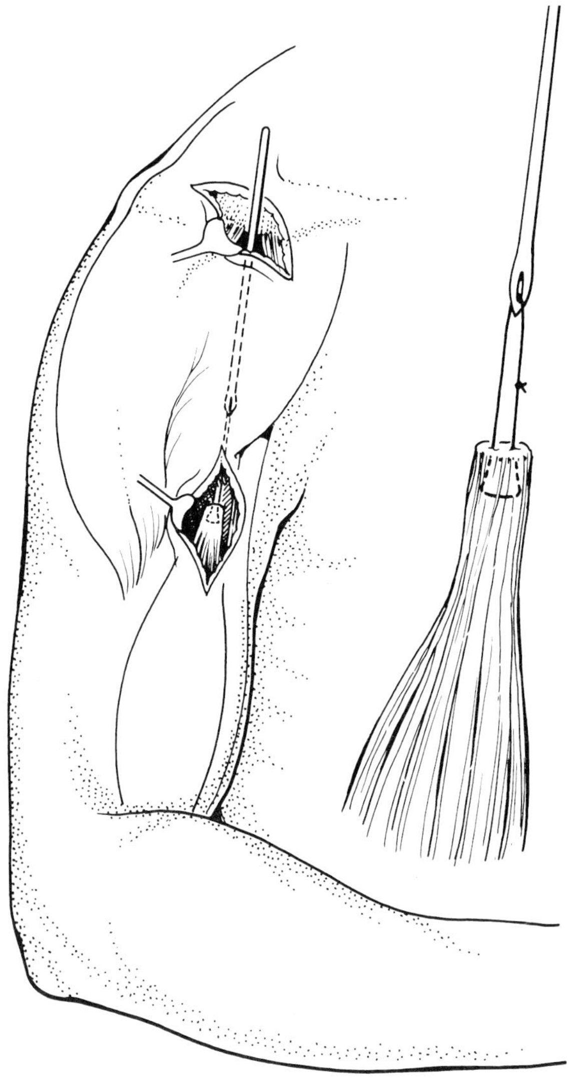

Fig. 5-2

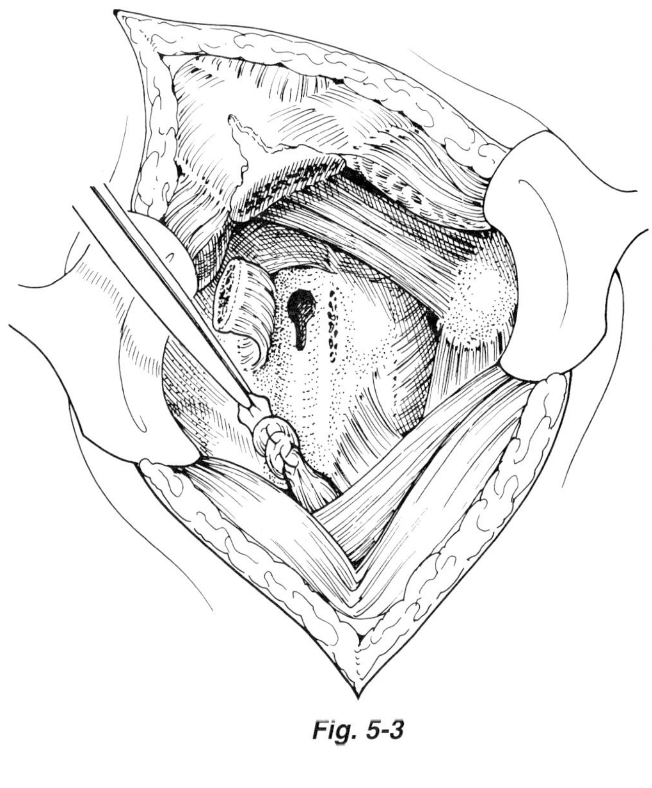

Fig. 5-3

O tendão é então tenodizado ao sulco pelo método buraco de fechadura.[1] O tendão proximal é amarrado num nó simples e o nó é preso no lugar por uma sutura transversal. Um clipe é aplicado à extremidade proximal do tendão e é puxado até que a tensão seja considerada correta. A posição da extremidade distal do nó é então marcada no sulco do bíceps, e um defeito na forma de buraco de fechadura é feito na base do sulco (Fig. 5-4). Isto é feito melhor com uma broca dentária para obter o tamanho precisamente correto. Com o cotovelo dobrado para aliviar a tensão no bíceps, o nó é passado através da extremidade maior e superior do buraco de fechadura e o tendão exatamente distal ao nó, e puxado para o interior do encaixe de tal forma que o nó seja preso no lugar através do puxamento distal do tendão. O cotovelo é retificado corrigido. O retalho ou flape sobre o sulco do bíceps é fixado por cima do nó.

Tratamento Pós-Operatório

O braço é colocado numa tipóia com o cotovelo dobrado durante 3 semanas. Durante este período, é iniciado um movimento de extensão e flexão passiva suave do cotovelo a partir da posição dobrada em 90 graus. Quando este estiver relativamente livre da dor, o movimento ativo poderá ser iniciado num período de três semanas. A tipóia é descartada após 3 semanas.

Complicações

Tecnicamente, as complicações estão relacionadas ao tamanho do úmero. Se as extremidades ósseas do buraco de fechadura se quebrarem ou a fixação for inadequada usando-se o próprio buraco de fechadura, suturas ósseas devem ser de um lado ao outro para tenodese do tendão ao próprio sulco. Os resultados a longo prazo deste procedimento tendem a estar relacionada à adequação da descompressão, e qualquer falência a longo prazo tende a estar relacionada aos problemas associados do manguito rotatório, ou seja, um reparo do manguito rotatório a longo prazo. A necessidade de fazer a descompressão associada do manguito rotatório através de acromionectomia deve ser tida em mente. Porque é da maior importância.

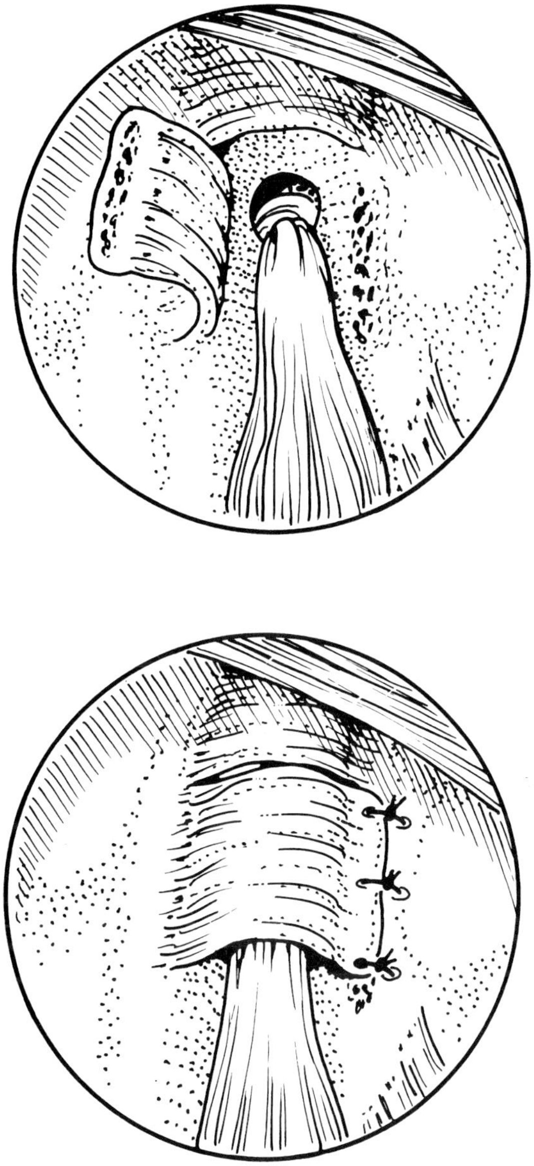

Fig. 5-4

Referência

1. Froimson AI, Oh I: Key hole tenodesis of biceps origin of the shoulder. Clin Orthop 112:245-9, 1974

Literatura Sugerida

Burkhead WZ: The biceps tendon. pp. 791-836. In Rockwood C, Matsen F (eds): The Shoulder. WB Saunders, Philadelphia, l.990

6

Estabilização do Tendão do Bíceps

Indicações

A estabilização do tendão do bíceps está indicada para a luxação traumática aguda do tendão do bíceps e para estabilização da cabeça longa do bíceps em associação com a ruptura do manguito rotador. Às vezes a cabeça longa do bíceps é o único tendão restante numa ruptura total do manguito rotador complexa, e este pode ter-se luxado anteriormente ao sulco. A estabilização do tendão é então necessária para atuar como um depressor de cabeça e depois da estabilização o tendão poderá ser incorporada no reparo do manguito rotador. Freqüentemente, quando esta é a última estrutura restante num manguito rompido, o próprio tendão poderá estar muito espessado e hipertrofiado.

Contra-Indicações

Se o tendão tornou-se muito fino e enfraquecido, a estabilização não é sensata, porque quase com certeza se romperá mais tarde. A tenodese é a melhor opção.

Investigação Pré-Operatória

Se um diagnóstico é suspeitado, uma artrografia e um teste seletivo poderão ser muito úteis no delineamento do tendão à medida que ele sofre subluxação para fora do sulco. Radiografias simples do sulco do bíceps podem ser úteis para mostrar que a margem anterior do sulco está muito plana e que o sulco tornou-se raso. Essencialmente, este é um diagnóstico clínico; o paciente poderá reclamar do estalar e da sensação de "estar solto" ou falseio no ombro. Isto pode ser experimentado quando o cotovelo é vigorosamente fletido em rotação externa do ombro causando um início súbito de dor e sensibilidade sobre o sulco do bíceps.

Posição do Paciente

A posição de cadeira de praia padrão é usada.

Técnica

A exposição usada depende da indicação. Se o tendão que está em prolapso for um achado acidental no reparo do manguito rotador, a exposição é aquela para o reparo do manguito rotador. Se a indicação for subluxação traumática primária do tendão, uma incisão de divisão do deltóide é usada sobre o sulco do bíceps ântero-lateralmente (Fig. 6-1). O deltóide é longitudinalmente dividido, limitando a divisão a uma distância que não vá além de 5 cm a partir do acrômio para proteger o nervo axilar.

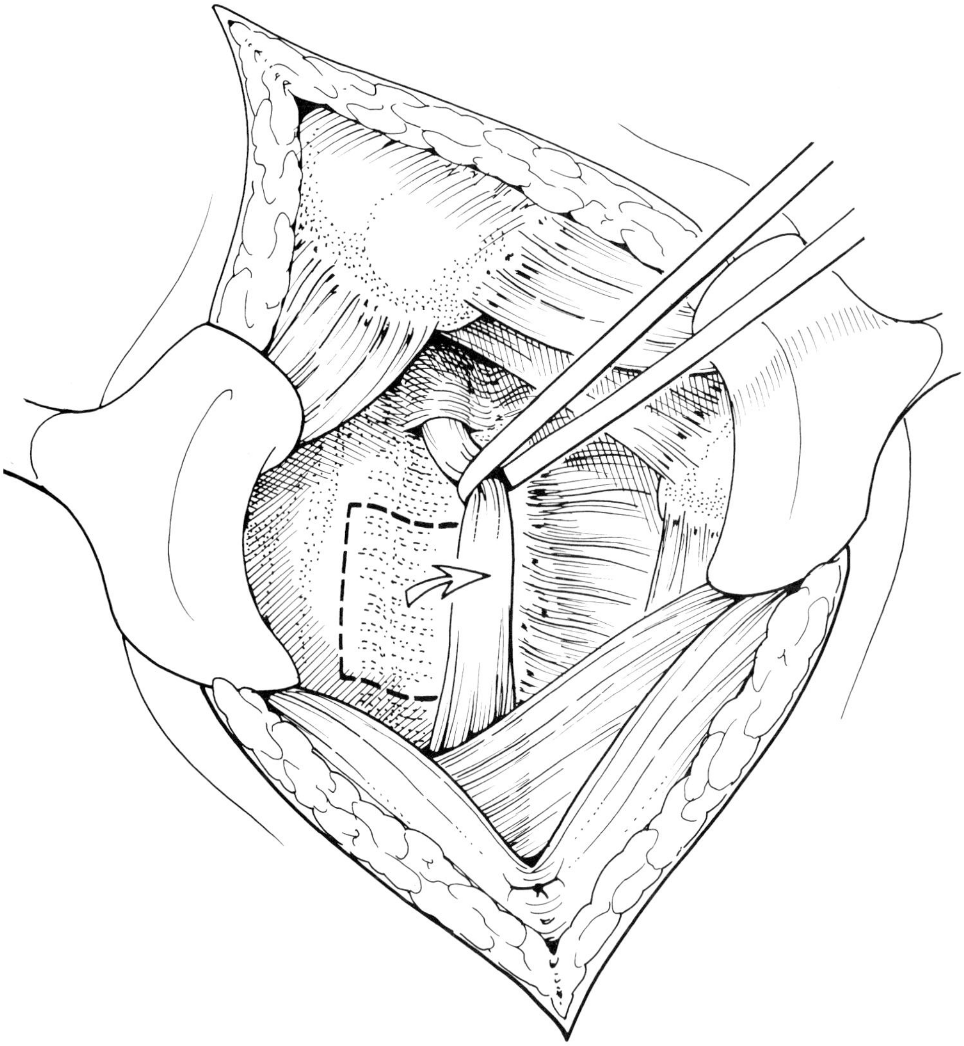

Fig. 6-1

Através da rotação do braço, o sulco do bíceps é visualizado na ferida cirúrgica, e o diagnóstico de subluxação da cabeça longa do tendão é confirmado. Se for aguda, supõe-se que o ligamento transversal tenha rompido e às vezes poderá ter avulsionado um pequeno floco de osso, cujo caso pode ser diretamente reparado de volta à sua origem. Mais normalmente, é uma situação crônica; a parede anterior do sulco do bíceps tornou-se muito aplainada e arredondada, não há vestígio algum do ligamento umeral transversal, e conseqüentemente um ligamento novo deverá ser preparado. A cabeça longa do bíceps é retraída anteriormente, é feito um retalho osteoperiosteal anteriormente baseado, e o sulco do bíceps proximal é aprofundado com uso de goivas. A base esponjosa sangrante tanto no novo sulco quanto na base do retalho osteoperiosteal é alisada com cera de osso (Fig. 6-2). A cabeça longa do bíceps é colocada no novo sulco e debaixo do retalho recentemente elevado.

O retalho é então reparado passando por cima do topo de tendão do bíceps usando-se suturas de polidioxanona (PDS) nº 1 através de buracos no osso. O reparo é então testado fletindo-se e estendendo-se o cotovelo em diferentes posições de rotação do ombro. Se isto for satisfatório, a ferida é fechada por planos sem drenagem, e o braço é colocado numa tipóia.

Tratamento Pós-Operatório

A tipóia é mantida durante 3 semanas. Durante este período, somente mobilização passiva é feita com o fisioterapeuta. Com 3 semanas é iniciado um programa ativo de extensão de flexão do cotovelo com exercícios de força crescente. A pratica de lançando não é permitida por 2 meses.

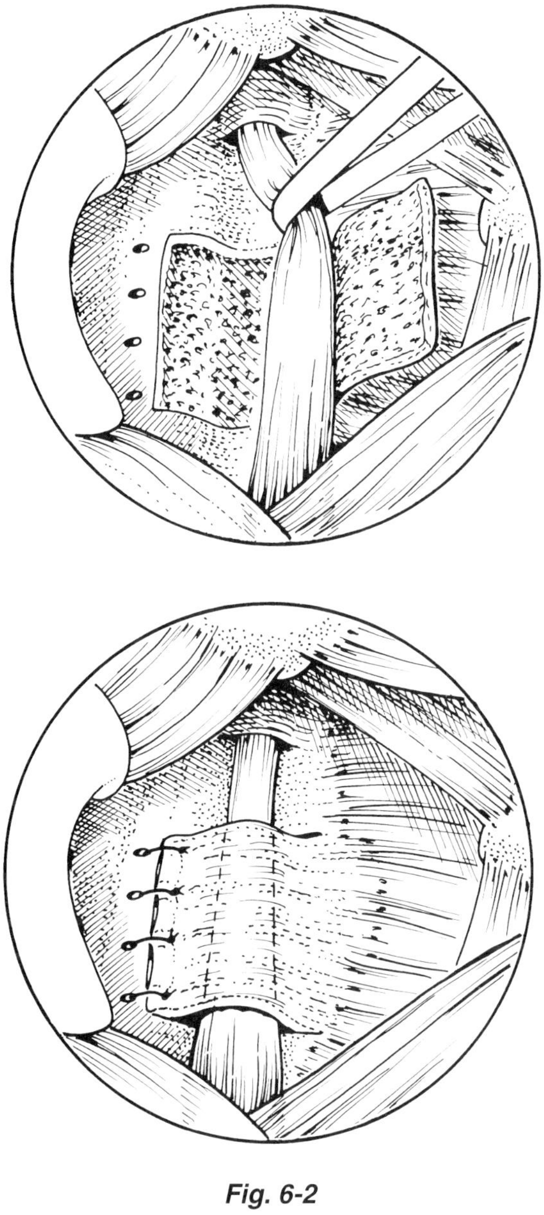

Fig. 6-2

Literaturas Sugeridas

Andrews JR, Carson WG: Throwing injuries to the shoulder. p. 114. In: Injuries to the Throwing Arm. WB Saunders, Philadelphia, 1985

Burkhead WZ: The biceps tendon. pp. 791-836. In Rockwood, Matsen (eds): The Shoulder. WB Saunders, Philadelphia, 1990

Froimson A, Oh I: Keyhole tenodesis of biceps origin at the shoulder. Clin Orthop 112:245-9, 1974

Hitchcock HH, Bechtol CO: Observations on the role of the tendon of the long head of biceps. J Bone Joint Surg [Am] 30:263-73, 1948

Itoi E, Kneible D, Newman S et al: Stabilizing function of the biceps in stable and unstable shoulders. J Bone Joint Surg [Br] 75:546-50, 1993

Kennedy JC, Willis RB: The effect of local steroid injections in tendons: a biomechanical and microscopic correlative study. Am J Sports Med 4:11-21, 1976

7

Reparo do Manguito Rotador

A ruptura aguda do manguito rotador é uma raridade em pessoas mais jovens com um bom músculo. A lesão mais comum no jovem é a avulsão de uma das tuberosidades, porque o tendão é mais forte que o osso neste local. Ocasionalmente, porém, uma ruptura aguda verdadeira pode ocorrer, e numa pessoa mais jovem, deve ser diagnosticada precocemente e reparada o mais rápido possível.

No outro extremo do espectro da doença, está o paciente muito idoso, o manguito rotador quase pode se dissolver com o atrito ocorrendo ruptura quase sem dor. As rupturas do manguito rotador são observadas em estudos de autópsia de cadáveres com uma incidência que varia de 24 a 80%. Conseqüentemente, nem todas as rupturas do manguito rotador são acompanhadas de dor. Não se sabe por que algumas são doloridas e outras não. A maioria das rupturas encontra-se em algum lugar no meio deste espectro da doença, mas normalmente um elemento de trauma é superposto numa junção musculotendinosa degenerativa já crônica.

Os méritos relativos aos fatores causadores desta alteração degenerativa são discutíveis e incluem degeneração primária do colágeno, atrito vascular e fatores mecânicos (i.e., acrômio em forma de gancho), mas o caminho comum final parece ser o impacto mecânico sob o acrômio ântero-inferior como descrito por Neer. Conseqüentemente, a descompressão do manguito rotatório deverá fazer parte de qualquer reparo do manguito rotador. Não se justifica fazer o reparo do manguito e devolvê-lo ao seu ambiente fisiológico, que havia provocado o enfraquecimento progressivo da junção musculotendinosa. O processo de doença deverá ser interrompido e revertido se possível. A colisão deverá ser abolida por uma acromionectomia anterior e por uma excisão do ligamento coracoacromial. Todo o esforço deverá ser feito para trazer um novo suprimento de sangue à área rompida, normalmente baixando as extremidades reparadas do músculo até uma área com osso esponjoso sangrante, fazendo-se também um grande esforço para preservar a bursa subacromial vascular, de forma que esta possa trazer um novo suprimento de sangue. A bursa pode ser comparada ao omento no abdômen, que foi chamado de policial do abdômen por causa da sua capacidade de impedir o aparecimento de problemas num estágio inicial provendo um novo suprimento de sangue. Microscopicamente, a bursa subacromial é uma estrutura extremamente vascular, e esta propriedade poderá ser usada no reparo.

O objetivo primário da cirurgia é aliviar a dor do paciente e secundariamente melhorar a função, a força e o arco de movimento. Os dois fatores de lesão e alteração degenerativa deverão ser avaliados, e conseqüentemente no tratamento do paciente mais jovem, a tendência é uma cirurgia mais precoce. No paciente mais velho, uma cirurgia menos radical deverá ser considerada, se possível. Inicialmente, em pacientes mais velhos, um programa não-operatório é começado com uma tentativa de fisioterapia, alongamento e fortalecimento; agentes antiinflamatórios não-esteróides poderão ser usados; até mesmo as injeções poderão comprovadamente ser benéficas. A dor noturna é uma característica comum de ruptura do manguito rotador; isto normalmente reflete o elemento inflamatório do problema. Embora um esteróide local na presença de um tendão rompido possa ser aconselhado em teoria, é em geral extremamente benéfico nas pessoas muito idosas e poderá ser adequado para aliviar suficientemente os seus sintomas no tratamento não-operatório, mas não mais do que três injeções deverão ser aplicadas (veja o Cap. 2).

Indicações

Como sugerido anteriormente, o reparo do manguito rotador é indicado para rupturas agudas e crônicas do manguito rotador. O regime pós-operatório deverá ser discutido em detalhes com os pacientes, de tal forma que eles entendam como isto afetará as suas atividades diariamente durante vários meses. Os pacientes deverão estar esclarecidos o bastante para concordar com um regime de fisioterapia demorado. Nas pessoas muito idosas em que a dor é a característica principal e que não há preocupação com a perda do arco de movimentos ou força, poderá ser mais sensato considerar apenas a descompressão e o desbridamento. Isto poderá ser feito através de cirurgia aberta ou artroscopicamente e tem uma proporção de sucesso razoável. Se falhar, então o reparo formal do manguito tem de ser considerado.

Contra-Indicações

O reparo nas pessoas muito idosas e fracas não é sensato se elas estiverem impossibilitadas de seguir o programa pós-operatório extenso. Nos mais idosos, se o ombro estiver indolor mas com um insatisfatório arco de movimento e força, é improvável que o reparo do manguito lhes proporcione aumento suficiente do arco de movimento e da força. A cirurgia poderá fazer até mesmo com que um ombro previamente indolor se torne dolorido.

Investigação Pré-Operatória

O diagnóstico é predominantemente clínico, ou seja, um histórico de dor noturna, um histórico prévio de incapacidade do ombro com lesão superposta e perda súbita de força de rotação externa e elevação. Deve ficar claro que os pacientes apresentam-se com ampla faixa de sintomatologia, e alto índice de suspeita deverá ser mantido em face de um início súbito de dor no idoso. É perfeitamente possível ter um arco completo de movimento na presença de uma ruptura de espessura total do manguito rotador. O índice mais sensível é a perda da força de rotação externa em aproximadamente 30 graus de abdução, quando comparado com o lado oposto normal. Se a ruptura do manguito for grande e o paciente tiver uma compleição estênica magra, a própria ruptura pode ser facilmente palpável pelo tato, apalpando bem lateralmente ao acrômio e girando o braço por baixo do dedo que está apalpando.

Radiografia Simples

A radiografia simples muitas vezes é extremamente útil e poderá mostrar sinais de ruptura óbvia do manguito rotador, i.e., elevação da cabeça umeral de tal forma que o úmero esteja contíguo à superfície inferior do acrômio, mas no momento em que isto estiver acontecendo o diagnóstico clínico deverá ser óbvio. Alterações mais sutis do manguito rotador em sofrimento são esclerose na superfície inferior do acrômio e na tuberosidade maior, alteração cística na tuberosidade maior, esporão anterior do acrômio e alterações com osteófito na superfície inferior da articulação acromioclavicular.

Artrografia

A artrografia é a investigação mais definitiva para determinar se uma ruptura da espessura total do manguito está presente. Se o contraste injetado na articulação glenoumeral entrar na bursa subacromial, por definição deverá haver uma ruptura do manguito rotador no local. Se a questão for somente "existe uma ruptura do manguito ou não", a artrografia é a investigação mais confiável. Se um artrograma de duplo-contraste estiver combinado com a tomografia, alguma avaliação poderá ser feita quanto ao tamanho e a posição da ruptura.

Ultra-Sonografia

A ultra-sonografia é amplamente usada e nas melhores mãos é quase tão precisa quanto a artrografia no diagnóstico de ruptura do manguito rotador de espessura total. A ultra-sonografia, entretanto, não é exata na avaliação da ruptura de espessura parcial e é extremamente dependente do operador. Resultados razoáveis são produzidos em mãos qualificadas, sendo que a maioria dos resultados não confiáveis é produto da operação de pessoas menos experientes. A ultra-sonografia é uma técnica barata, prontamente disponível e uma alternativa não-invasiva.

Imagem de Ressonância Magnética

A imagem de ressonância magnética é um método excelente para avaliar o manguito rotador mas requer uma interpretação experiente. Podem ser calculados com precisão o tamanho e o local da ruptura do manguito, e esta é a única investigação que poderá dar uma boa avaliação de ruptura de espessura parcial e rupturas intra-substanciais.

Artroscopia

Algumas vezes o manguito rotador poderá ser encontrado numa artroscopia, quando não for clinicamente suspeitado. A artroscopia é um excelente meio de avaliar as espessuras parciais da bursa e as rupturas da superfície articular.

Posição do Paciente

A posição padrão de cadeira de praia é usada (veja Cap.1, Fig. 1-8).

Técnica

A incisão superior em alça é usada com o acesso para divisão do deltóide superior (veja Cap.1, Figs. 1-20 a 1-22). O acesso tipo alça é útil para reparos do manguito rotador, pois pode ser estendido quando a extensão da ruptura for completamente conhecida. De início, exatamente o mesmo acesso é usado como para o procedimento de descompressão: isto é, a incisão superior em alça e uma incisão de divisão do deltóide anterior com separação mínima do deltóide do acrômio anterior.

A acromioplastia é então feita removendo-se o terço ântero-inferior do acrômio com o ligamento coracoacromial (veja seção sobre acromioplastia de descompressão). A superfície inferior da articulação acromioclavicular é apalpada, e se um osteófito inferior estiver presente também será aparado. Se no exame clínico, um teste com injeção havia indicado problemas na articulação acromioclavicular, então uma artroplastia de excisão acromioclavicular que remova o centímetro lateral da clavícula poderá ser realizada neste estágio, embora não seja necessária como parte da exposição do manguito. A bursa subacromial é incisada, mas deve ser preservada tanto quanto for possível. Parte da bursa é inevitavelmente removida porque está intimamente justaposta à superfície interior do ligamento coracoacromial. A bursa é uma estrutura extremamente elástica, e todo esforço deverá ser feito para fechá-la ao término do procedimento. O acesso de minidivisão inicial é usado para avaliar o tamanho da ruptura, girando-se o braço abaixo da janela através da divisão do deltóide. Se a ruptura for pequena, poderá então ser reparada através desta minidivisão. Se for uma ruptura grande, então a incisão em alça poderá ser estendida tanto anteriormente quanto posteriormente, e a divisão do deltóide a 5 cm da extremidade anterior do acrômio. Uma sutura poderá ser colocada ao redor do deltóide na extremidade distal da divisão para prevenir a propagação da divisão, causando possível dano ao nervo axilar.

Súpero-posteriormente, o ferimento poderá ser estendido de tal forma que o deltóide seja retirado lateralmente do acrômio com um retalho osteoperiosteal, e o retalho também é elevado no acrômio com um osteótomo para permitir o fechamento ao término do procedimento (Fig. 7-1). Somente uma quantidade mínima do deltóide é separada do acrômio para permitir o fechamento do manguito rotatório.

Um reparo grande do manguito poderá ser feito através da exposição mínima com o posicionamento adequado do braço (Fig. 7-2). Uma ruptura pequena de separação traumática poderá ser facilmente reparada diretamente, ou látero-lateralmemente ou término-terminalmente (Fig. 7-3). Para a ruptura de tamanho moderado, uma mobilização do manguito poderá ser necessária para facilitar o fechamento. Às vezes a ruptura parecerá tão volumosa que supõe-se que o fechamento seja impossível. Porém, baseado na experiência, a maioria das rupturas poderá ser fechada com paciência e uma mobilização adequada do manguito degenerado fibrosado. São colocadas suturas de espera múltiplas em qualquer extremidade de manguito rotador que estiver sendo vista, e então uma tração seqüencial é aplicada de forma que o ápice da ruptura possa ser identificado. Deverá ser tomado cuidado para assegurar que as suturas sejam postas no manguito rotador e não na bursa subacromial fibrosada espessada. Às vezes o manguito poderá ser tão atrófico que a diferenciação anterior poderá ser difícil.

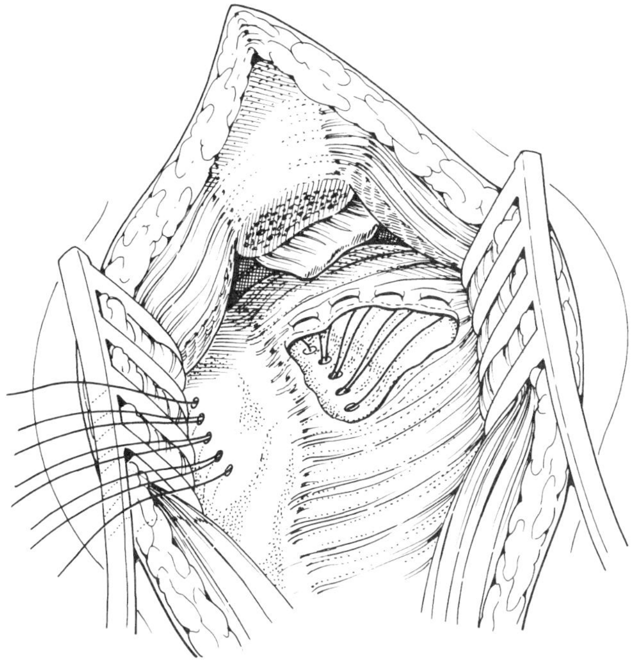

Fig. 7-1

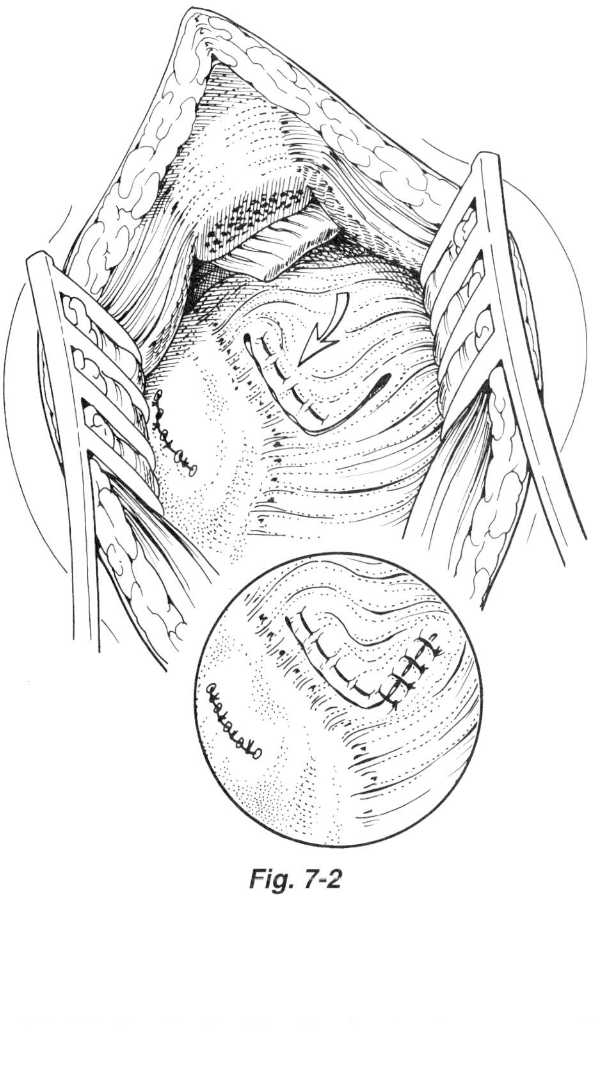

Fig. 7-2

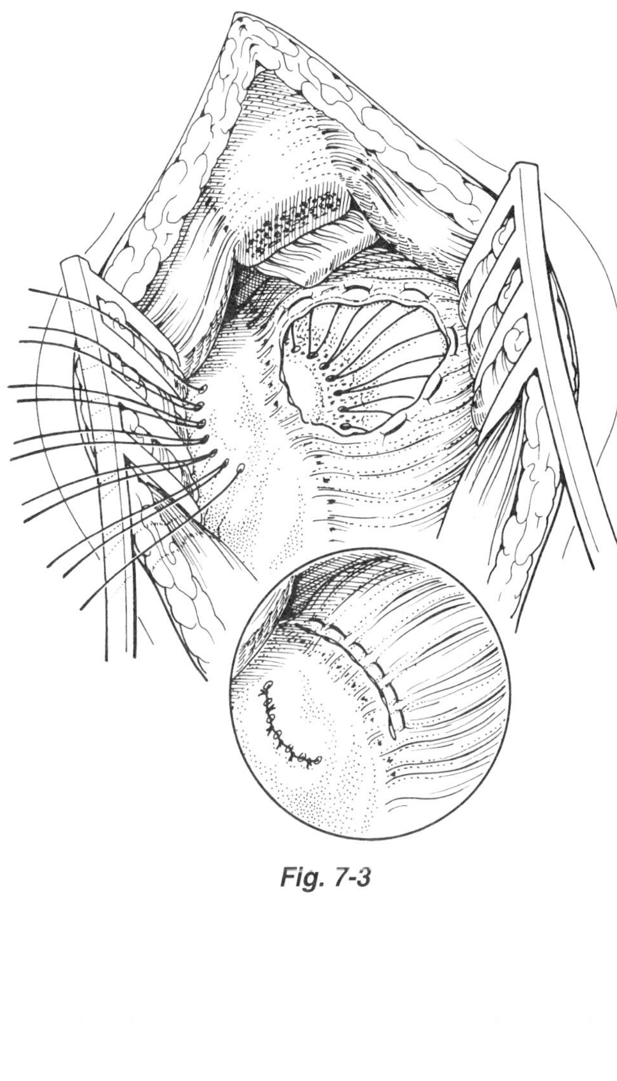

Fig. 7-3

Reparo com Retalho Muscular Local

A ruptura do complexo do manguito rotador quase invariavelmente inclui o tendão supra-espinhal, mas também pode incluir outros tendões. Pode se estender posteriormente para envolver o supra-espinhal ou anteriormente para envolver o subescapular. Raramente, também pode ser uma ruptura de "cabeça alopécica" completa que se estende em ambas as direções. O ideal é que o defeito do manguito rotador seja fechado apenas através de reparo. Ao utilizar qualquer outro meio de fechamento deve ser aceito que haverá algum grau de perda funcional. Se o defeito não puder ser fechado somente através do reparo direto, o método mais simples é usar um retalho muscular local. Mais comumente, o subescapular é rodado superior e posteriormente; com menos freqüência, o infra-espinhal poderá ser usado.

Indicações. O reparo com retalho muscular local está indicado para rupturas de tamanho moderado a grande do manguito rotador (veja Cap. 7).

Posição do Paciente. A posição padrão de cadeira de praia é usada.

Técnica. O acesso superior em alça é usado (veja pág. 72). O manguito rotador é exposto, e o tamanho do defeito é avaliado. As extremidades do defeito são marcadas com suturas de reparo, e o manguito rotador inteiro é mobilizado tanto quanto for possível, posteriormente, medialmente e anteriormente. O tendão retraído é incisado livremente da base do coracóide para permitir a mobilização lateral da posição retraída. Uma vez que a mobilização tenha sido obtida ao máximo, um teste com fechamento usando o tensionamento nas suturas de reparo é experimentado.

Se a tensão aplicada ao manguito posterior puder ser trazida à posição de linha média superior mas ainda deixar um defeito anteriormente, uma transferência com retalho muscular subescapular poderá ser a opção de escolha (Fig. 7-4). A metade ou dois terços superiores do subescapular poderá ser transferida superiormente. A intenção é transferir o músculo, mas deixar a cápsula intata para manter o ombro estável. A linha de incisão do músculo subescapular estende-se de súpero-lateralmente a ínfero-medialmente separando o músculo do tendão (Fig. 7-5).

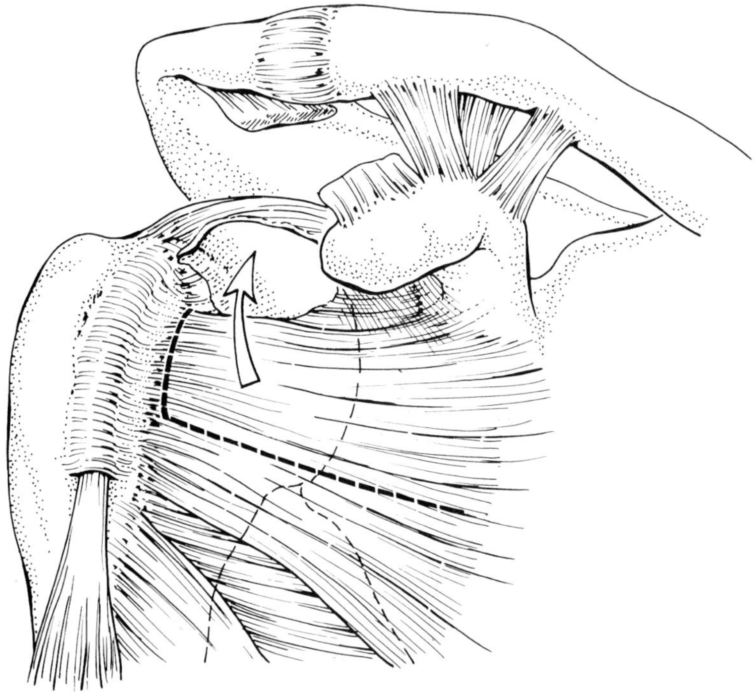

Fig. 7-4

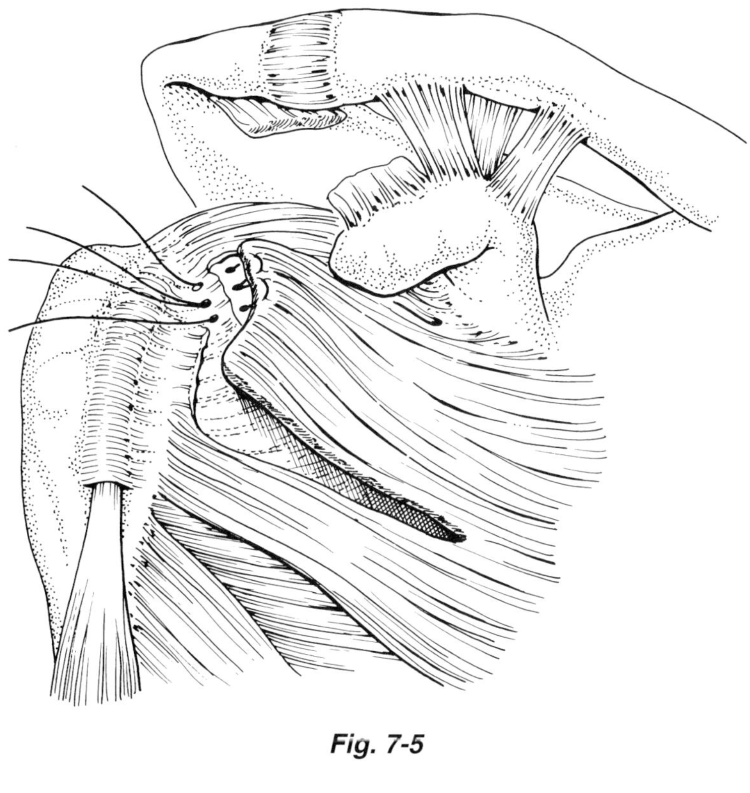

Fig. 7-5

Suturas de tração são então colocadas na extremidade livre do tendão subescapular e o tecido transposto é posicionado e suturado no lugar. O aspecto medial da extremidade superior do músculo subescapular é suturado aos músculos supra-espinhal e infra-espinhal remanescentes sobre o aspecto superior da articulação glenoumeral (Fig. 7-6). O reparo do tendão ao osso é executado, e são colocadas suturas adicionais de tendão a tendão sobre o aspecto superior da cabeça umeral e ao longo da incisão subescapular. Suturas de tendão ao osso são colocadas através da exposição de um corte fazendo um sulco em forma de "trincheira" no osso esponjoso na cabeça umeral.

A localização do corte é determinada pelo posicionamento do braço em 20 graus de abdução e pela aplicação de tensão nas suturas de tração. O osso esponjoso é então exposto medialmente ao ponto alcançado pela extremidade de tendão transposto. O comprimento ântero-posterior do corte ósseo se aproxima do comprimento da ruptura original do tendão da sua inserção óssea. As suturas são colocadas através do osso, através do tendão, e então são amarradas. O reparo deverá ficar firme com o braço posicionado ao lado e deverá permitir a rotação externa de 20 a 30 graus.

Se o defeito no manguito rotador continuar posteriormente, então um retalho semelhante do infra-espinhal pode ser girado súpero-posteriormente, embora este seja menos freqüentemente usado que o retalho subescapular (Figs. 7-6 a 7-8).

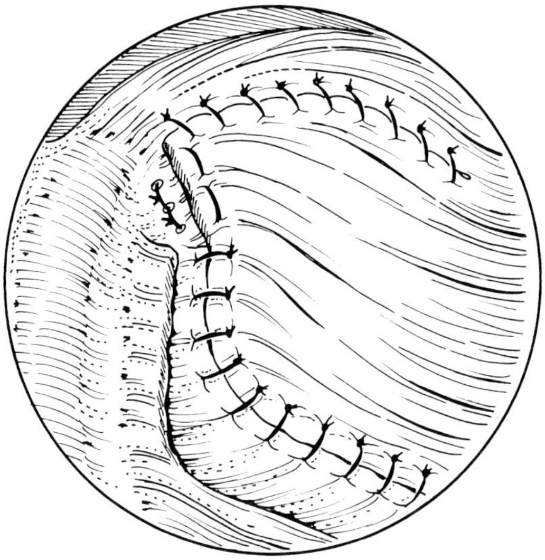

Fig. 7-6

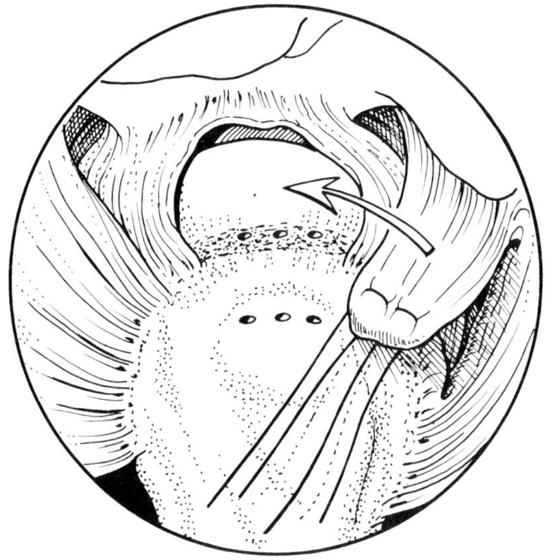

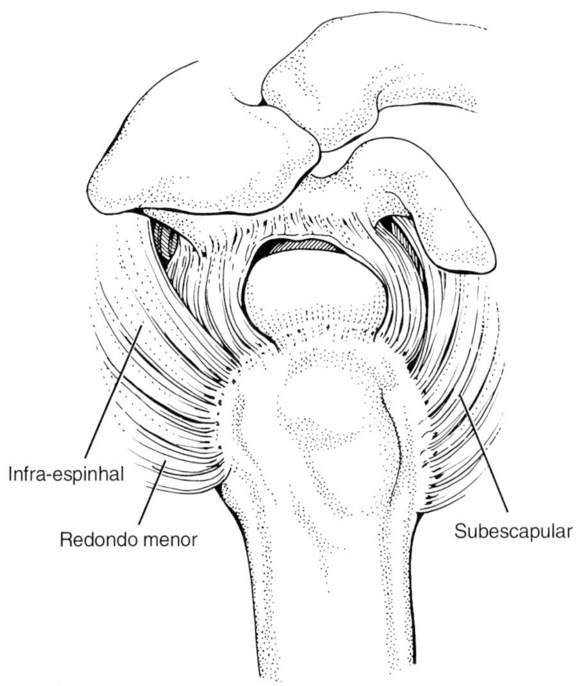

Fig. 7-7

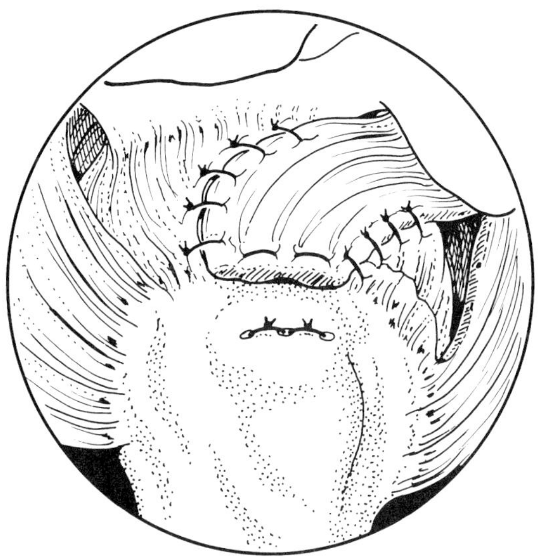

Fig. 7-8

Tratamento Pós-Operatório. É importante examinar o movimento do ombro após o reparo do manguito rotador, antes do fechamento do deltóide. Isto permite planejar o programa pós-operatório e o de fisioterapia individual. Após a transferência do tendão subescapular, o reparo geralmente fica mais relaxado com o braço posicionado próximo ao lado e na rotação interna. Uma tipóia com uma cinta corporal é usada durante seis semanas, e durante este período, são permitidos apenas movimentos passivos. Exercícios assistidos passivos são executados por 6-8 semanas, e em oito semanas, são iniciados os movimentos ativos. Este é um programa comum para uma ruptura do manguito rotador moderada a grande mas poderá ser modificada visando a segurança do reparo.

Conduta nas Rupturas Irreparáveis e Maciças do Manguito Rotador

Quando uma ruptura do manguito é primeiramente exposta, em geral parece irreparável, mas com experiência e paciente imobilização do tendão, a grande maioria das rupturas do manguito pode ser fechada ou por sutura direta ou por transferência de um retalho muscular local. Entretanto, em algumas ocasiões particulares em pessoas de idade avançada, uma ruptura grande da cabeça alopécica deverá ser considerada irreparável. Nesta situação, poderá ser preferível abandonar as tentativas de reparo e apenas desbridar o restante do manguito e descomprimir. Isto poderá promover apenas um alívio adequado da dor. Porém, este procedimento obviamente não restabelecerá uma melhor função ou o arco de movimento. Uma alternativa é usar uma transferência muscular mais distal, por exemplo, transferência de *latissimus* dorsidorsal mais larga, descrita por Gerber *et al.*[1] Embora esta seja cirurgia grande, os resultados certamente têm sido encorajadores.

Mobilização do Manguito Rotador

Uma vez que as suturas múltiplas de reparo estejam *in situ*, uma dissecção romba é usada para destruir as adesões do tendão retraído. O manguito inteiro deverá ser tratado sintomaticamente através de suturas de reparo e colocando tração posterior, central e anteriormente, em seqüência. O dedo é passado superficialmente ao infra-espinhal e profundamente ao deltóide posteriormente e então sobre o supra-espinhal e o subescapular anteriormente.

Numa ruptura grande do manguito rotador, a manobra mais útil é separar o manguito retraído da base do processo coracóide. Isto pode ser feito através de dissecção cortante e utilizando então o elevador periosteal, trabalhando ao redor do corpo do coracóide para separar o músculo da base do coracoide. Esta manobra permite a mobilização lateral da área de intervalo rotatória completa. Deverá ser tomado cuidado para não ir além na área medial ao coracóide, evitando pôr em risco o plexo braquial e a artéria axilar.

Agora deve ser dada atenção à superfície inferior do manguito. Se a ruptura do manguito for maciça, um retrator de cabeça umeral pode ser colocado através da ruptura do manguito, enganchado sobre o lábio inferior do glenóide, e a cabeça umeral poderá ser subluxada inferiormente. O infra-espinhal pode ser liberado do glenóide posteriormente e por dissecção cortante passando superiormente e anteriormente se uma mobilização adicional for necessária. Deve ser acentuado que esta manobra é necessária somente na ruptura do manguito rotador maciça e não é uma rotina.

Reparo do Tendão

Após a mobilização do manguito o máximo possível, a tensão nas suturas de permanência mostrará o que pode ser razoavelmente alcançado com uma tensão moderada. O manguito pode sofrer sua ruptura com uma grande variedade de maneiras. Pode ocorrer uma separação semicircular verdadeira da tuberosidade ou uma divisão vertical na linha das fibras com uma separação adicional da tuberosidade de tal modo que o defeito fique em forma de L. Somente testando a tensão nas suturas de reparo isto pode ser completamente explorado.

Na grande maioria dos pacientes, o tendão reparado deverá ser posto numa depressão óssea na cabeça umeral. Esta depressão óssea é para promover parcialmente um suprimento novo de sangue a partir do sangramento do osso esponjoso e para liberar parcialmente a tensão no reparo de tal forma que a depressão ou "trincheira" seja feita no local para onde o músculo possa ser trazido com uma tensão razoável (Fig. 7-9). Se isto significar o sacrifício da cartilagem articular superior, esta então é uma melhor opção que ou um retalho de músculo extensivo ou uma tensão muscular não-fisiológica. A depressão é formada com uma inclinação suave na direção da superfície articular (Fig. 7-10). O ápice da ruptura é identificado e reparado com uma sutura de PDS de monofilamento número 1. Existe discussão a respeito da sutura correta a ser usada nesta situação. Prefiro uma sutura absorvível, e embora a de PDS realmente ceda um pouco, sinto que é uma vantagem ser um pouco mais tolerante nesta área.

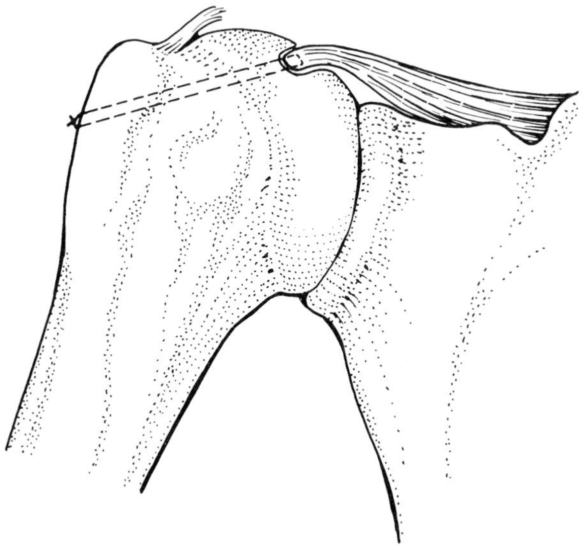

Fig. 7-9

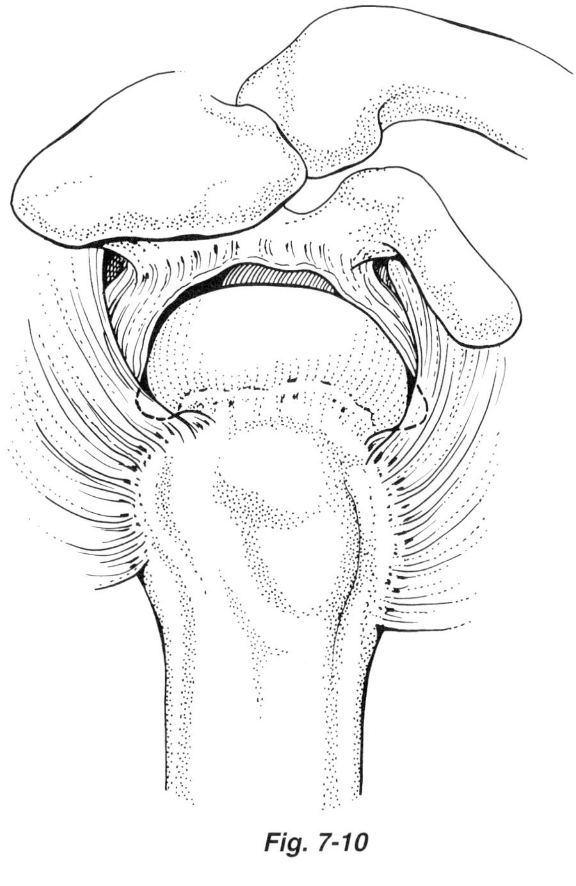

Fig. 7-10

Finalmente, o manguito é suturado à depressão óssea em trincheira com suturas passadas através do osso (Fig. 7-11). O osso esponjoso na região de tuberosidade pode ser muito mole, e deverá ser tomado cuidado para tentar preservar uma ponte óssea entre as suturas. Uma sutura do tipo Mason Allen *grasping* é usada no próprio manguito rotador. Vários passadores de sutura de alça disponíveis comercialmente podem ajudar a passar as suturas através do osso e podem ser muito úteis. Uma agulha de trocarte de ponta aguda, entretanto, pode ser usada para passar diretamente a sutura através do osso na maioria dos casos, porque o osso nesta região é relativamente mole. Âncoras de sutura têm sido usadas neste local, mas nem sempre há sucesso, devido à qualidade insatisfatória do osso.

Embora o reparo deva ser adequado ao seu término para permitir que o braço possa sofrer adução e rotação interna ao lado do corpo, durante a ligação real dos nós, o ombro deverá ser mantido em discreta abdução e rotação externa.

O fechamento do ferimento é uma parte extremamente importante deste procedimento. Primeiramente, um grande esforço é feito para reparar a bursa subacromial por duas razões: (1) promover uma superfície de deslizamento entre o reparo e a superfície inferior do acrômio e (2) promover um suprimento novo de sangue para a área reparada. O deltóide é reinserido ao acrômio, ou diretamente ao retalho osteoperiosteal ou através de buracos feitos por broca no acrômio. Em qualquer método que seja usado, o reparo deverá ser seguro para permitir a mobilização precoce e a reabilitação rápida. Uma avulsão do deltóide do acrômio é um desastre que deve ser evitado de toda maneira e a qualquer custo.

Tratamento Pós-Operatório

Uma órtese ou brace de abdução embora de uso amplo, não é utilizada de rotina. Prefiro usar uma tipóia com o braço ao lado e incentivar a mobilização passiva precoce. Se o reparo tiver sido feito sob grande tensão porque esta era a única alternativa, um travesseiro de abdução poderá ser usado, mas se esta decisão for tomada, o travesseiro deve ser mantido durante pelo menos 6 semanas após a reconstrução. O reparo é mais fraco no período do 10º ao 14º dia, e neste momento não se pode remover o travesseiro de abdução. Até que 3 semanas tenham se passado, são permitidos somente movimentos de pêndulo e movimento de extensão e flexão passiva no plano escapular. Entre 3 e 6 semanas, uma variedade maior de mobilização passiva é permitida; em 6 semanas, exercícios assistidos passivos são iniciados; em 8 semanas, o exercício ativo é permitido. Esta rotina é modificada visando à segurança do reparo e deverá ser individual para cada paciente. Somente o cirurgião pode prescrever a rotina de fisioterapia exata a ser seguida após a cirurgia. Orienta-se os pacientes que o ombro continuará melhorando tanto em força quanto em mobilidade por 18 meses após o reparo, embora a maior parte da melhora seja observada nos primeiros 6 meses.

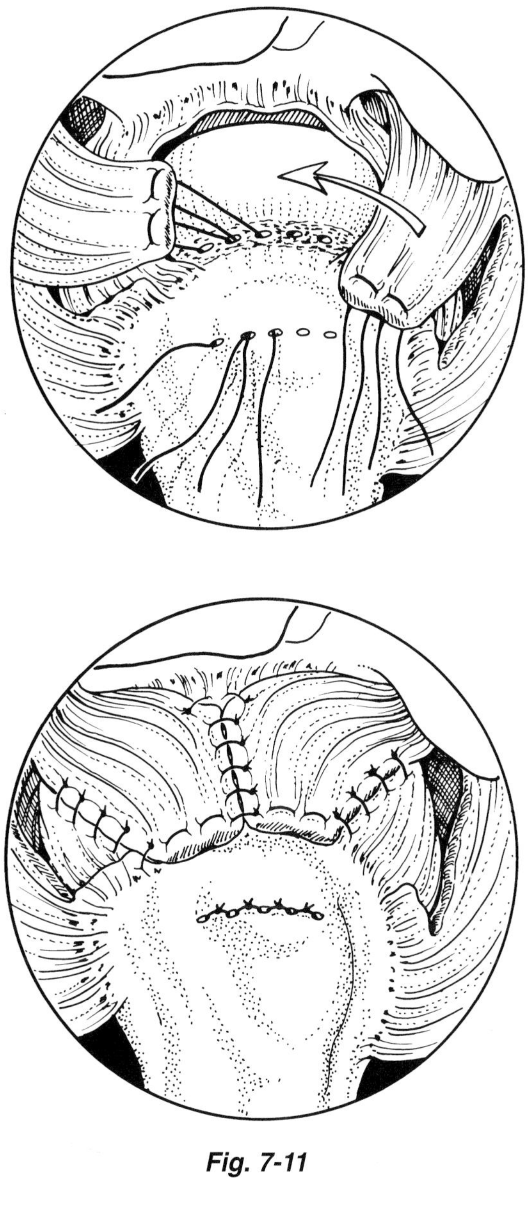

Fig. 7-11

Referência

1. Gerber C, Vinh TS, Hertez R: Latissimus dorsi transfer for the treatment of massive tears of the rotator cuff. Clin Orthop 232:51-61, 1988

Literaturas Sugeridas

Cofield RH: Current concepts review: rotator cuff disease of the shoulder. J Bone Joint Surg [Am] 67:974-9, 1985

Neviaser RJ, Neviaser TJ: Major ruptures of rotator cuff. In Watson M (ed): Practical Shoulder Surgery. Grune & Stratton, Orlando, FL, 1985

8

Estabilização do Ombro

Instabilidade do Ombro

As luxações ocorrem mais freqüentemente na articulação glenoumeral do que em qualquer outra articulação. A multiplicidade de procedimentos cirúrgicos disponíveis é a prova de que nenhum procedimento pode ser sempre bem sucedido. Sem dúvida em qualquer grande grupo que lida com luxação do ombro, a maior proporção nos pacientes é de portadores de luxação anterior traumática. Os resultados podem depender mais de quão bem o grupo particular de pacientes foi selecionado do que do tipo de cirurgia empreendido. Conseqüentemente, para a comparação de resultados de grupos diferentes, o critério diagnóstico para estes pacientes deverá ser diretamente comparável.

No diagnóstico de instabilidade, os métodos têm melhorado de tal forma que a cirurgia mais apropriada possa ser aplicada, alcançando melhores resultados. Foi somente com o advento de métodos mais sofisticados de investigação (artroscopia, artrotomografia de duplo-contraste, imagem de ressonância magnética) que a patologia pôde ser identificada com mais precisão. Até recentemente, o tratamento esteve baseado na anatomia patológica perceptível, à medida que era visualizada somente a olho nu e através de radiografia simples. Isto explica as diferentes formas de procedimentos de estabilização e as variações geográficas.

A terminologia da instabilidade da articulação glenoumeral pode se tornar bastante complexa. Sendo assim, é melhor ficar com a classificação etiológica simples, proposta por Neer *et al.*,[1] de atraumática, traumática, e adquirida. E então aplicar a esta classificação a direção — anterior, posterior, inferior e multidirecional. Até mesmo com estes grupamentos simplistas, há freqüentemente um elemento de cada nos grupamentos individuais que os tornam inexatos, o que dificulta sua classificação. A idade é o fator de maior influência na reincidência, e na idade de 17 a 23 anos o índice de reincidência é tão alto após a primeira luxação que alguns cirurgiões são favoráveis a executar o procedimento de estabilização nesta faixa etária na evidência de apenas uma luxação. Quando há continuidade dos jogos esportivos de contato, esta incidência é altamente inaceitável. Alguns pacientes nesta faixa etária se contentam em deixar o esporte, para contornar a alternativa de uma cirurgia. Muitas pessoas abandonam os jogos esportivos de contato após a escola e durante os anos de faculdade, se contentando com jogos esportivos menos exigentes fisicamente. A oportunidade de tomar esta decisão deve ser dada aos pacientes ao invés de indicar uma cirurgia automaticamente.

Quando se pensa nos diferentes tipos de instabilidade, é útil imaginar dois lados opostos do espectro de pacientes que apresentam sintomas de instabilidade. Matsen descreveu utilmente os lados opostos do espectro com dois acrósticos, o TUBS e o AMBRI. O lado TUBS do espectro é o tipo mais freqüente de luxação ântero-inferior, ou seja, aquele sofrido devido a uma lesão violenta de rotação externa e abdução associada com esporte de contato. O acróstico significa traumático, unidirecional, lesão de Bankart e tratamento cirúrgico. Em outras palavras, este era um ombro previamente normal com o ombro oposto completamente normal até que foi submetido a tal violência que a estrutura normal foi completamente rompida para permitir a ocorrência de luxação. O outro lado do espectro é atraumático, multidirecional, bilateral, tratado por reabilitação (AMBRI), mas se tratamento tradicional falhar, o tratamento então deverá ser através da comutação capsular inferior. Em outras palavras, a instabilidade neste lado do espectro normalmente já está congenitamente programada no ombro que sofreu a luxação, e um trauma mínimo pode ter induzido a uma situação instável. Isto pode não ter sido adquirido por um único evento principal mas por um microtrauma repetitivo de alongamento repetitivo, como em esportes com lançamento, o saque de tênis ou a braçada na natação. Neste grupo, a articulação pode não estar verdadeiramente luxada, podendo apresentar apenas sintomas de instabilidade e se apresentar como uma subluxação momentânea (síndrome do braço morto - *dead arm*) ou como dor devido a impingimento secundário à instabilidade. Este grupo é comumente tratado por repouso, particularmente com uma tipóia noturna, e um programa de fortalecimento para reabilitação; se nenhum destes tratamentos for adequado, a cápsula inteira da articulação precisará então ser apertada. A direção da instabilidade máxima precisará ser determinada, e deve ser tomado cuidado para não apertar muito em qualquer uma das direções, pois poderá causar instabilidade na direção oposta.

Investigação Pré-Operatória

Na maioria dos casos, um histórico clínico cuidadoso proporciona um diagnóstico correto de deslocamento traumático, freqüentemente presente em radiografias de um deslocamento prévio que demonstra a sua direção. O sinal de apreensão é muito valioso. Num teste grosseiro, o deslocamento pode ser distinguido obviamente com razoável facilidade entre instabilidade anterior e posterior com rotação externa e a interna, respectivamente. Porém, uma vez que tenha sido verificada a presença da instabilidade anterior, por exemplo, a posição de apreensão juntamente com o grau de abdução poderá dar um indício do local do dano capsular. Turkel *et al.* mostraram em excelentes estudos anatômicos que, em 90 graus de abdução com rotação externa, o ligamento glenoumeral inferior evita a subluxação anterior da cabeça umeral; o subescapular nesta posição já deslizou sobre a cabeça do úmero.[2] Conseqüentemente, a apreensão na abdução de extensão média com a rotação externa indica uma instabilidade ântero-inferior, enquanto que a apreensão em alta elevação e rotação externa sugere puramente um deslocamento inferior. A apreensão com o braço ao lado em rotação externa forçada indica puramente um deslocamento anterior que requer apenas estabilização anterior. O grau de frouxidão da articulação deverá ser avaliado e o ombro oposto obviamente deverá ser examinado.

Se ainda houver dúvida sobre o diagnóstico após o exame clínico, o histórico e a radiografia simples, serão requeridas então investigações mais sofisticadas. Visualizações radiográficas simples especiais poderão ser obtidas para determinar o tamanho da lesão de Hill-Sachs (deformidade de machadinho; estas visualizações são discutidas no Cap. 12).

A tomografia computadorizada (TC) em associação com a artrografia de duplo-contraste tem sido muito útil no fornecimento de informação pré-operatória, a respeito da direção de instabilidade e do dano intra-articular na instabilidade de difícil diagnóstico associada com trauma de alta velocidade. Descobriu-se que a imagem de ressonância magnética é menos útil que a TC de duplo-contraste na avaliação de estabilidade. A artroscopia mostra-nos que o lábio anterior é uma extensão funcional do complexo glenoumeral.

O'Brien *et al.* descreveram o ligamento glenoumeral como uma rede em que a cabeça umeral repousa.[3] A lesão de Bankart pode ser comparada a um seccionamento de uma das cordas de apoio da rede causando a queda subseqüente da cabeça. Esta separação da parte anterior do ligamento glenoumeral inferior poderá ser avaliada artroscopicamente. Algumas pessoas não apresentam esta separação, e observa-se que a cápsula anterior está cicatrizada e frouxa. Observa-se também que o glenóide anterior poderá estar redondo e eburnificado com o afinamento do lábio anterior, o que indica uma subluxação anterior. Na artroscopia, a cabeça umeral também poderá ser visualizada, a lesão de Hill-Sachs poderá ser identificada, permitindo a avaliação do seu tamanho. Como a artroscopia normalmente é executada sob anestesia geral, poderá normalmente ser realizada antes de qualquer procedimento de estabilização e também ao mesmo tempo que o exame sob anestésico (ESA). Supõe-se que o ESA (veja pág. 92) seja um pré-requisito essencial na avaliação o ombro instável antes da cirurgia. Até mesmo quando o paciente tem uma instabilidade multidirecional previamente conhecida determinada clinicamente, o ESA pode ajudar a determinar a direção da instabilidade máxima.

O grupo mais difícil de todos de tratar é o chamado voluntário atraumático ou deslocadores habituais. Diz-se freqüentemente eles têm alguma anormalidade psiquiátrica, e quando são submetidos a um teste, apresentam um perfil psiquiátrico normal. Não há dúvida de que isto está relacionado ao envelhecimento e à maturidade tanto emocional quanto física. Os pacientes normalmente têm entre 14 e 20 anos, e a maioria normalmente se auto-estabiliza com a idade sem o recurso da cirurgia. Porém, alguns não o fazem, e atualmente está além do auxílio cirúrgico de maneira geral, com exceção de indicações específicas. O sinal físico mais valioso na examinação destes pacientes ocorre durante as tentativas em reduzir o ombro enquanto se está apalpando a resistência dos músculos do paciente. Estes pacientes fazem esforço para segurar o úmero fora da articulação. Isto é chamado resistência ao sinal de redução. É necessário ser demonstrado a estes pacientes que eles estão empurrando seu ombro para fora da articulação, o que certamente não é a mesma coisa que estar solto e deslizar para fora da articulação. Orienta-se os pacientes que o ombro está no local certo enquanto estão adormecidos, e apenas quando há a combinação de certas ações musculares é que o ombro é empurrado para fora da articulação, sendo assim seus músculos devem ser reeducados para não realizar esta ação em particular. A terapia de *biofeedback* oferece um meio de demonstração deste processo aos pacientes. Interessantemente, o estudo do acompanhamento por tempo prolongado deste grupo de pacientes não consegue demonstrar qualquer incidência de alteração degenerativa tardia, apesar do deslocamento reincidente existente durante muitos anos.

Exame sob Anestesia

Indicação

O ESA deverá ser feito antes de qualquer procedimento de estabilização. Diz-se freqüentemente que este não é um procedimento útil, visto que a instabilidade do ombro é uma anormalidade dinâmica e o ESA pode testar somente as estruturas estáticas. Certamente isto é verdade, mas qualquer anormalidade dinâmica permitirá ao ombro chegar até onde as restrições estáticas permitirem. Se o exame for realizado de maneira sistemática e cuidadosa, outras investigações mais caras e sofisticadas podem estão ser consideradas desnecessárias. Na instabilidade unidirecional, a direção exata da instabilidade poderá ser determinada. Na instabilidade multidirecional, o grau de instabilidade poderá ser avaliado e a direção da instabilidade principal confirmada.

Técnica

O lado anormal suspeito sempre deverá ser comparado com o lado normal. É extremamente difícil definir um ombro normal, mas o delineamento da diferença entre o lado sintomático e o assintomático é muito útil. Sob anestesia, quase qualquer ombro poderá ser submetido a uma subluxação. Conseqüentemente, é importante desenvolver com a experiência um sistema de pontuação que poderá ser usado como um quadro de comparação entre os dois ombros (Fig. 8-1). O paciente é colocado em decúbito dorsal sob anestesia geral, e ambos os ombros são expostos. Para examinar o ombro direito, o examinador posiciona-se na ponta superior da mesa e segura o ombro com a mão esquerda, de tal forma que o dedo polegar se encontre na superfície posterior do ombro e o dedo médio na superfície anterior (Fig. 8-2). Desse modo uma força de translocação anterior e posteriormente dirigida poderá ser aplicada. A mão direita segura o punho do paciente, o ombro é então examinado em diferentes posições de rotação e abdução.

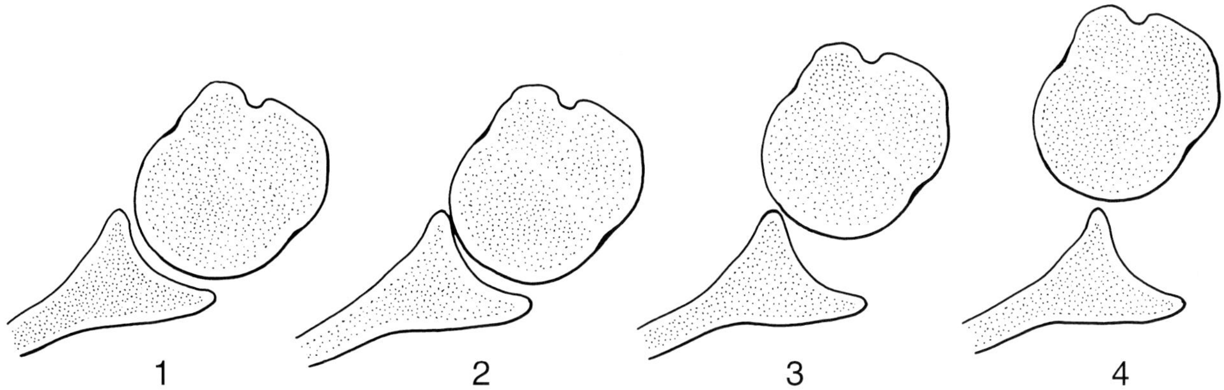

Fig. 8-1

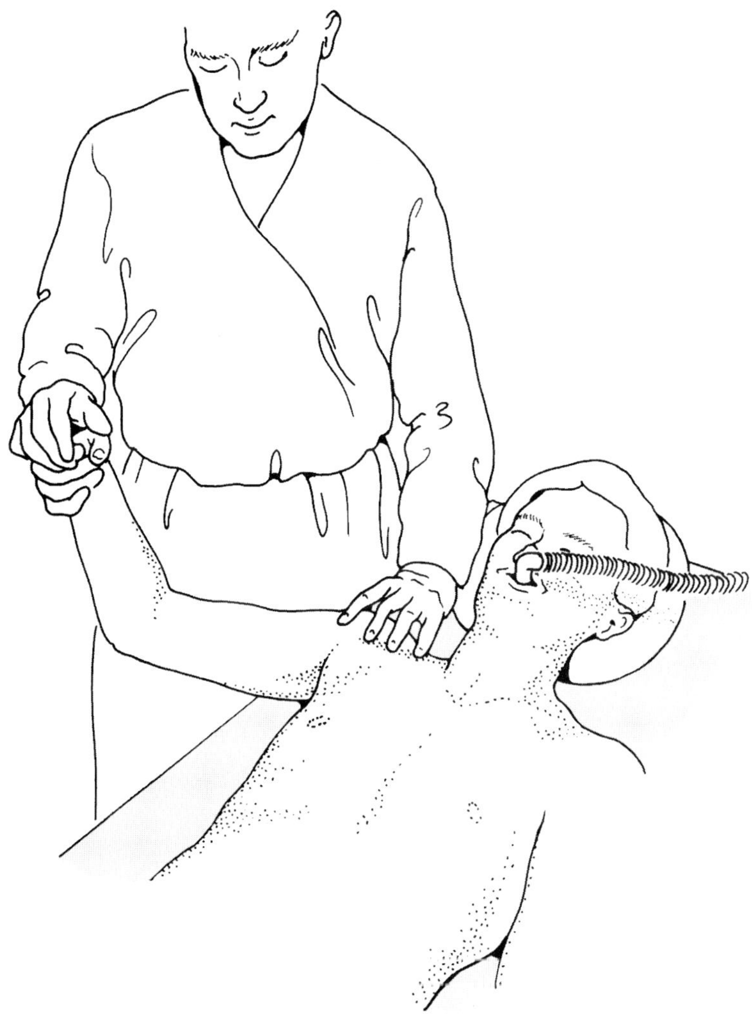

Fig. 8-2

Para examinar a instabilidade anterior, tenta-se causar uma subluxação anterior no ombro, com o ombro em rotação interna e com 20 graus de abdução (Figs. 8-3 e 8-4). Quase invariavelmente, isto pode ser obtido parcial ou totalmente com o paciente sob anestesia. Observa-se o grau de translocação obtido: no mesmo grau de abdução mas com rotação externa completo, a mesma força posterior poderá ser aplicada. Três resultados são possíveis:

1. O grau completo de translocação foi anulado. Isto indica que as estruturas anteriores estão completamente competentes, e colocando-as sob tensão, o ombro é estabilizado.
2. Algum grau de translocação ainda resta mas não tanto grande como na rotação interna. Isto indica algum grau de frouxidão ligamentar, e se estiver igual ao lado oposto assintomático, deverá ser considerado normal.
3. O mesmo grau de translocação é demonstrado assim como na rotação interna. Isto indica que as estruturas limitadas anteriormente estão incompetentes e há um grau considerável de instabilidade anterior.

É fácil observar como a pessoa poderá extrapolar a partir disto para testar as estruturas ântero-inferiores, ou seja, pelas mesmas manobras em 80 graus de abdução e forçando o ombro para baixo e em seguida comparar ao lado oposto. Para testar a instabilidade posterior, a força de translocação posteriormente direcionada é aplicada em diferentes graus de rotação interna e abdução mais uma vez comparando ao lado oposto. Um quadro dos resultados destas manobras nos lados esquerdo e direito esclarece a direção e o grau de instabilidade.

Comentário

Da mesma maneira que sempre é uma boa prática examinar o joelho sob anestesia antes da artroscopia, sempre é uma boa prática fazer o mesmo com o ombro, se instabilidade estiver ou não sob suspeita. A oportunidade de examinar o ombro sob anestesia não deverá ser perdida, visto que freqüentemente a presença de instabilidade poderá ser parte de um problema em que os pacientes apresentam dor no ombro. Os sintomas apresentados poderão ser os mesmos que os da síndrome do impacto, mas a causa é a instabilidade. Abaixo está representado um exemplo de quadro verificado em uma instabilidade ântero-inferior do ombro esquerdo.[4]

Rotação Externa	Graus de Rotação	Direito	Esquerdo
Anterior	0	3	3
(30 graus de abdução)	Máximo	1	1
Ântero-inferior	0	3	3
(90 graus de abdução)	Máximo	1	3
Rotação Interna			
Posterior	0	3	3
(30 graus de abdução)	Máximo	1	1
Ântero-posterior	0	4	4
(90 graus de abdução)	Máximo	1	1

Neste exemplo, o paciente está em geral bastante relaxado e durante o teste em neutro tem um grau considerável de frouxidão póstero-inferior, o que não é incomum. Entretanto, a diferença entre os dois lados se encontra no teste ântero-inferior, o que mostra que o lado esquerdo tem um grau de incompetência ligamentar ântero-inferior.

Frouxidão ligamentar

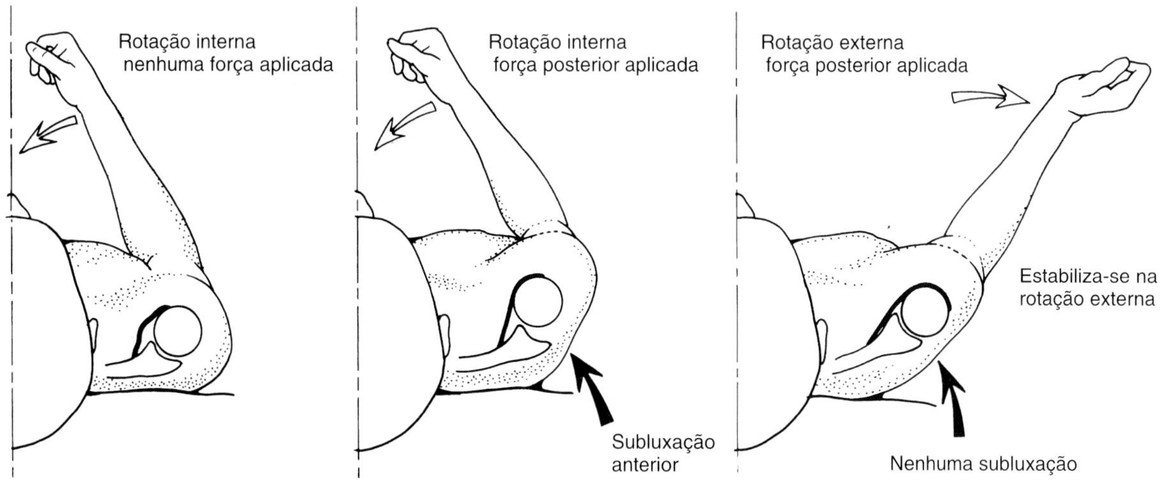

Fig. 8-3

Incompetência ligamentar

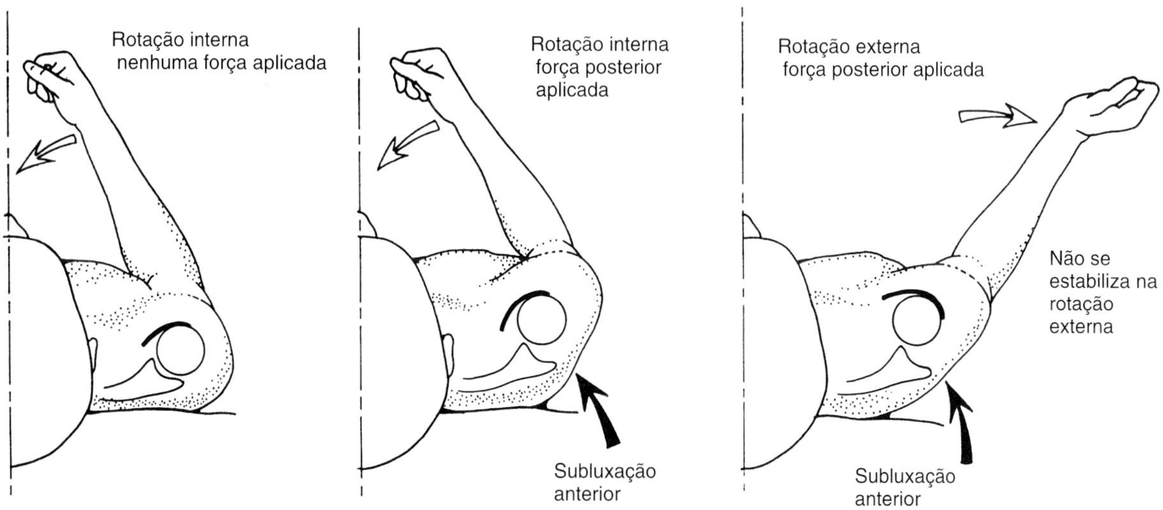

Fig. 8-4

Estabilização com Deslocamento da Cápsula Inferior

Indicações

A estabilização com deslocamento capsular inferior está indicada para a instabilidade multidirecional. Isto foi discutido no capítulo anterior e está indicado para o lado AMBRI do espectro de instabilidade do ombro. Este tipo de ombro, embora frouxo em várias direções, normalmente tem uma direção predominante de instabilidade que deverá ser determinada antes da cirurgia. Normalmente, há um grau de frouxidão ligamentar congênito com um microtrauma repetitivo adquirido, que alonga a cápsula durante uma atividade repetida (por exemplo, a braçada na natação, boliche e jogos esportivos de lançamento). Estes pacientes poderão nunca ter realmente luxado o ombro mas têm sintomas de subluxação reincidente ou dor secundária à instabilidade. A maioria destes pacientes é tratada por repouso em relação a causa inicial e do uso de uma tipóia noturna para segurar o braço em adução e em rotação interna para descansar a cápsula, e um programa fortalecimento muscular intensivo para restabilizar a articulação. Se todos estes procedimentos não obtiverem êxito após 6 meses de esforço intensivo, uma estabilização cirúrgica com transferência de comutação capsular inferior, então, poderá ser considerada.

Investigação Pré-Operatória

O diagnóstico de instabilidade multidirecional normalmente é feito a partir do histórico clínico e do exame. O arco de movimento é maior que a habitual. A articulação poderá ser submetida passivamente à subluxação com facilidade tanto anteriormente quanto posteriormente e inferiormente. Quando a articulação é estressada inferiormente puxando o braço estendido diretamente para baixo, aparece uma depressão na extremidade exterior do acrômio. Este é o denominado sinal do sulco. A posição de apreensão máxima ajuda no diagnóstico da direção de instabilidade máxima. No exame, constata-se que estes pacientes freqüentemente sofrem translocação posteriormente mais do que anteriormente e entretanto a apreensão máxima ocorre ântero-inferiormente. Quase invariavelmente, o acesso é o ântero-inferior ao invés do póstero-inferior. O ESA é muito útil quando há comparação com o lado oposto, e a artroscopia poderá proporcionar uma evidência confirmatória através do desgastamento localizado do glenóide e da condromalacia da cabeça umeral ao invés de uma deformidade de Hill-Sachs que raramente está presente em tais casos. A instabilidade ântero-inferior está freqüentemente associada com uma sinovite póstero-superior. A artroscopia também revela um volume grande de articulação, e o artroscópio poderá ser facilmente manobrado do compartimento anterior ao compartimento inferior sem ter que se afastar posteriormente. O exame enquanto o artroscópio está *in situ* e o forçamento da articulação podem demonstrar uma subluxação anterior, inferior e posterior.

Posição do Paciente

A posição padrão de cadeira de praia é usada.

Técnica

O acesso até a cápsula é exatamente o mesmo que o descrito na seção prévia para o reparo tipo cruzado anterior, ou seja, o acesso deltopeitoral ântero-inferior, preservação da veia cefálica, preservação dos músculos coracóides e subescapular dividido e separado da cápsula (Fig. 8-5).

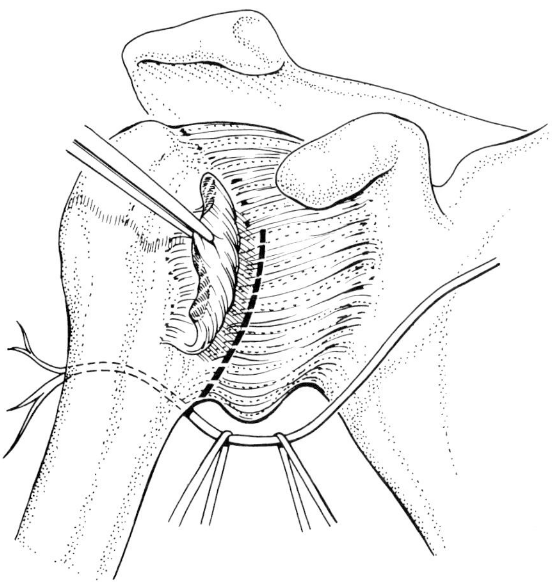

Fig. 8-5

Nesta ocasião, porém, o subescapular inteiro é dividido e a dobra capsular inferior inteira deverá ser exposta através da dissecção do tecido mole. O nervo axilar poderá ser apalpado mas deverá ser resguardado através da sua retração inferiormente (Fig. 8-6).

O nervo é colocado de um modo relaxado através do posicionamento do úmero em adução e em rotação externa. O tecido mole é removido da cápsula na região da superfície inferior do colo do úmero, com um elevador periosteal de forma que a cápsula posterior seja exposta a partir de uma direção inferior. A cápsula inicialmente não é aberta em forma de T, mas o membro vertical da capsulotomia é feito primeiramente (Fig. 8-7). Esta incisão deverá continuar até chegar ao intervalo rotatório superiormente e inferiormente até onde a cápsula puder ser exposta, ou seja, além da posição de 6 horas na cabeça umeral e até pelo menos a posição oitoe 8 horas posteriormente.

Um ponto de reparo poderá ser posto na anteriormente cápsula para ajudar a promover uma contra-tração e para dividir bastante a cápsula posteriormente. Neste momento são colocadas duas suturas de reparo na cápsula, logo abaixo do meridiano da cabeça umeral. Esta incisão transversal é feita na cápsula em direção ao glenóide até o lábio.

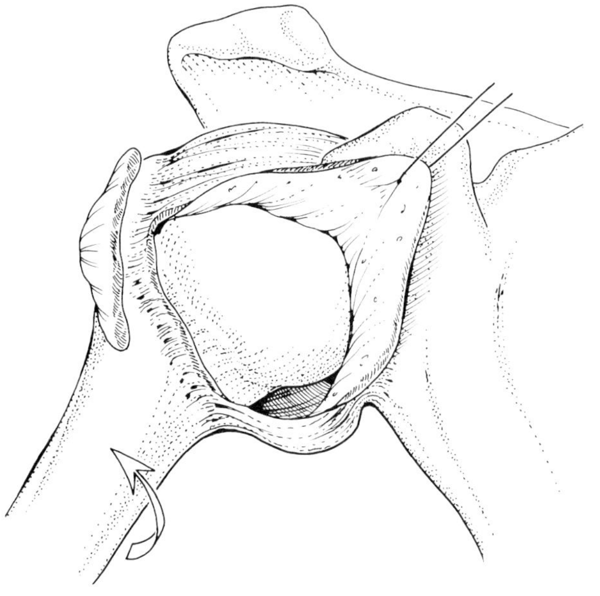

Fig. 8-6

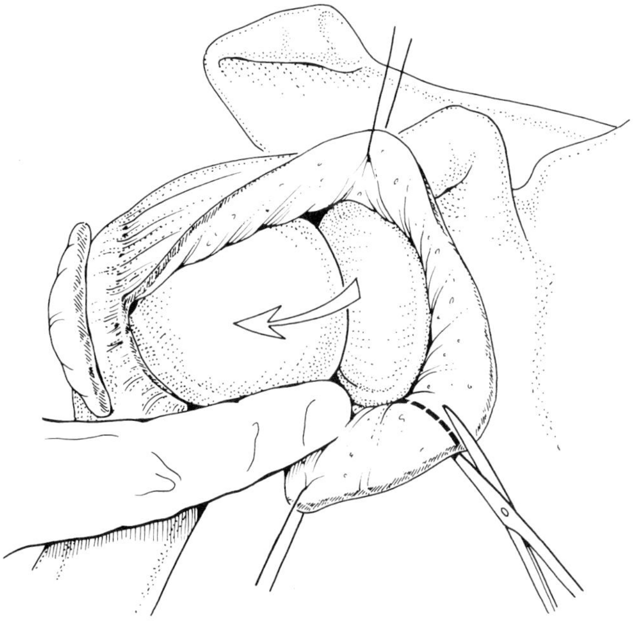

Fig. 8-7

O recesso capsular inferior muito grande poderá agora ser apalpado com o dedo indicador, e por tração na sutura de reparo capsular inferior este poderá ser examinado, de forma que este recesso capsular poderá ser eliminado através da elevação da cápsula inferior superiormente (Fig. 8-8). Freqüentemente, o cume remanescente da cápsula poderá ser apalpado de forma que uma bolsa permaneça no lugar até mesmo quando houver aplicação de uma tração na cápsula inferior. Somente após a divisão deste cume a bolsa poderá ser obliterada pela tração na cápsula inferior.

A cabeça umeral e o glenóide são então examinados para assegurar que nenhum outro dano intra-articular foi negligenciado. A estabilização capsular então é executada (Fig. 8-9). A cápsula inferior é trazida superiormente de forma que o ápice da cápsula inferior é suturado à borda posterior do intervalo rotatório (o intervalo entre a borda superior do subescapular e a borda anterior do supra-espinhal), e este é então fechado. São usadas suturas adicionais para fixar a cápsula inferior lateralmente e em seguida apertar a cápsula para obliterar o intervalo da cápsula inferior. Quando a cápsula inferior tiver sido adequadamente fixada, a cápsula superior será trazida para ficar sobre o retalho inferior e suturado inferiormente. Isto promoverá um reparo do tipo cruzado em jaquetão com duas camadas de cápsula ântero-inferiormente.

O sucesso desta operação dependerá das fibras organizadas em espiral dentro da cápsula do ombro: puxando o retalho da cápsula inferior, o volume total da articulação diminui de tal forma que a cápsula posterior e anterior é apertada por esta única manobra, e conseqüentemente até mesmo a instabilidade póstero-inferior poderá ser estabilizada por esta manobra. O subescapular é então reparado mas não sobreposto; apenas é reposto como um reparo término-terminal. Permite-se que o intervalo deltopeitoral retorne ao lugar, e a ferida é fechada subcutaneamente com uma sutura subcuticular. O dreno não é necessário.

Tratamento Pós-Operatório

Esta operação foi inicialmente descrita de tal forma que os pacientes usassem um aparelho gessado em que o braço ficasse em leve abdução e rotação externa durante seis semanas, e certamente isto é necessário no paciente com hiperfrouxidão congênita grosseira. Porém, se não houver nenhuma evidência de hiperfrouxidão grosseira, um brace/tipóia poderá ser usada com o braço neutro ao lado, mas deverá ser usada assiduamente durante 6 semanas antes que a movimentação seja iniciada. Estes pacientes nunca terão qualquer dificuldade na recuperação do movimento, e conseqüentemente a fisioterapia inicial está relacionada com um refortalecimento e eventualmente de exercícios de arco movimento após 8 semanas.

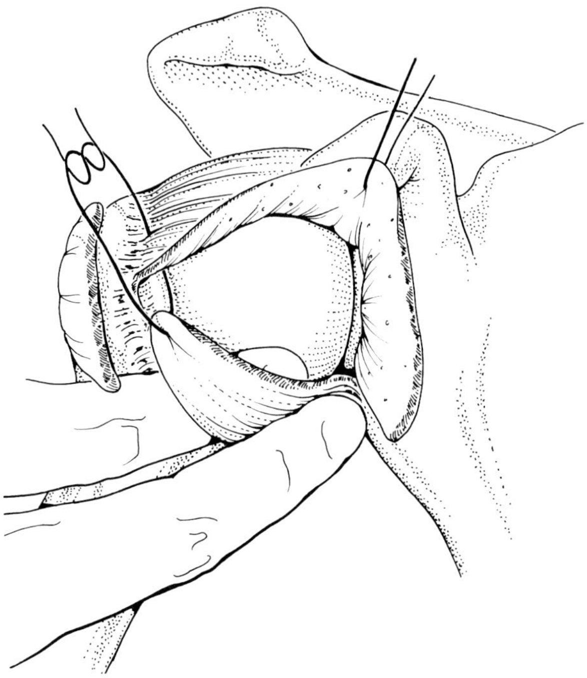

Fig. 8-8

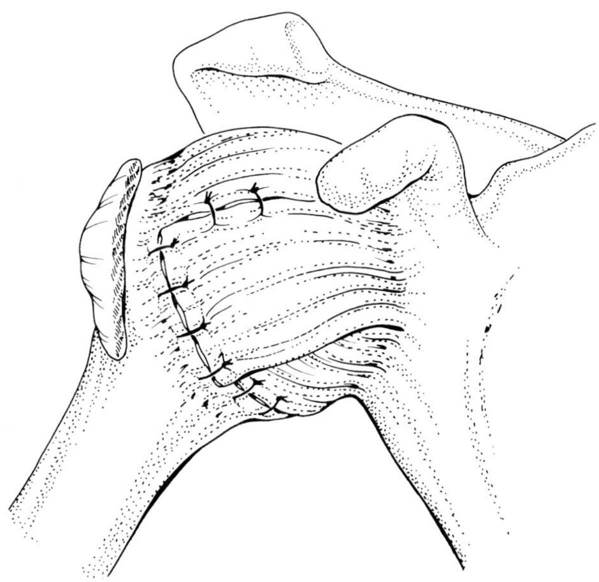

Fig. 8-9

Complicações

A principal complicação deste procedimento é o dano ao nervo axilar, que está em risco à medida que este desenvolve sua trajetória ao redor da cápsula inferior. O nervo deverá ser protegido toda vez que houver incisão da cápsula inferior. Como a operação é indicada na instabilidade multidirecional, deve-se ter cuidado para apertar a cápsula inteira e não em apenas uma direção. Se as estruturas anteriores ficarem muito apertadas, ocorrerá então uma subluxação posterior. Imediatamente após o reparo da cápsula, a articulação deverá ser examinada e estressada anteriormente, inferiormente e posteriormente.

Estabilização Ântero-Inferior do Ombro (Reparo Tipo Cruzado)

O reparo cirúrgico deverá ser feito de acordo com a patologia que foi ou determinada clinicamente radiograficamente, artroscopicamente ou através de achados cirúrgicos. Se as estruturas anteriores tiverem sido separadas claramente do lábio anterior, deverão ser reinseridas ao glenóide anterior decorticado. Porém, se o problema se encontrar principalmente na cápsula anterior e nos ligamentos glenoumerais, estes deverão ser reforçados através do reparo do tipo com transferência capsular. A operação padrão para uma instabilidade ântero-inferior com ou sem separação labral é o reparo capsular cruzado. O acesso descrito nesta seção é usado para cada um dos três elementos seguintes: (1) lesão de Bankart, (2) frouxidão capsular, (3) encurtamento ou não do subescapular.

Indicações

A estabilização ântero-inferior do ombro é indicada para a luxação ântero-inferior reincidente.

Investigação Pré-Operatória

Como previamente descrito, é executado o ESA pré-operatório imediato e artroscopia.

Posição do Paciente

A posição padrão de cadeira de praia é usada.

Técnica

A incisão é mantida o mais inferiormente possível no ápice da axila; com o braço em rotação interna completa e adução, o ápice da dobra da pele axilar estará marcado. Uma linha é traçada então do coracóide até esta marca, continuando inferiormente. A incisão é realizada da marca no ápice da dobra da pele, continuando 6 cm distalmente. As extremidades da pele subcutâneas são dissecadas inferiormente através de dissecção romba para revelar o intervalo deltopeitoral que está marcado por uma camada gordurosa e pela veia cefálica. O deltóide e o peitoral são separados através de dissecção romba, preservando a veia cefálica lateralmente. Uma ou duas ramificações poderão precisar ser divididas. Um afastador de alavanca de coracóide (Copeland) é usado então para afastar a parte superior da ferida usando o coracóide como um fulcro. A pele na axila é muito móvel e permite esta rotação muito facilmente. Um afastador de auto-retenção é colocado no intervalo deltopeitoral, e os músculos do coracóide são expostos. Um ponto de reparo é colocado nos músculos coracóides, e o terço lateral da inserção do tendão-conjunto é dividido. Esta liberação permite a exposição adequada das estruturas mais medianas. Deixando a grande parte dos músculos presos ao coracóide, o dano ao nervo musculocutâneo é evitado. Algumas vezes o nervo musculocutâneo poderá ter uma ramificação superior nesta massa muscular e poderá ser posto sob tração considerável se o coracóide ou a massa muscular inteira forem divididos e movimentados distalmente no ferimento.

O afastador de auto-retenção principal é colocado neste momento de forma que o braço medial se encontre abaixo dos músculos do coracóide, expondo o subescapular. O braço é girado então externamente, o que traz o subescapular em proeminência completa em face do ferimento. A extremidade superior do subescapular (o intervalo rotatório) é apalpado, e a margem inferior — como demonstrado pela veia umeral circunflexa inferior — exibe a largura inteira do subescapular.

Suturas de reparo são então colocadas no corpo do músculo subescapular bem no centro da junção musculocutânea (Fig. 8-10). O subescapular é dividido e separado da cápsula. À medida que as fibras vão sendo divididas, o músculo é posto sob distensão através da rotação externa máxima do braço. Então à medida que as fibras são cortadas, estas se retraem e se separam por si só da cápsula subjacente. O músculo é dividido bem lateral à junção musculocutânea como observado a olho nu, e assim que a inserção é incidada, observa-se então a presença de fibras musculares sob o tendão superficial. O músculo é desinserido da cápsula medialmente por dissecção romba usando um elevador periosteal sobre uma compressão para empurrar o músculo medialmente até a borda do glenóide. Algumas fibras da parte inferior do subescapular são preservadas juntamente com os vasos umerais circunflexos inferiores. Este procedimento proporciona ao seu término uma estimativa da tensão do subescapular e atua também como um mecanismo protetor ao nervo axilar.

O recesso inferior da cápsula é exposto ao passar-se uma alavanca óssea próxima à cápsula inferior, de forma que o nervo axilar é novamente protegido. São colocadas duas suturas de reparo pequenas na cápsula lateral para marcar o ápice dos retalhos superior e inferior da incisão em T baseada lateralmente (Fig. 8-11). O componente horizontal da incisão em T é direcionado então ao colo do glenóide anterior e deliberadamente para dentro da lesão de Bankart se tiver sido previamente identificada por artroscopia ou pelo exame clínico (Fig. 8-12).

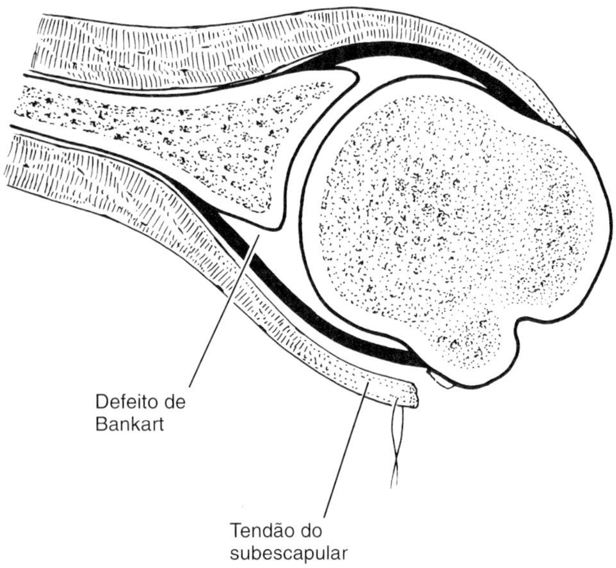

Fig. 8-10

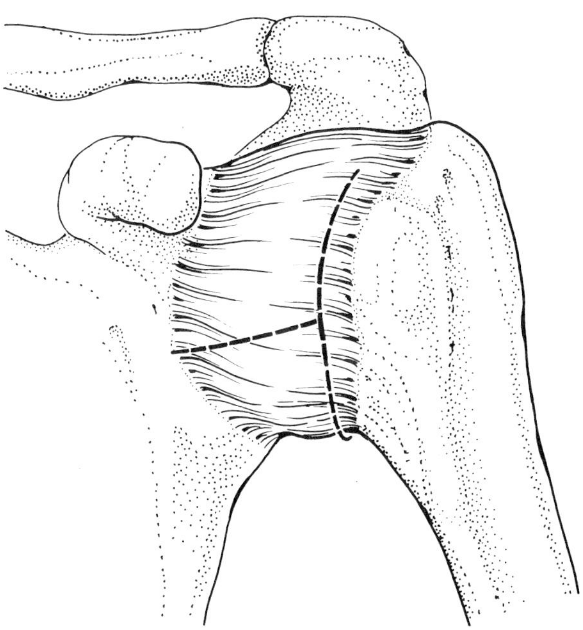

Fig. 8-11

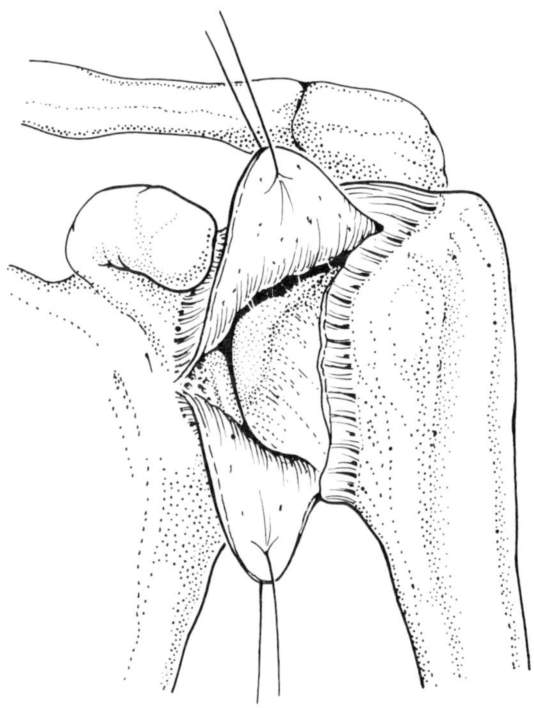

Fig. 8-12

O glenóide é então exposto usando um deslizador de Bankart para causar a subluxação da cabeça umeral posteriormente. O pescoço do glenóide é exposto usando um retrator de ponta fina de Rowe de colo do glenóide, que é fincado com auxílio de um martelo. O defeito de Bankart, se presente, estará agora exposto, e o colo é descorticado com um martelo e uma goiva de ferrão ou uma broca dentária (Fig. 8-13). Os três elementos da estabilidade poderão agora ser devidamente reparados.

Lesão de Bankart Classicamente, uma lesão de Bankart é reparada através da perfuração de dois ou três orifícios para dentro da superfície articular do glenóide e para fora através do colo do glenóide. Entretanto, a integridade da cartilagem articular deverá ser preservada a todo custo, e a finalidade é justapor o lábio restante ou a cápsula de volta à área descorticada. Isto pode ser obtido de várias maneiras sem violar a superfície articular. Vários tipos de âncoras de sutura estão comercialmente disponíveis, embora eu prefira usar uma sutura capsular apical vertical como mostrado na Fig. 8-14. O princípio é o seguinte: se o glenóide for considerado uma superfície convexa e as estruturas anteriores estiverem apertadas, então por definição, deverão estar justapostas à área descorticada. A sutura é passada do lado de fora do retalho superior para o seu interior. Se qualquer lábio ainda estiver presente, a sutura é então passada através deste lábio e então para fora através do retalho inferior. Se não houver estrutura de tecido mole no lábio anterior do glenóide, a sutura apenas é passada do lado de fora para dentro no retalho superior e de dentro para fora no retalho inferior e então é amarrada. À medida que a sutura é amarrada, observa-se que a cápsula anterior inteira se acomoda firmemente no pescoço do glenóide anterior descorticado. Se esta não estiver adequadamente firme, uma sutura adicional poderá ser usada.

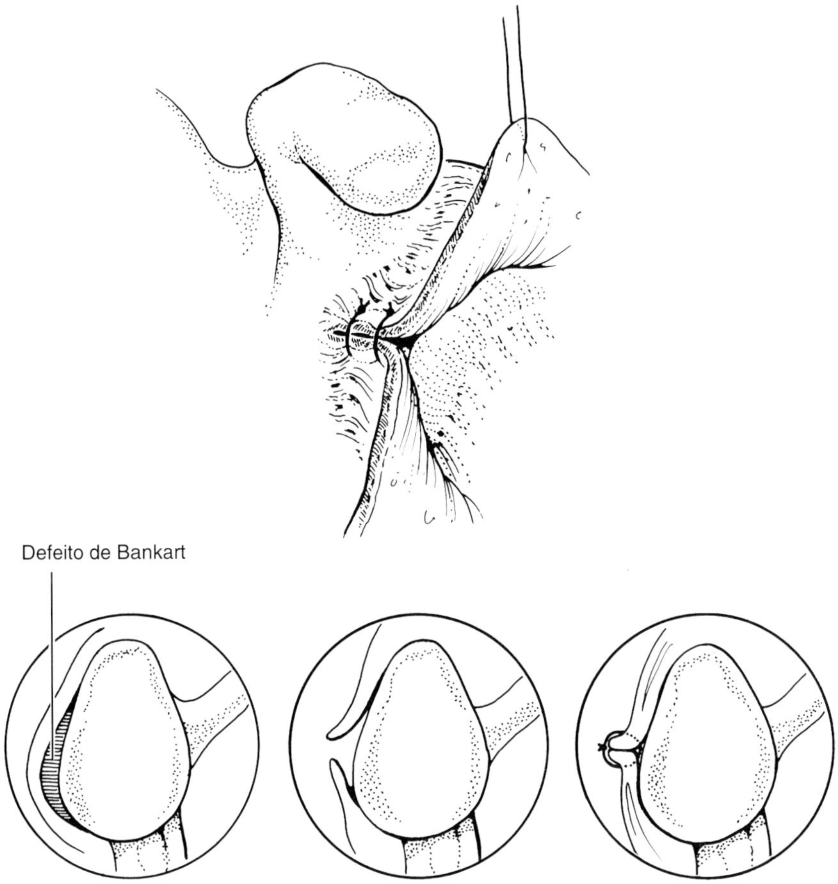

Fig. 8-13

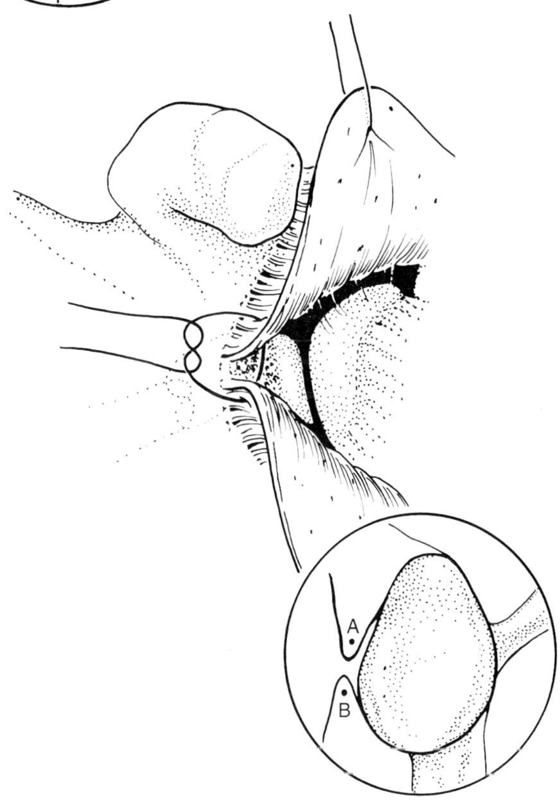

Fig. 8-14

Deficiência Capsular. Dependendo do grau de frouxidão capsular, a cápsula anterior é sobreposta em jaquetão agora de tal forma que a cápsula inferior seja movida superiormente e a cápsula superior inferiormente. A cápsula inferior sempre é muito mais forte que a superior, e conseqüentemente a colocação da sutura da cápsula inferior é mais importante. Neste estágio, o intervalo rotatório é fechado através de uma sutura inicial na extremidade superior do retalho capsular inferior, suturando-o até a extremidade posterior do intervalo rotatório (Fig. 8-15). Este reparo é realizado mantendo o braço em um certo grau de abdução e rotação externa. Durante o procedimento operatório, o cirurgião se posiciona na axila do paciente de forma que possa trabalhar com um assistente e encontre facilidade no controle do braço. Se o cirurgião trabalhar sempre nesta posição, é improvável que haja um apertamento excessivo da cápsula e a rotação interna excessiva, mas em cada estágio do reparo, estes deverão ser verificados passivamente. Após a conclusão do reparo capsular e o de Bankart, o ombro deverá agora estar estável e poderá ser examinado empreendendo uma subluxação ântero-inferior com o braço em abdução e com uma pressão do dedo polegar realizando uma translocação ântero-inferior.

Reparo do Subescapular. A decisão sobre a realização ou não do reparo do subescapular no comprimento anatômico ou fazer uma superposição precisa ser tomada neste estágio. Se uma lesão grande de Hill-Sachs (deformidade da machadinha) for observada, o mais sensato a se fazer é limitar a rotação externa deliberadamente, encurtando o subescapular. Se a deformidade óssea da machadinha na cabeça não for um problema, o subescapular não precisará então ser encurtado e poderá ser ressuturado, de novo anatomicamente. Os músculos do processo coracóide são então reparados, nenhuma sutura é necessária no intervalo deltopeitoral e suturas de pele subcutâneas e subcuticulares são utilizadas.

Tratamento Pós-Operatório

O paciente é mantido numa tipóia com uma cinta corporal durante 3 semanas de modo a permitir apenas movimento livre do cotovelo, sem nenhuma rotação externa. Em 3 semanas, a cinta corporal é removida, um tipóia livre é aplicada e apenas movimento de pêndulo é encorajado. Em 6 semanas, um programa de fortalecimento e alongamento ativo completo é instituído, e jogos esportivos de contato são evitados durante 6 meses.

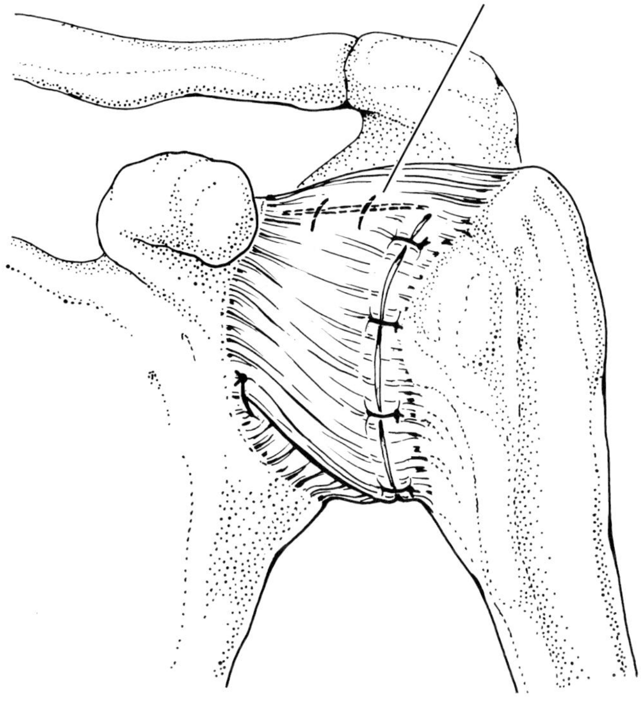

Fig. 8-15

Complicações

A estabilização do ombro sempre é uma questão de julgamento do quanto cada um dos três elementos contribuem para a estabilidade, e este julgamento conseqüentemente depende de experiência. Podem-se obter resultados de êxito quase completo se o critério for apenas puramente estabilidade. Um ombro em artrodese é um ombro totalmente estável, mas de mobilidade sacrificada. Conseqüentemente, durante a estabilização do ombro, o julgamento quase sempre deverá ter em vista como alcançar a estabilidade máxima mantendo o máximo de mobilidade. Um trabalhador industrial que sofreu uma luxação traumática poderá estar completamente disposto a sacrificar um grau razoável de mobilidade para assegurar a estabilidade. Entretanto, um atleta de lançamento competindo em alto nível poderá ficar totalmente impossibilitado de competir novamente se houver qualquer perda de mobilidade. Conseqüentemente, mesmo na presença da mesma patologia, o procedimento operatório deverá ser feito de acordo com as necessidades do paciente. As complicações ocorrem quando este julgamento é feito erroneamente. Em conseqüência, o paciente ficará descontente se houver qualquer perda desnecessária de movimento, particularmente da rotação externa. Mostrou-se que uma incidência a longo prazo de alteração osteoartrítica pode estar diretamente relacionada ao grau de perda da rotação externa. A luxação recidivante que poderá ocorrer na incidência global é de aproximadamente 5%. Se estes pacientes retornarem ao esporte de contato, estarão novamente em risco de fazer uma reluxação do ombro se o mesmo acidente ocorrer outra vez.

Estabilização Anterior Modificada de Bristow-Helfet

O procedimento de Bristow envolve a transferência da porção distal do processo coracóide com o tendão-conjunto, que é fixado no aspecto anterior do colo da escápula passando através de uma abertura transversal no músculo subescapular. O procedimento foi descrito por Helfet e é comumente conhecido como procedimento de Bristow;[5] de fato, um procedimento semelhante foi descrito por Latarjet quatro anos antes, em 1954, e conseqüentemente também é conhecido como procedimento de Latarjet.[6] Supõe-se que a operação funcione de várias maneiras diferentes: (1) como um bloqueio ósseo anterior; (2) na rotação externa e abdução, ou seja, na posição de instabilidade, uma barreira sob tensão impede que a cabeça sofra uma subluxação; (3) na prevenção do deslizamento do subescapular superiormente, e o terço inferior do subescapular é fixado como numa tenodese.

Indicações

O procedimento de Bristow-Helfet é muito útil para a instabilidade anterior reincidente do tipo traumático, em que uma cirurgia prévia não conseguiu corrigir e que a fibrose ocorreu de tal forma que um procedimento mais sofisticado é de difícil execução. Na presença de qualquer elemento de insuficiência do glenóide anterior, o efeito de bloco ósseo deste procedimento poderá ser útil.

Contra-Indicações

O procedimento de Bristow-Helfet não deverá ser usado em atletas que fazem lançamento porque eles não podem retornar ao estado pré-lesão. A anatomia é alterada, e há um encurtamento relativo do músculo subescapular e portanto uma perda da força de rotação interna. Se este procedimento não tiver êxito, a reconstrução poderá então ser difícil por causa da anatomia alterada e da fibrose intensa que este procedimento poderá produzir. Esta operação não é indicada para instabilidade multidirecional ou para pacientes cuja instabilidade anterior é reproduzida com o braço ao lado do corpo.

Investigação Pré-Operatória

O exame rotineiro sob anestesia antes da estabilização e a artroscopia poderão confirmar a patologia intra-articular e em particular o estado do glenóide anterior.

Posição do Paciente

A posição padrão de cadeira de praia é usada com um saco de areia debaixo da borda medial da escápula para empurrar o ombro para frente.

Técnica

Um acesso ântero-inferior é usado da mesma forma que nas duas seções anteriores.

O intervalo do deltopeitoral é encontrado e separado através de dissecção romba, preservando a veia cefálica. O processo do coracóide é então identificado, o afastador de alavanca do coracóide (Copeland) é inserido para retrair a extremidade superior do ferimento, e o tendão-conjunto é identificado. O tendão-conjunto deverá ser isolado medial e lateralmente. Normalmente, uma pequena fibra muscular lateral à cabeça curta do bíceps marca a extensão lateral do tendão coarticulado. Esta etapa é necessária para permitir a reflexão distal do processo do coracóide e do tendão-conjunto. Este passo é necessário para permitir o rebatimento distal do processo coracóide tendão-conjunto como uma unidade para permitir a visualização adequada do músculo subescapular subjacente. A fáscia sobre o aspecto superior do processo do coracóide é rebatido de 1 a 1,5 cm da sua ponta. Isto ajuda a delinear a área do processo do coracóide que será osteotomizada e é rebatida com o tendão coarticulado inserido.

É mais fácil perfurar o coracóide neste estágio antes da osteotomia. Um parafuso maleolar AO é usado para a fixação (Fig. 8-16). O processo coracóide é osteotomizado 1 cm proximal à ponta. O coracóide é apalpado e a osteotomia é feita com uma serra potente em ângulos retos ao próprio coracóide para evitar a formação de uma superfície oblíqua. Se uma pequena ponta de osso permanecer no processo do coracóide, deverá ser removida com o uso de um rugina para deixar a superfície completamente plana e lisa, permitindo o contato adequado com a superfície anterior do colo do glenóide quando a transferência estiver completa.

O processo do coracóide e o tendão coarticulado são rebatidos distalmente para permitir a visualização do tendão e músculos subescapular e subjacente. Uma tração distal não deverá ser aplicada sobre o coracóide, porque esta poderá causar inadvertidamente uma tração ao nervo musculocutâneo, o qual pode penetrar no tendão-conjunto 2 a 8 cm distal ao processo do coracóide (Fig. 8-17). Uma vez que o processo do coracóide e o tendão estejam rebatidos distalmente, deverão permanecer na profundidade da ferida.

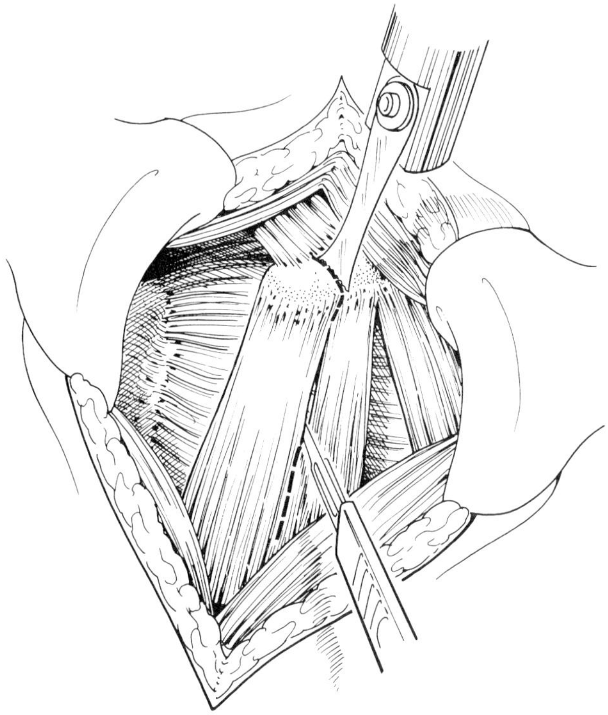

Fig. 8-16

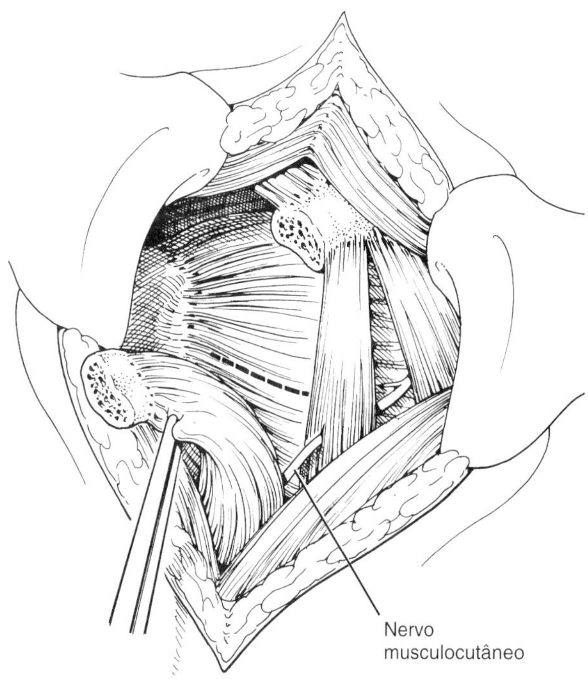

Fig. 8-17

Os limites superior e inferior do músculo subescapular são identificados através de apalpação. A borda inferior do subescapular é identificada através das veias umerais circunflexas. A borda superior do subescapular é identificada facilmente no intervalo rotatório. O músculo subescapular é dividido na linha das suas fibras, da posição lateral a medial, na junção do terço médio com o terço inferior do músculo. Enquanto se está fazendo esta manobra, o cirurgião deverá apalpar o lábio anterior do glenóide. Para fazer isto, o braço precisa ser rodado internamente repetidas vezes porque a rotação externa poderá induzir a algum grau de subluxação anterior da cabeça umeral o que poderá fazer com que a borda glenóide se torne difícil de apalpar.

A articulação é penetrada então através de dissecção cortante sobre a face anterior do colo do glenóide onde uma lesão de Bankart poderá estar presente (Fig. 8-18). O lábio e a cápsula na superfície anterior do colo do glenóide da escápula é incisada e refletida superior e inferiormente. O colo do glenóide é agora exposto usando-se um retrator de ponta fina de Rowe provido de dentes ou um forcado de diabo; esta etapa deverá ser feita sob visualização direta. Um orifício de 3,2 mm é perfurado em direção anterior a posterior no colo glenóide, paralelo embora 1 cm medial à superfície articular (Fig. 8-19). Uma boa visualização da superfície articular do glenóide é obtida através da subluxação posterior da cabeça umeral com um retrator de Bankart. A broca tem de atravessar ambas as corticais do colo do glenóide e um medidor de profundidade é usado para medir o comprimento do orifício. Esta medida é somada então à profundidade do fragmento de coracóide, e um parafuso de comprimento apropriado é selecionado.

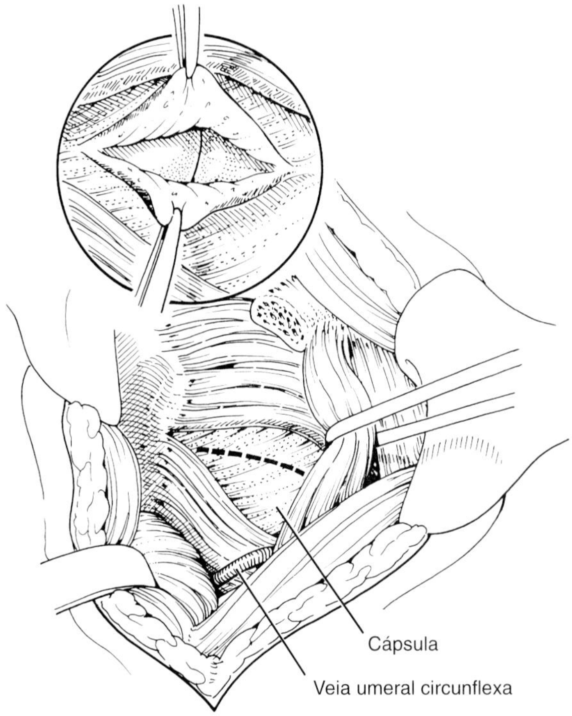

Fig. 8-18

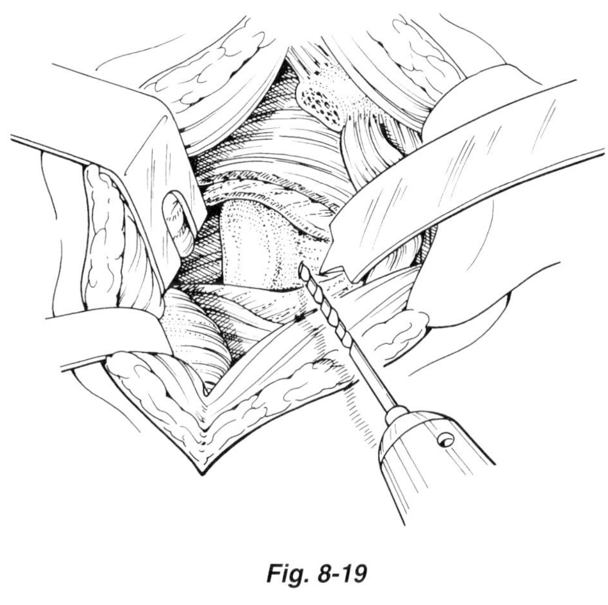

Fig. 8-19

Deve-se ser tomar cuidado para não permitir que o parafuso se projete posteriormente, por isso o parafuso possui um tamanho menor que o comprimento previamente selecionado. Qualquer protrusão posterior do parafuso poderá causar um desconforto da escápula posterior. O parafuso é passado através do fragmento de coracóide de forma que o fragmento se encontre na parte lisa da haste do parafuso. A rosca do parafuso é direcionada então para o orifício no pescoço do glenóide, e o fragmento de coracóide é fixado de forma que haja uma justaposição esponjosa entre o defeito de Bankart e o fragmento ósseo (Fig. 8-20). Uma vez que o parafuso esteja no lugar e o bloqueio ósseo esteja fixado, o cirurgião deverá verificar se não há nenhum osso saliente para dentro da borda do glenóide. Se houver, o parafuso deverá ser solto e o bloco ósseo girado de forma que a porção mais estreita do bloco ósseo fique lateralmente ao lado do parafuso. A fáscia sobre o músculo subescapular deverá ser reaproximada com duas suturas absorvíveis, e o ferimento deverá ser então fechado por planos (Fig. 8-21).

Tratamento Pós-Operatório

Uma tipóia é usada durante três semanas com uma cinta corporal; no primeiro dia são iniciados movimentos de mão e cotovelo; exercícios de pêndulo em 3 semanas; e o arco total de movimento e exercícios de fortalecimento são iniciados ao cabo de 6 semanas. Os jogos esportivos sem ser de contato são permitidos de 3 a 4 meses, mas os de contato são permitidos apenas após 6 meses. Uma radiografia pós-operatória deverá ser feita para assegurar a colocação adequada do bloco ósseo e a fixação pelo parafuso antes do paciente retornar às suas atividades completas.

Complicações

A complicação mais comum descrita é migração do bloco ósseo e/ou a migração do parafuso. Se no momento da cirurgia o bloco ósseo ficar fendido quando está sendo realizada a fixação do parafuso, alguma outra forma de fixação deverá ser usada, isto é, um grampo ou apenas uma sutura de fixação. Dano ao nervo musculocutâneo devido a uma tração distal excessivamente vigorosa no coracóide separado é uma complicação, mas normalmente só causa uma paralisia passageira. O posicionamento adequado do bloco ósseo e do parafuso é a posição equatorial mais do meio para baixo da superfície anterior do colo da escápula e de no máximo 5 mm na superfície articular do glenóide. Uma das maiores séries é aquela relatada por Hovelieus *et al.*, em 1983, com uma proporção de redeslocamento de 6% em 112 casos após um acompanhamento de 30 meses.[7] Os melhores resultados foram observados nos pacientes em que o bloco ósseo foi colocado na metade inferior da borda do glenóide, em no máximo 1 cm da superfície do glenóide.

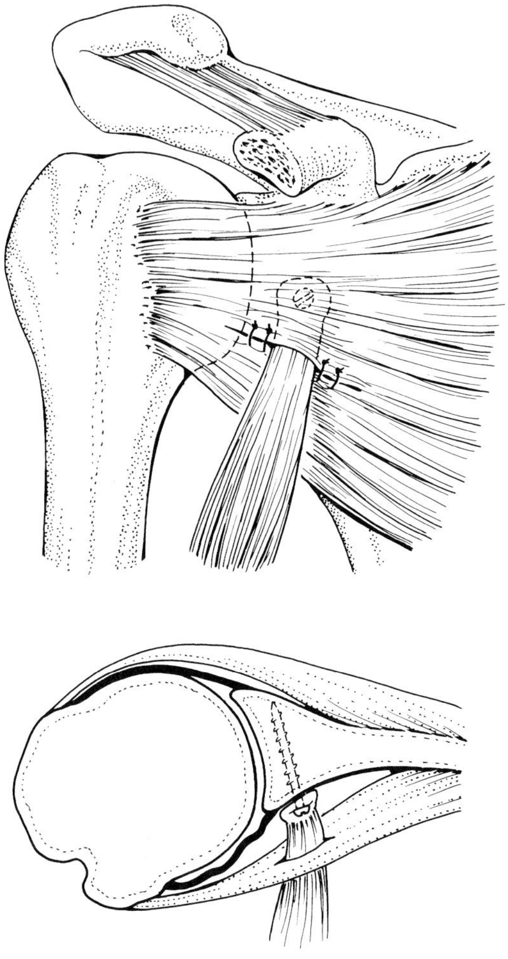

Fig. 8-20

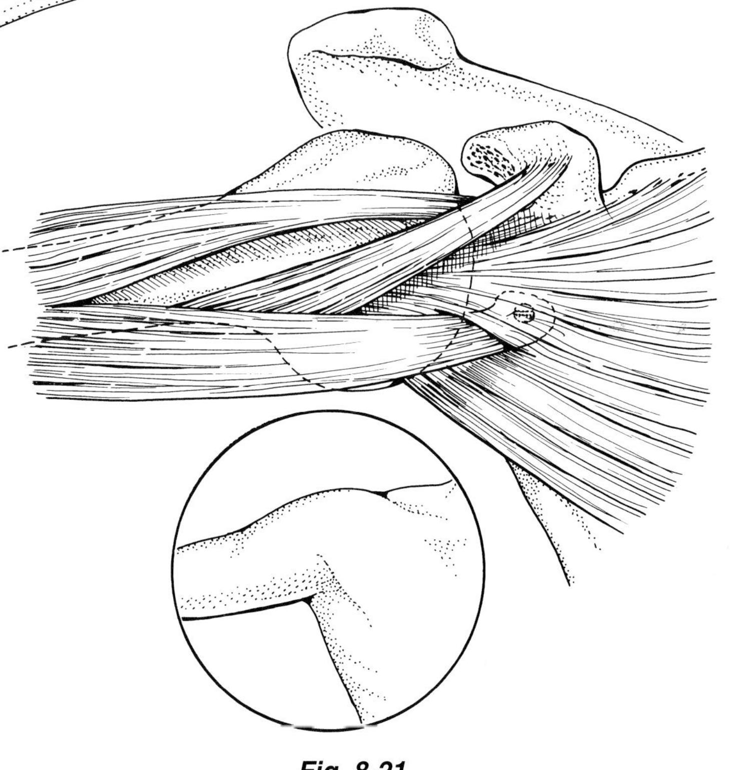

Fig. 8-21

Referências

1. Neer CA, Fithian TE, Hansen PE et al. Re-inforced capsular cruciate repair for recurrent anterior dislocation of shoulder. Orthop Trans 9:44, 1984
2. Turkel SJ, Panio MW, Marshall JL, Girgis FG: Stabilising mechanism preventing anterior dislocation of the gleno-humeral joint. J Bone Joint Surg [Am] 63:1208-17, 1981
3. O'Brien SJ, Neves MS, Rozback RS et al: The anatomy and histology of the inferior gleno-humeral ligament complex of the shoulder. Paper presented at the Annual meeting of the Shoulder and Elbow Society, February 1989, Las Vegas.
4. Cofield RH, Nessler JP, Weinstabl R: Diagnosis of shoulder instability by examination under anaesthesia. Clin Orthop Rel Res 291:45-53, 1993
5. Helfet AJ: Coracoid transplantation for recurring dislocation of the shoulder. J Bone Joint Surg [Br] 40:198-202, 1958
6. Hovelius L et al: The Bristow-Latarjet procedure for recurrent dislocation of the shoulder. A two five year follow up study on the results of 112 cases. Acta Orthop Scand 54:284-90, 1983

Literatura Sugerida

Ribbans WJ, Mitchell R, Taylor GJ. Computerised arthrotomography of primary anterior dislocation of shoulder. J Bone Joint Surg [Br] 72:181 6, 1990

9

Estabilização Posterior do Ombro

Indicações

A estabilização posterior do ombro é indicada para luxação posterior recidivante e crônica. O evento traumático inicial poderá ter sido trauma direto, trauma indireto associado com rotação interna, ataque pós-epilético ou choque elétrico. A luxação quase sempre é auto-reduzida, e usualmente tem uma direção póstero-inferior. Se tiver sido feito um tratamento adequado com exercícios de fortalecimento do ombro, ou seja, se uma ênfase tiver sido dada ao fortalecimento do músculo infra-espinhal, e apesar disso o paciente ainda sofrer luxações recidivantes, a cirurgia então deverá ser considerada. Qualquer elemento de luxação póstero-inferior voluntária deverá ser excluída. O paciente geralmente reclama de dor e instabilidade com o braço em flexão para frente, abdução e rotação interna. Embora o trauma seja o fator principal de predisposição neste grupo, a maioria dos pacientes apresenta um elemento significativo de frouxidão ligamentar na articulação do ombro oposto e em outras articulações em geral. Sendo assim, quando a cirurgia for considerada, dois elementos deverão ser avaliados: (1) o componente mecânico verdadeiro a partir de uma retroversão do glenóide e um defeito de Hill-Sachs reverso (deformidade da machadinha) e (2) grau de frouxidão da articulação. Se o grau de frouxidão da articulação for considerado uma condição de grande relevância, um reparo do tipo com transferência capsular é indicado. Na presença de retroversão excessiva do glenóide, de mais de 7 graus, uma osteotomia posterior do glenóide é o procedimento de escolha.

Este capítulo lida com a luxação posterior recidivante essencialmente traumática e não com a luxação posterior associado à instabilidade multidirecional. Se a estabilidade posterior for parte do padrão multidirecional, esta é melhor corrigida por uma transferência capsular ântero-inferior através de um acesso anterior.

Investigação Pré-Operatória

Incidências lateral axilar e ântero-posterior padrões são obtidas para excluir quaisquer fraturas ósseas no momento da luxação e também para determinar se existe uma grande lesão de Hill-Sachs (fratura impactada da cabeça umeral anteriormente onde a cabeça umeral prendeu no lábio posterior do glenóide no momento da luxação).

O exame sob anestesia é muito útil para confirmar que esta é uma luxação posterior verdadeira. O braço é forçado em rotação interna e uma força de translocação póstero-inferior é aplicada. O ombro oposto é examinado para avaliar o grau de frouxidão generalizada. A artroscopia poderá ser útil imediatamente antes da estabilização para determinar o tamanho da fratura de impactação na cabeça e para avaliar o grau de frouxidão ou ruptura capsular e o estado da borda do glenóide.

Técnica

Osteotomia do Glenóide e Bloqueio Ósseo (Técnica de Scott)[1]

O paciente é colocado na posição lateral com o lado afetado para cima.

A incisão vertical através da espinha da escápula proporciona um acesso razoável e um resultado estético melhor que a incisão horizontal clássica ao longo da linha do acrômio (Fig. 9-1).

O deltóide é dividido no meio da ferida cirúrgica e retalhos osteoperiosteais são elevados medial e lateralmente para expor o músculo infra-espinhal (Fig 9-2). Deve-se tomar cuidado para assegurar que o deltóide não seja dividido em mais que 5 cm a partir da espinha do acrômio

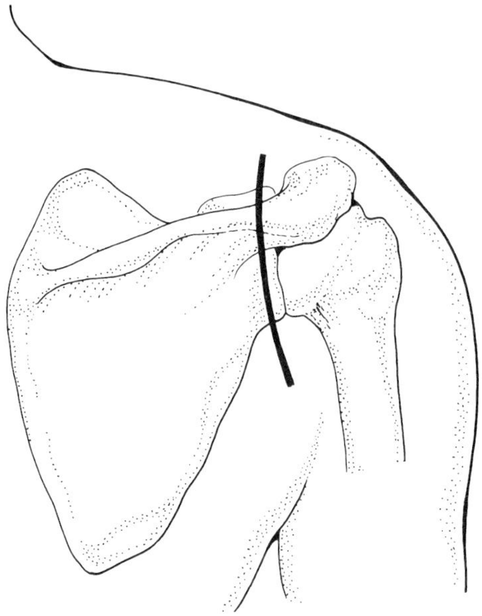

Fig. 9-1

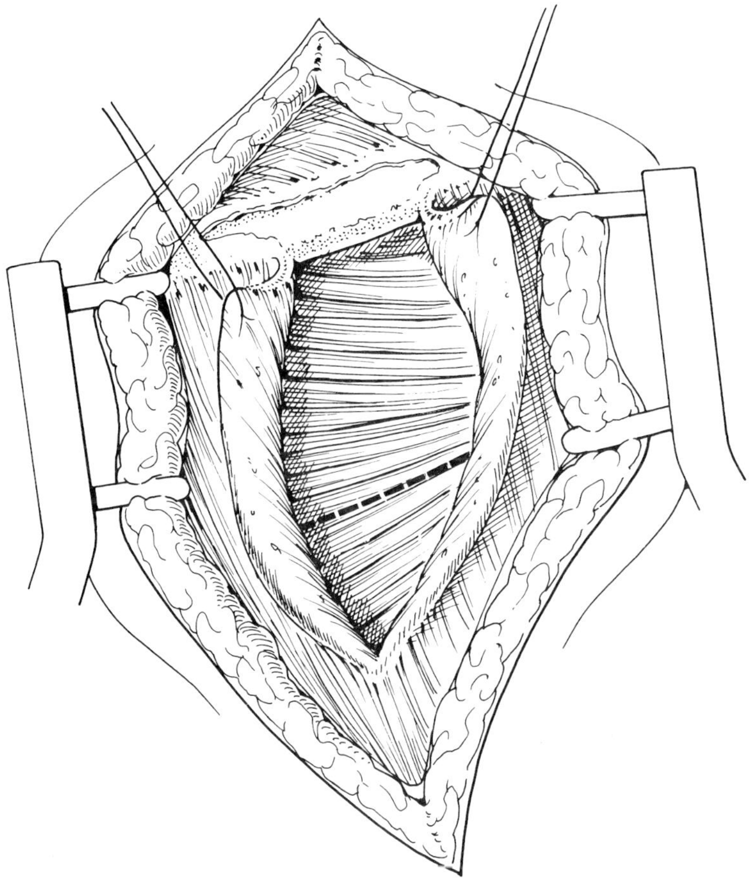

Fig. 9-2

para evitar dano ao nervo axilar. O infra-espinhal é identificado, podendo ser difícil expor a divisão entre este e o redondo-menor. No ponto de inserção do redondo menor no úmero, existe uma proeminência distinta. Este ponto é traçado mais medialmente para dividir os dois músculos. Um intervalo poderá ser desenvolvido sem receio de dano ou ao nervo supra-escapular ou ao nervo axilar. O infra-espinhal é então retraído superiormente e dividido separadamente da cápsula.

A cápsula é então aberta em forma de T baseado lateralmente, enquanto o seu eixo horizontal é a parte média da cabeça umeral (Fig. 9-3). A borda posterior do glenóide é examinada para verificar a presença de eburnificação e desgaste causado por fricção, e o grau de retroversão é confirmado (Fig. 9-4). Uma osteotomia do colo da escápula é neste momento feita de 5 a 10 mm mediana à face do glenóide e paralela a esta.

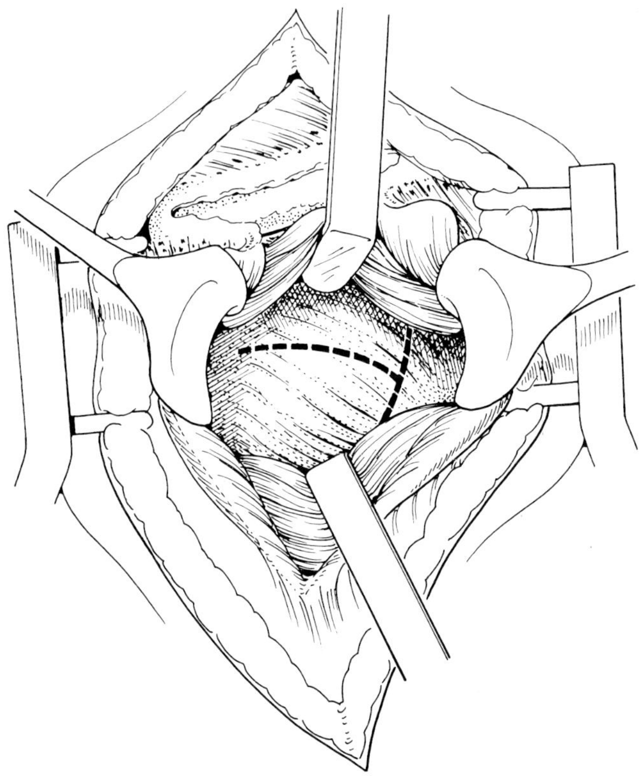

Fig. 9-3

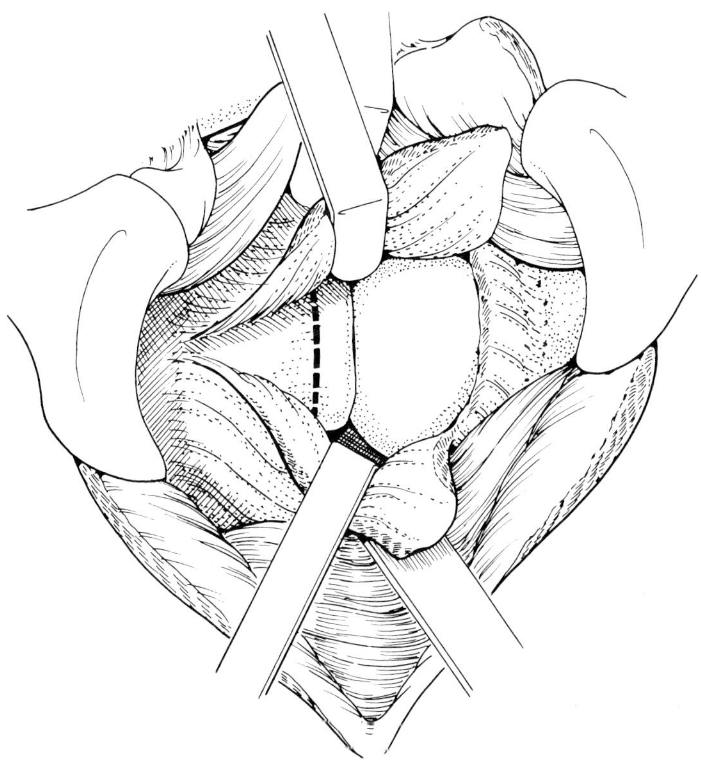

Fig. 9-4

Neste estágio, a superfície do glenóide deverá ser examinada para assegurar que o osteótomo não passará através da superfície articular. O corte inicial é feito com uma serra oscilatória, e então um osteótomo afiado é usado para forçar a abertura da osteotomia (Fig. 9-5). Uma crista regular óssea é removida do ângulo posterior do acrômio e a curva natural deste osso é usada para promover não somente uma cunha para bloquear a abertura do sítio de osteotomia como também para promover um bloqueio ósseo posterior. O sítio da osteotomia é mantido aberto com o osteótomo, e o enxerto é impactado dentro do sítio da osteotomia e nivelado com a superfície do colo. Fixação interna não é necessária, porque naturalmente o osso retrocede novamente ao lugar (Fig. 9-6). Neste estágio, se estiver sendo suposto que uma frouxidão capsular posterior é um fator de contribuição, uma transferência capsular posterior será então adicionada (veja a próxima seção).

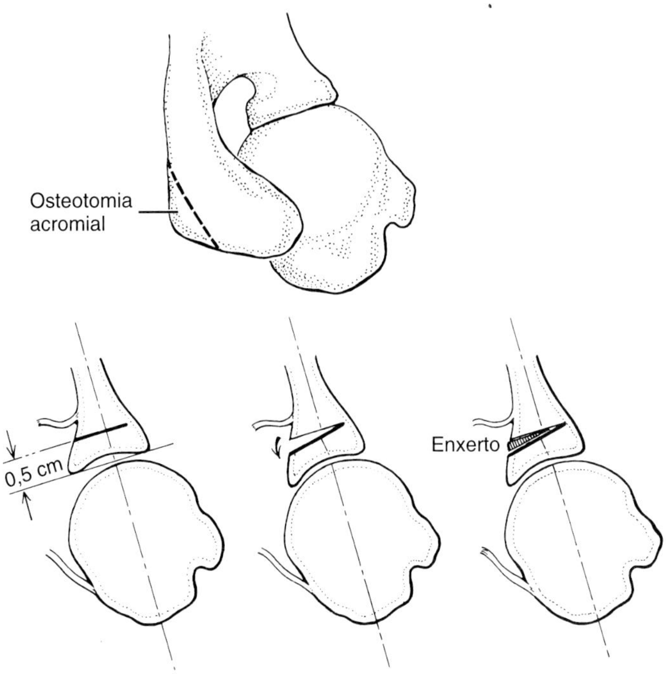

Fig. 9-5

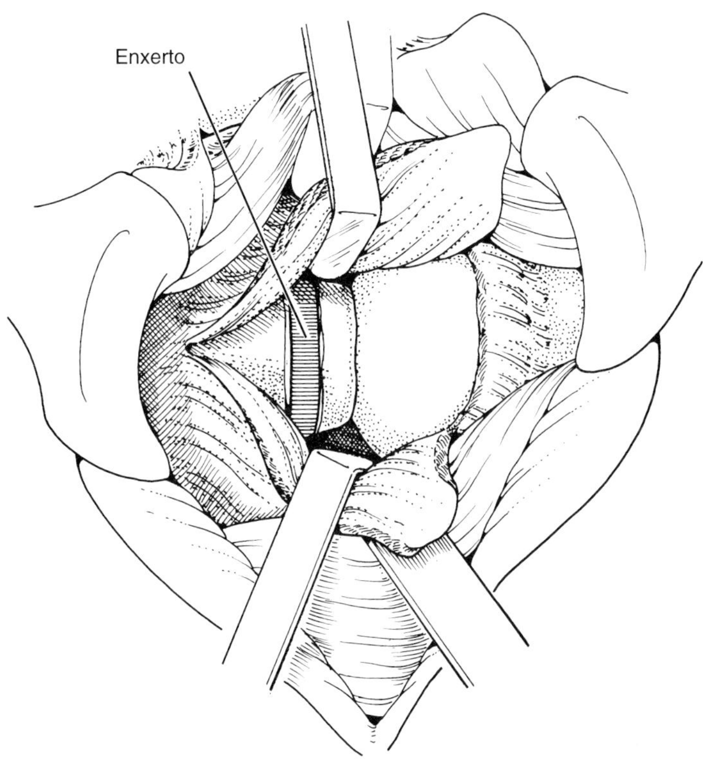

Fig. 9-6

Estabilização por Transferência Capsular Posterior

O acesso é similar àquele previamente descrito para a osteotomia do glenóide. O tendão infra-espinhal é dividido e refletido medialmente (Fig. 9-7). Deve ser tomado cuidado para não retrair o tendão muito medialmente, para proteger o nervo supra-escapular. Uma incisão em T é feita na cápula posterior para expor e explorar a articulação. A incisão vertical na cápsula deverá seguir toda a trajetória descendente até o recesso inferior da cápsula. Infelizmente, a cápsula posterior é muito mais fina que a anterior e poderá ser deficiente. Se parecer que apenas a transferência capsular será insuficiente, o tendão infra-espinhal poderá então ser duplamente sobreposto numa manobra do tipo Putti-Platt posterior. Com o braço mantido numa posição neutra, a cápsula inferior é levada superiormente, a cápsula superior é levada inferiormente, e então o supra-espinhal é duplamente sobreposto em jaquetão sobre este reparo (Fig. 9-8). A ferida cirúrgica é fechada da maneira usual, tomando um cuidado meticuloso para reinserir o deltóide ao acrômio através de orifícios feitos por broca no retalho osteoperiosteal.

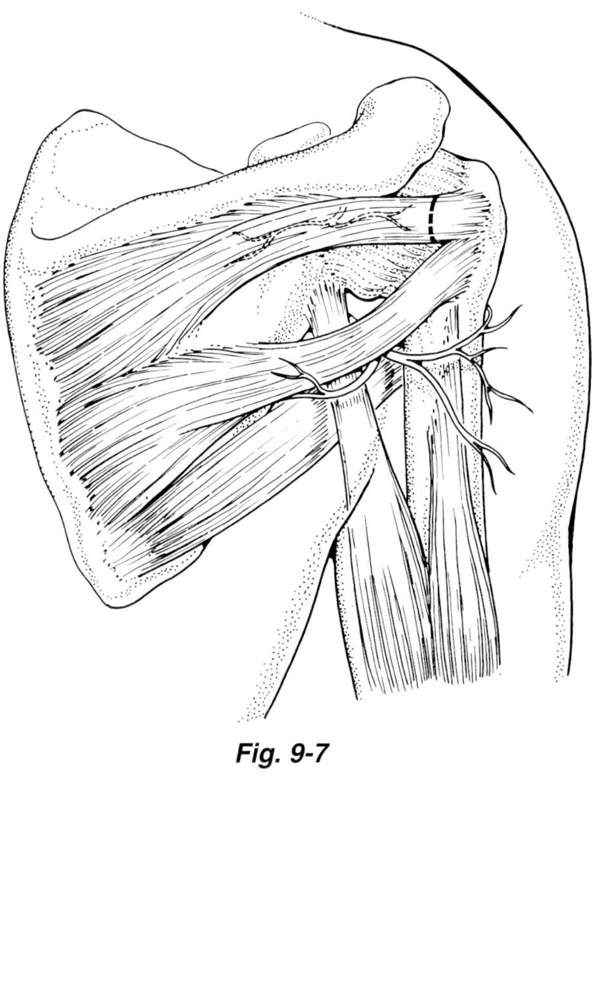

Fig. 9-7

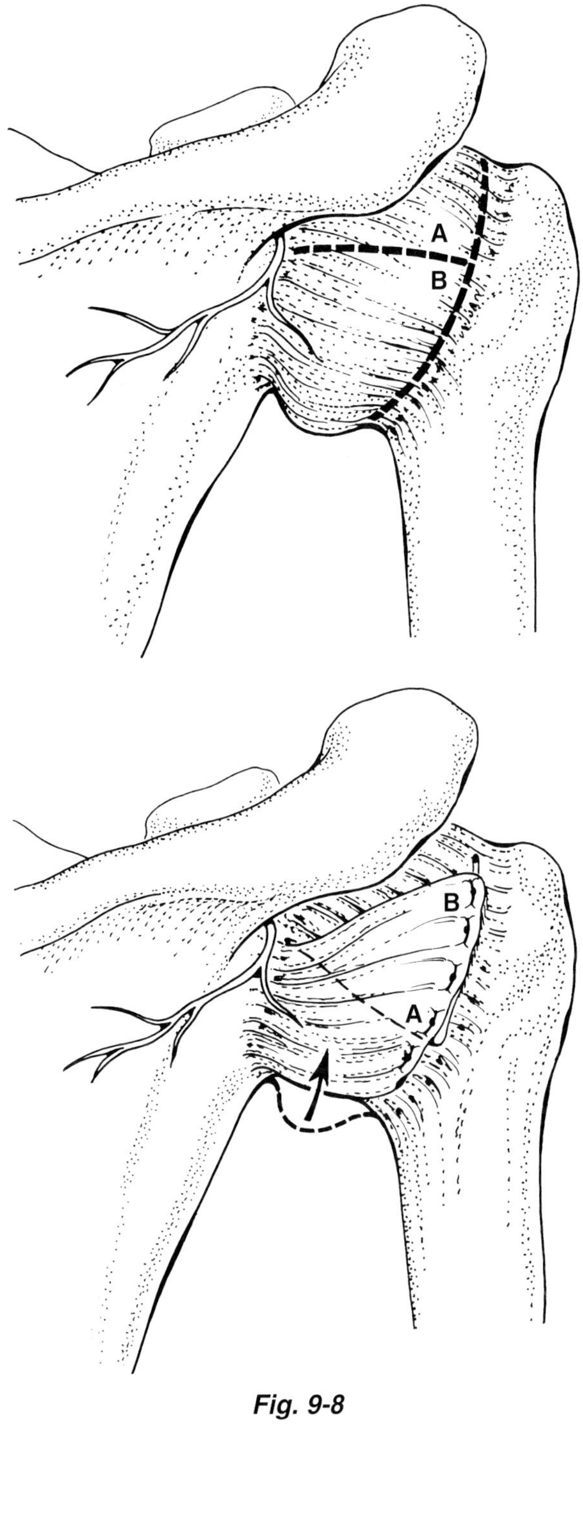

Fig. 9-8

Tratamento Pós-Operátorio

Rowe mostrou que se o braço não se estender para frente além do plano coronal, o deslocamento posterior do ombro estará então estável (Fig. 9-9). Seu método em que usa uma tala elastoplástica tem sido considerado simples e eficaz. Deixa-se o paciente livre para flexionar o cotovelo e mover o braço em extensão para uma movimentação precoce, e o braço desta maneira não é imobilizado. O enfaixamento é mantido por 3 semanas e é então removido. Permite-se que o braço obtenha novamente a flexão, a abdução e a rotação de forma gradual. Uma tipóia com uma cinta corporal poderá ser usada ao dormir para imobilizar o ombro. O paciente é posto num longo programa de exercícios com resistência com ênfase na rotação externa e no fortalecimento do infra-espinhal e do redondo menor. A flexão para frente e a rotação interna do braço na abdução através do corpo não são indicados até que o braço tenha obtido novamente a força de estabilização e não exista apreensão no movimento, o que geralmente ocorre em aproximadamente seis semanas.

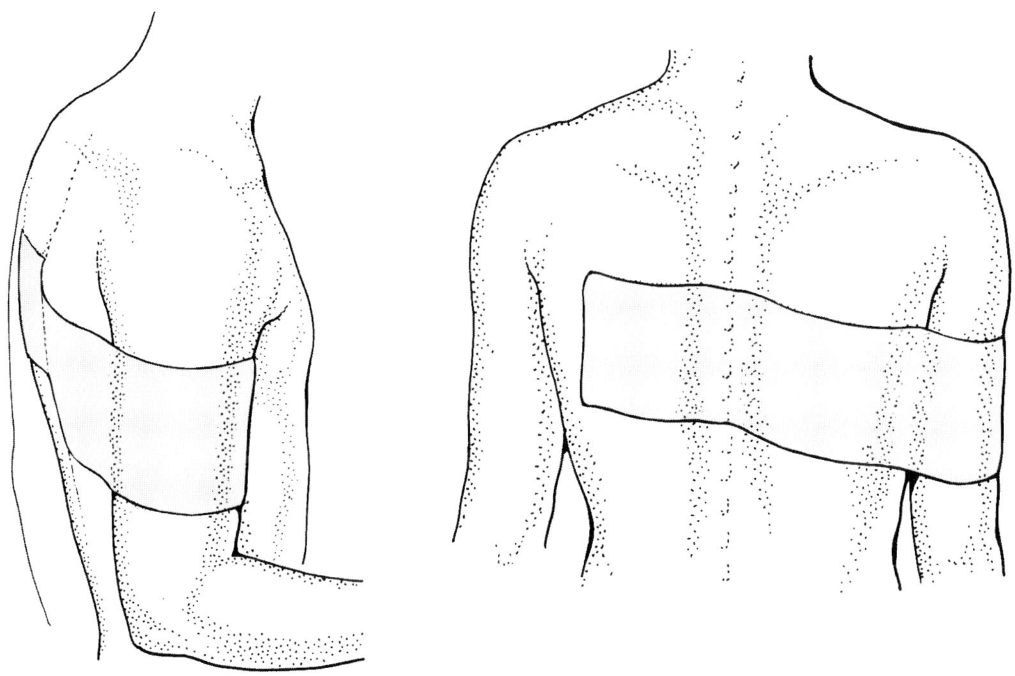

Fig. 9-9

Referência

1. Scott DJ: Treatment of recurrent posterior dislocation of the shoulder by glenoplasty. J Bone Joint Surg [Am] 49:471-6, 1967

Literaturas Sugeridas

Brostrom LA, Kronberg M, Soderlund V: Surgical and methodologic aspects of proximal humeral osteotomy for stabilisation of the shoulder joint. Shoulder Elbow Surg 2:93-8, 1993

Neer CS: Re-inforced capsular cruciate repair for recurrent posterior dislocation. pp. 310-3. In: Shoulder Reconstruction. WB Saunders, Philadelphia, 1990

10

Artroscopia do Ombro

A habilidade de triangulação e a manipulação dos instrumentos dentro da cavidade da articulação poderá ser obtida a partir do conhecimento obtido em artroscopia de uma grande articulação, como por exemplo a do joelho. Uma experiência valiosa de artroscopia do ombro poderá ser alcançada se cada ombro for submetido a uma artroscopia antes de um procedimento de estabilização aberto. Isto pode ser justificado porque a informação gerada é valiosa tanto para o cirurgião quanto para o paciente. O paciente se beneficia pois um conhecimento profundo da anatomia patológica do ombro é obtida, e conseqüentemente a cirurgia poderá ser realizada adequadamente. O cirurgião se beneficia pelo aumento da sua habilidade na articulação, adicionando a esta experiência a variação da anatomia. A variação da anatomia normal na articulação do ombro é muito maior que a do joelho. Esta variação normal poderá ser aprendida somente através de experiência. Infelizmente, devido a ausência de apreciação desta variabilidade, muitas cirurgias artroscópicas desnecessárias foram feitas no ombro.

Equipamento

Para artroscopia diagnóstica, a instrumentação artroscópica padrão do joelho poderá ser usada. O artroscópio padrão do joelho de 4 mm e de 30 graus geralmente é o mais usado. Os artroscópios de ombro curtos e de pequeno diâmetro estão disponíveis mas não têm sido considerados necessários ou úteis. O ombro é uma articulação muito volumosa, e a luz através de um instrumento pequeno poderá ser inadequada. Uma televisão com um sistema de câmera compacto é altamente desejável, se não uma necessidade quase essencial para procedimentos artroscópicos de ombro mais complexos. Uma artroscopia diagnóstica poderá algumas vezes ser feita com entrada e saída de fluxo de fluido apenas através do artroscópio. Se o sangramento obscurecer a visualização, entretanto, um dreno então deverá então ser inserido através de uma punção secundária para aumentar o fluxo. Isto poderá ser feito usando uma agulha de drenagem de artroscopia do joelho inserida a um tubo de drenagem canular ou uma cânula de fluxo com um diâmetro interno maior. Cânulas plásticas descartáveis de 5 mm de diâmetro são úteis, porque elas têm um diafragma de borracha que permite a instrumentação e colocação de uma sonda para obter mais informações.

Posição do Paciente

Posição Lateral

A posição mais comumente usada para a artroscopia do ombro é aquela com o paciente fica na posição lateral média, com o lado afetado para cima (Fig. 10-1). O tronco é estabilizado com um suporte pélvico posteriormente e um apoio torácico anteriormente. Anestesia geral é a mais comumente utilizada, embora seja possível o uso de uma anestesia de bloqueio escaleno. Tração à aplicada no braço afetado usando um dispositivo de pressão de pele pediátrico.

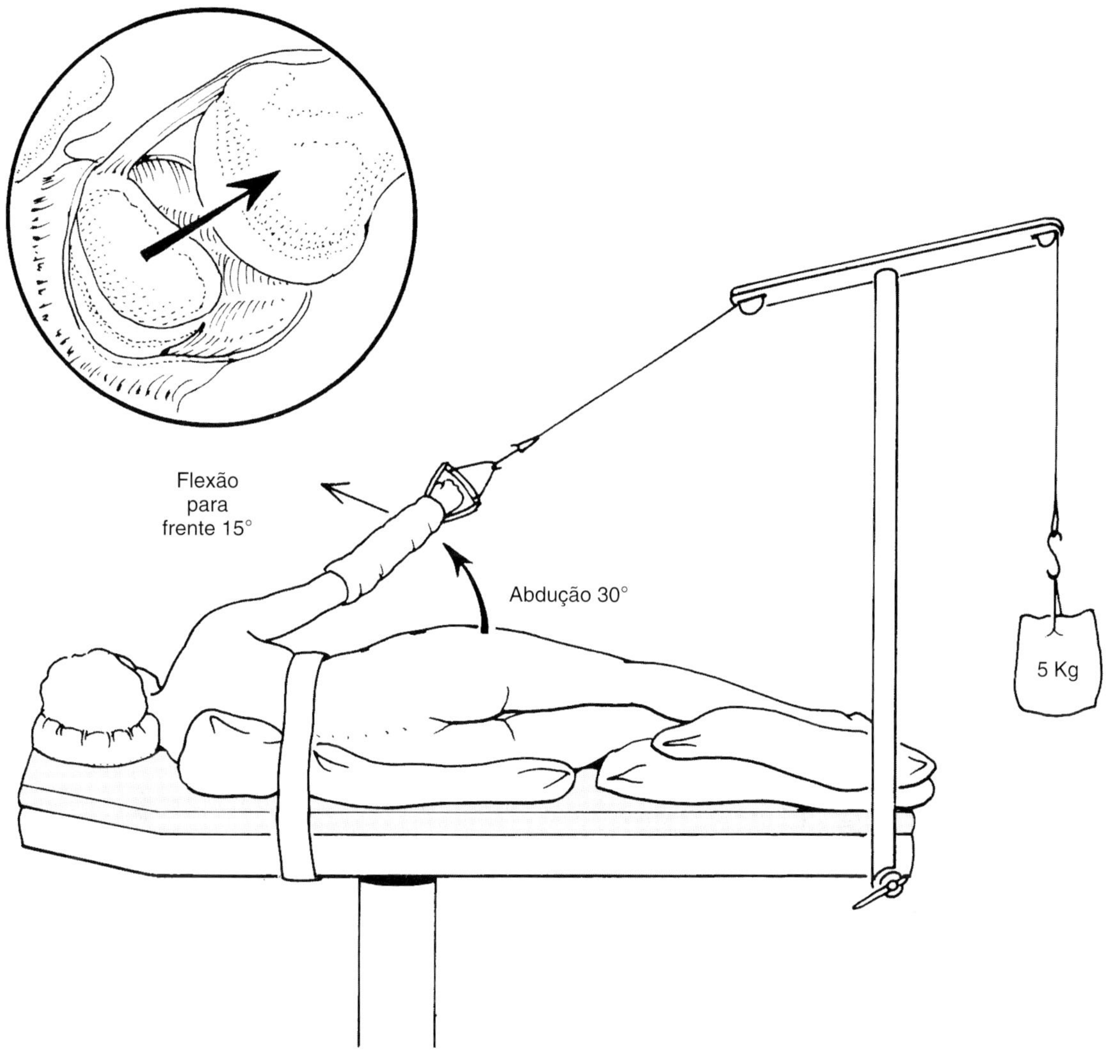

Fig. 10-1

A esponja do tipo de borracha é preferível àquelas que possuem adesivos de pele, pois uma avulsão de pele foi descrita em pacientes reumatóides. O tipo de borracha também é reutilizável. Aproximadamente 10 lb (5 kg) de peso em média são usadas num paciente via um sistema de tração balanceada. Este é mais facilmente utilizado através de uma roldana presa a um ponto regulador fixado na extremidade da mesa de operação. A posição ótima é de aproximadamente 30 graus de abdução e 15 graus de flexão para frente. Esta posição é um ajuste entre a melhor visualização para a artroscopia de ombro e a melhor para a bursoscopia subacromial. Quanto menos o braço estiver em abdução melhor é a visualização subacromial. A pele é preparada da maneira usual e a área cirúrgica é envolvida em campos cirúrgicos à prova de água.

Posição de Cadeira de Praia

Alguns cirurgiões preferem a posição de cadeira de praia para todos os procedimentos artroscópicos de ombro, e certamente esta é a posição de escolha se o ombro for submetido a uma artroscopia antes de uma estabilização. O paciente realmente não terá de ser reposicionado nem novamente envolvido com campos, mas a cirurgia poderá continuar imediatamente após a artroscopia, resultando numa grande economia de tempo. O paciente é colocado na posição ântero-posterior na mesa de operação com a cabeça num apoiador neurocirúrgico, flexionado no quadril, o que proporciona uma posição reclinante e relaxada como numa cadeira de praia. A tração é útil nesta posição e poderá ser aplicada por um assistente empurrando o membro para baixo na direção do quadril ou através do uso de tração balanceada por meio de uma concha de cotovelo bivalvulada. Esta posição foi claramente descrita por Resch e Betk.[1]

É útil neste estágio infiltrar os sítios de punção com 0,5% de bupivacaína e adrenalina para reduzir o sangramento e a dor pós-operatória. Num paciente, 20 ml em média são usados, e após a infiltração nos sítios portais, os 10 ml remanescentes são usados para inflar a articulação glenoumeral. Se o anestésico local tiver sido usado para um bloqueio escaleno, esses volumes deverão ser reduzidos adequadamente.

A articulação do ombro é uma estrutura localizada profundamente, e a sua penetração não é tão fácil como no joelho. Quando se está aprendendo pela primeira vez a técnica de artroscopia do ombro, pode ser uma vantagem inflar a articulação antes da inserção do artroscópio. À medida que a experiência é obtida, entretanto, a articulação poderá então ser penetrada seca.

Técnica

Portal Posterior

O portal posterior é o sítio de entrada mais comumente utilizado para o artroscópio (Fig. 10-2). Este portal está situado a uma largura de um dedo polegar inferior ao ângulo do acrômio e aproximadamente 1,5 cm medial ao ângulo do acrômio. Um ferimento por uma punção de 5 mm é feito paralelo às linhas de tensão da pele. Nesta posição, a incisão deverá ser vertical. O dedo médio é colocado no coracóide, e a bainha do artroscópio é empurrada com uma cânula cega através da pele e o tecido subcutâneo é empurrado na direção da ponta do coracóide marcado pelo dedo médio. Isto proporciona um delineamento aproximado da articulação glenoumeral.

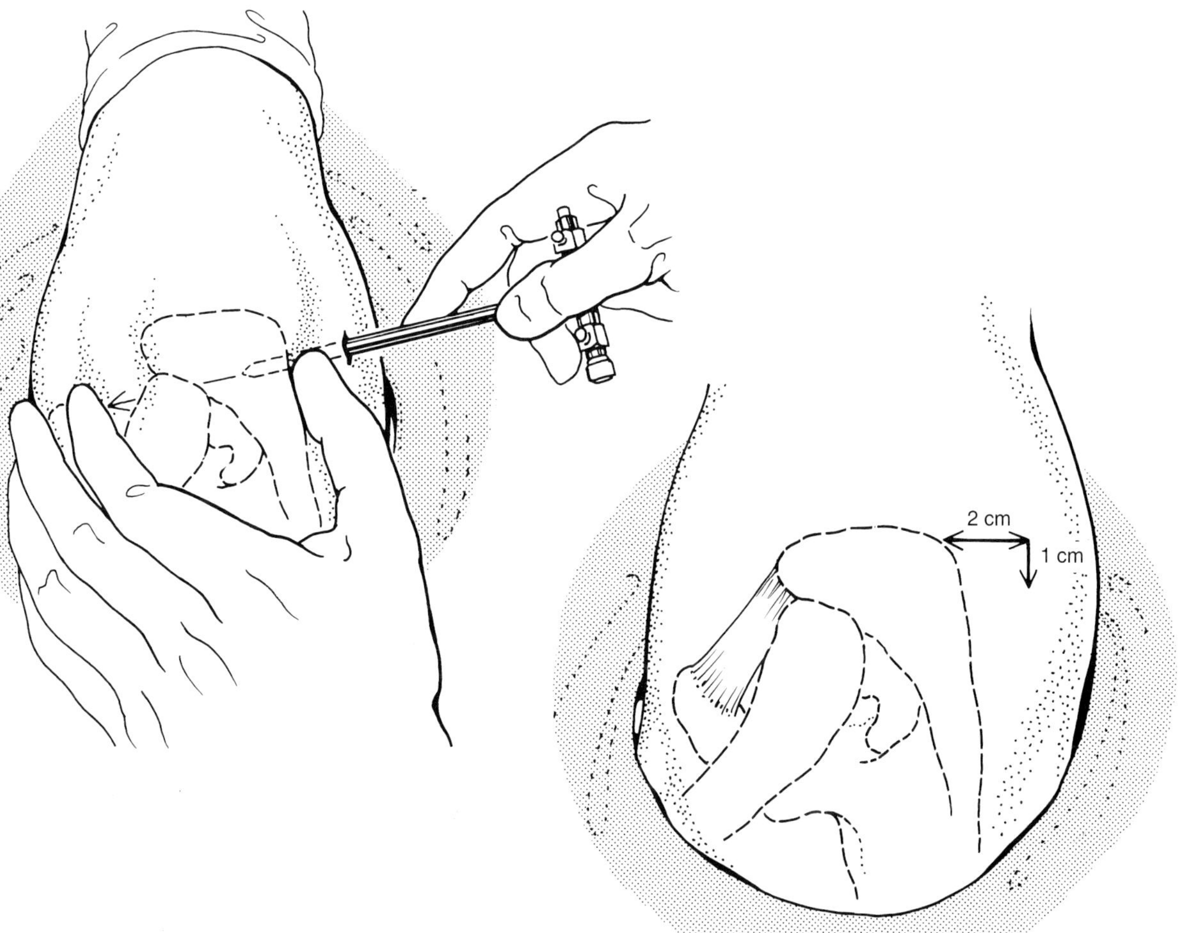

Fig. 10-2

Enquanto se está fazendo este acesso, é sensato afastar-se mais para o lado lateral que para o medial. A resistência será então sentida à medida que a ponta do obturador rombo atingir a cápsula na superfície posterior da cabeça umeral. "Anda-se" então com o obturador medialmente sobre a esfera da cabeça umeral até que a extremidade do glenóide seja apalpada. Com a prática, a articulação glenoumeral poderá ser facilmente encontrada, e com uma força moderada, a bainha e o obturador são empurrados para dentro da articulação (Fig. 10-3). Se a articulação tiver sido pré-inflada, então o fluxo de fluido confirmará a penetração da articulação.

Uma fonte de luz, um influxo salino e uma câmera são reunidos da maneira usual. Uma distensão articular com alimentação por gravidade com salina a partir de um suporte alto de gotejamento é geralmente adequado apenas para a manutenção da pressão para a artroscopia diagnóstica. O ombro poderá ser lavado pela remoção do artroscópio da bainha, permitindo a escoação do fluido da articulação em várias ocasiões; a articulação poderá então ser reinflada. Isto poderá proporcionar uma visualização adequada. Se a articulação não puder ser adequadamente visualizada devido a sangramento, um fluxo adequado deverá então ser estabelecido. Se o exame por si só for mais adequado que a colocação de uma sonda, um segundo portal por agulha, com um furo mais largo e conectado ao tubo de drenagem será adequado para permitir o fluxo dos fluidos. Mais usualmente, entretanto, poderão ser obtidas muito mais informações através da manipulação das estruturas intra-articulares com um probe e isto poderá ser feito através de um segundo portal formal.

Colocação do Segundo Portal

Um segundo portal poderá ser necessário, ou para estabelecer a drenagem, ou para permitir a colocação dos instrumentos ou da sonda (probe). É mais fácil estabelecer este segundo portal de dentro para fora. O portal anterior é o portal mais comumente utilizado para esta finalidade. A articulação é examinada, e o telescópio dirigido para a área triangular envolvida pelo bíceps de cabeça longa, pela borda anterior do glenóide e a borda superior do subescapular. A luz poderá ser vista transluminando a pele anteriormente. O telescópio é removido, deixando a bainha no lugar; um obturador cortante é direcionado através de uma pressão manual até um pouco abaixo da pele e então empurrada através de um segundo ferimento de punção anteriormente. A cânula de 5 mm é então unida sobre o obturador de 4 mm e remetida de volta à articulação. Este método assegura que a cânula penetra na articulação exatamente no ponto correto.

Exame da Articulação

Uma rotina padrão de exame deverá ser usada de tal forma que todos os achados positivos e negativos possam ser registrados. A cabeça longa do bíceps é a estrutura em particular mais proeminente e é um bom ponto de partida para a orientação. O tendão do bíceps é examinado a partir de sua origem no ápice do lábio do glenóide até o seu desaparecimento dentro do sulco do bíceps no aspecto ântero-lateral do úmero (Fig. 10-4). Algumas vezes um mesotendão poderá ser visto, o que é um achado normal. O lábio posterior é examinado, assim como o recesso do glenóide posterior, que leva ao recesso infraglenóide e à capsula inferior também são examinados. O artroscópio é então deslocado em varredura sobre a cabeça umeral posterior para examinar a área exposta, a inserção do manguito rotatório posterior e a cartilagem articular da cabeça umeral posterior. A superfície inferior do manguito rotatório é examinada através da rotação do artroscópio em 30 graus para observar a mesma superiormente. O lábio anterior é então avaliado e apalpado com uma sonda, assim como a cápsula anterior. A borda superior do subescapular é observada e parece ser uma estrutura intra-articular com o ligamento glenoumeral médio atravessando sua borda superior.

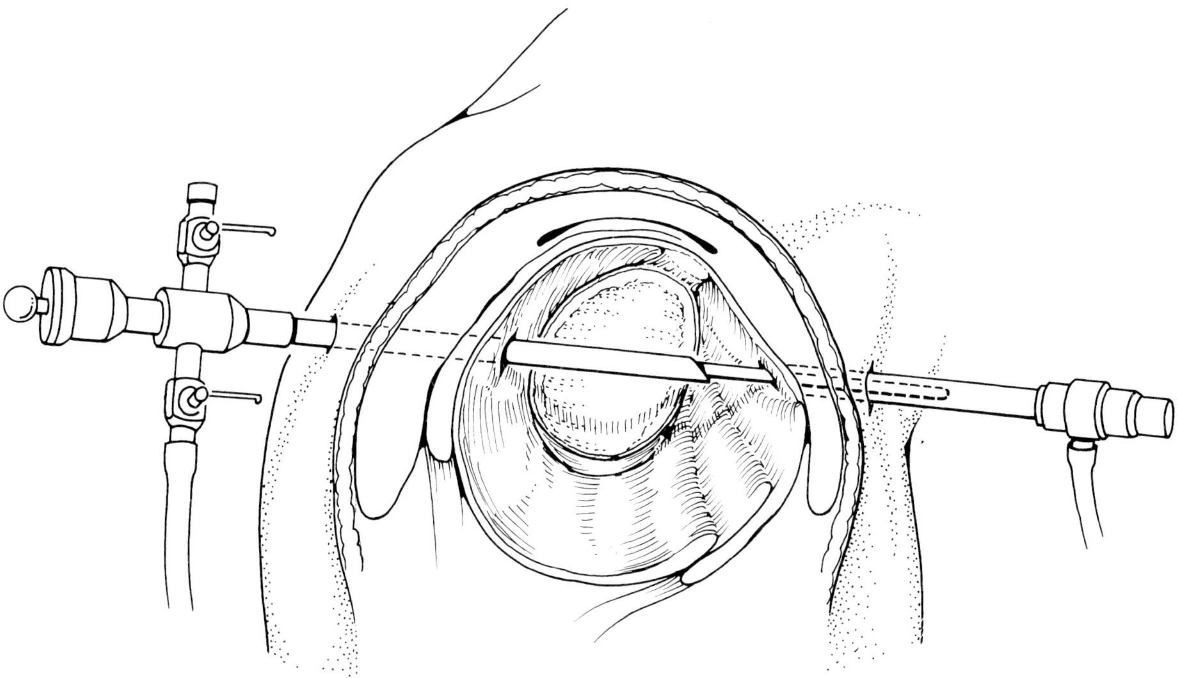

Fig. 10-3

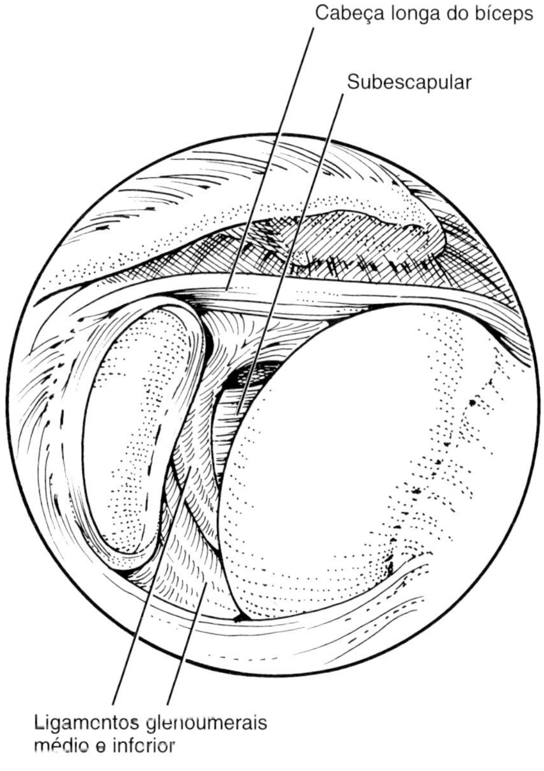

Fig. 10-4

O subescapular aparece muito proeminentemente porque a cápsula súpero-anterior é uma estrutura frágil e fina e a pressão do fluido inter-articular positiva distende a cápsula para fora através do intervalo rotatório — ou seja, o espaço entre a superfície anterior do supra-espinhal e extremidade superior do subescapular. Embora o ligamento glenoumeral médio, que atravessa o subescapular medial, seja um achado constante, o ligamento glenoumeral médio por si só é muito variável em espessura e em estrutura. O ligamento glenoumeral inferior é o mais importante para a estabilidade do ombro anteriormente e poderá ser extremamente variável na sua inserção ao lábio ântero-inferior. Os recessos sinoviais anteriores são examinados minuciosamente e novamente são extremamentes variáveis. Se um corpo livre for suspeitado, ele estará no recesso sinovial anterior, onde um corpo livre é mais provável ser encontrado, e poderá precisar ser cuidadosamente removido para fora desta posição. Uma avaliação da estabilidade poderá ser obtida ao tentar mover o artroscópio para baixo da borda anterior do glenóide diretamente para o recesso infraglenóide (Fig.10-5). No ombro normal onde esta área fica "apertada", poderá ser difícil ou apenas um pouco possível. Entretanto, se houver algum grau de frouxidão, o artroscópio poderá então ser removido para baixo da parede anterior inteira do glenóide e facilmente para o recesso inferior.

Bursoscopia Subacromial. Esta é uma parte essencial do exame artroscópico completo do ombro. Após a artroscopia glenoumeral padrão, o telescópio é então removido e o obturador rombo é inserido na cânula e removido para o tecido subcutâneo (Fig. 10-6). O mesmo portal de pele posterior é usado. Um dedo é colocado sobre a margem óssea anterior do acrômio, o obturador e a cânula são então avançados em direção a este ponto. Enquanto se está empurrando o obturador para a frente, sente-se uma leve sensação de "ceder", e a bursa é então penetrada. A posição poderá ser checada fazendo o obturador movimentar-se lateral e medialmente, sacudindo-o sobre o ligamento coracoacromial. Algumas vezes a sensação de "ceder" não é sentida e existe dúvida a respeito da penetração da bursa. Movimentando o obturador lateralmente deste ponto geralmente assegura sua penetração.

A bursa é uma estrutura muito ântero-lateral e pode não se estender muito posteriormente; sendo assim, para ter certeza da penetração da bursa a ponta do trocarte deverá passar bem anteriormente. O obturador é então removido, o artroscópio inserido e o influxo de fluido é iniciado.

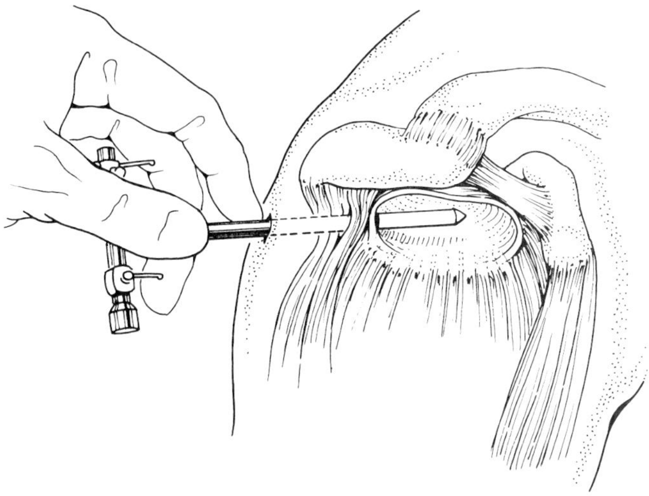

Fig. 10-5

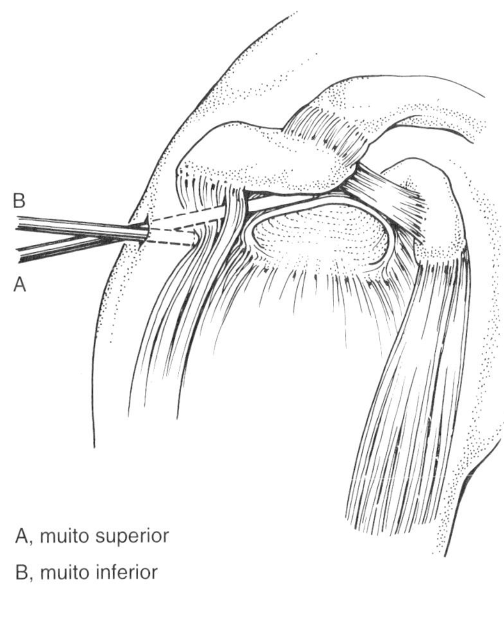

A, muito superior
B, muito inferior

Fig. 10-6

O sangramento poderá ser um problema na bursa e um aumento da pressão de fluxo poderá ser necessário. A ausência de pontos de referência ósseas poderá tornar difícil a orientação dentro deste espaço, mas a sensação da ponta óssea do acrômio com o artroscópio poderá ser útil e a apalpação com o dedo a partir do lado de fora pode ajudar a orientação. A inserção da agulha em qualquer lado do ligamento coracoacromial poderá ser útil na orientação. A bursa é examinada por completo no recesso lateral e sob a superfície do ligamento coracoacromial, e o acrômio é avaliado para verificar a presença de alteração inflamatória e desgaste causado por fricção. A superfície bursal do manguito rotatório é examinada para verificar a presença de alteração inflamatória e evidência de um espessamento completo ou parcial, ruptura e calcificação.

Um ponto técnico útil é observar se durante a penetração da bursa existe um retorno de fluxo de fluido, o que indica que poderá ter ocorrido uma ruptura de espessura completa e que qualquer fluido que tenha entrado na bursa deverá ter escoado proveniente da articulação glenoumeral via ruptura do manguito rotatório. Quando a examinação estiver completa, a bursa é lavada e a punção da pele é deixada sem sutura para prevenir a formação de qualquer hematoma localizado.[2]

Referências

1. Resch H, Betk E: Arthroscopy of the shoulder. Springer-Verlag, New York, 1992
2. Copeland SA, Williamson D: Suturing of arthroscopy wounds. J Bone Joint Surg [Br] 18:145, 1988

Literatura Sugerida

Detrisac DA, Johnson LL: Arthroscopic Shoulder Anatomy: Pathological and Surgical Implications. Slack,Thorofare, NJ, 1988

11

Descompressão Subacromial Artroscópica

A descompressão subacromial artroscópica poderá ser uma técnica difícil de ser aprendida; sendo assim, um bom equipamento é essencial. Tudo deve ser feito sob visualização direta, e conseqüentemente o controle do sangramento é um requerimento essencial. Isto poderá ser alcançado de uma das duas maneiras.

1. Aumento da pressão de fluido intrabursal: entretanto, este aumenta a tumefação pós-operatória.
2. Diatermia de coagulação: Inicialmente, o uso de diatermia era difícil porque o fluido de influxo tinha de ser mudado de solução salina para ou água ou glicina. Entretanto, sondas de fonte de diatermia pontuais estão disponíveis comercialmente e estas não requerem alteração de fluido e podem ser usadas na presença de solução salina.

Equipamento

Uma bomba artroscópica é muito útil durante a descompressão subacromial artroscópica — preferivelmente uma que permita a variabilidade de fluxo e pressão. Através do uso de uma bomba, a pressão poderá ser mantida tão baixa quanto necessário para sustentar uma visualização adequada e conseqüentemente reduzir a tumefação pós-operatória e o edema tecidual. Isto geralmente significa a manutenção da pressão articular um pouco acima da pressão arterial. Um cortador ou *shaver* potente é essencial e o tipo usado é de importância crítica. Muitos cortadores foram desenvolvidos para o uso no joelho e não são de forma alguma adequados para a acromioplastia. Na superfície inferior do acrômio encontra-se um tecido conjuntivo muito singular e semelhante a uma borracha na inserção do ligamento coracoacromial. Este poderá ser difícil de atravessar, podendo bloquear a maioria dos cortadores. O melhor cortador poderá ser encontrado somente por tentativa e erro e deve-se decidir também sobre o uso de lâminas descartáveis ou reutilizáveis. Em alguns sistemas, dois tipos diferentes de lâmina poderão ser usados. Primeiramente, um ressector de tecido mole é utilizado para remover o ligamento coracoacromial e o tecido mole da superfície inferior do acrômio abaixo do osso, e em segundo lugar um debastador ósseo ou broca. Entretanto, várias lâminas acromioplásticas/de entalhe plástico estão disponíveis e podem remover tanto o osso quanto o tecido mole adequadamente com um *shaver* de alta velocidade. A importância do uso das lâminas descartáveis é o fato de que custam a metade do preço.

Posição do Paciente

O paciente é colocado na posição lateral com 10 lb de tração aplicadas.

Técnica

Uma artroscopia glenoumeral padrão é realizada via portal posterior. Esta permite a avaliação da superfície inferior do manguito rotador. O artroscópio é removido e inserido na bursa subacromial. A bursa é então examinada cuidadosamente (veja Cap. 10).

Primeiro a superfície bursal do manguito rotatório é examinada para confirmar a presença de uma lesão por impingimento, que é uma área áspera e de alteração inflamatória nesta superfície, bursal do manguito rotador com uma "lesão vizinha" correspondente na superfície inferior do acrômio. A superfície inferior do acrômio e a inserção do ligamento coracoacromial poderão estar inflamadas e ásperas. A presença desses achados confirmam o diagnóstico de impingimento. Conseqüentemente o cirurgião poderá proceder a uma acromioplastia. Se uma técnica de três portais for usada, então um portal de saída de fluxo poderá ser estabelecido anteriormente pela técnica de trilho usual e empurrando o obturador cortante anterior e inferiormente ao acrômio.

O terceiro portal (o portal do *shaver*) é um ponto de acesso lateral direto. A extremidade anterior do acrômio é identificada, e uma linha paralela a esta extremidade abaixo do braço é traçada 0,5 cm a partir da extremidade lateral do acrômio e 1 cm posterior, que é ponto de penetração ideal para o *shaver* potente (Fig. 11-1). Uma incisão de 5 mm com bisturi é feita neste local e o cortador é orientado na direção da superfície do acrômio lateral (Fig. 11-2). Novamente, uma sensação de "ceder" é verificada à medida que o *shaver* penetra a bursa. O nervo circunflexo não é posto em risco por este acesso, porque embora ele se encontre aproximadamente 5 cm do ponto lateral do acrômio, o *shaver* é direcionado sempre mais proximalmente e nunca profundamente, diretamente para o úmero.

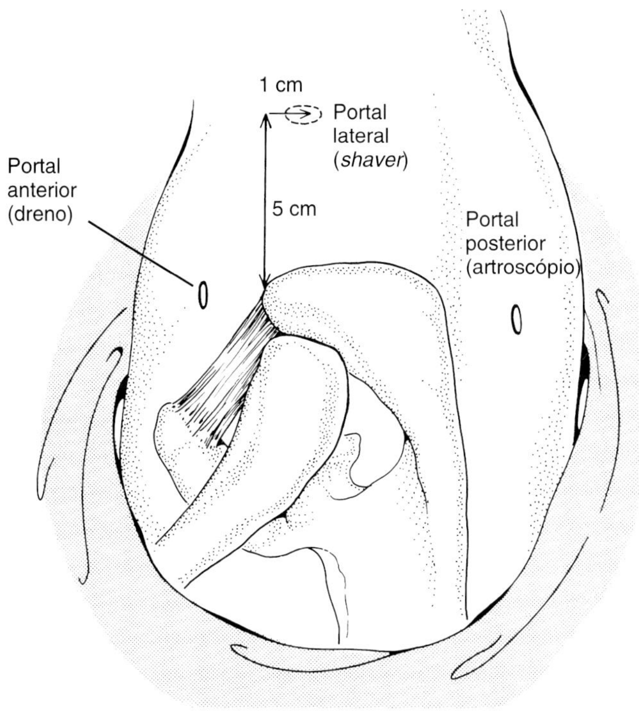

Fig. 11-1

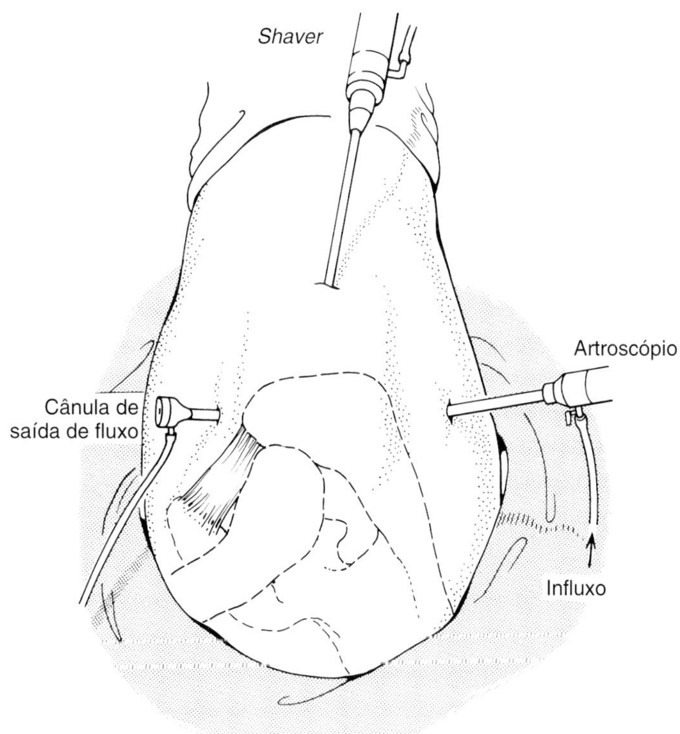

Fig. 11-2

Alguma ressecção de tecido mole inicial poderá ser necessária para obter a visualização adequada, mas a superfície inferior do acrômio poderá ser examinada (Fig. 11-3). Por visualização direta e tato qualquer gancho ou esporão na superfície inferior do acrômio poderá ser avaliado. A inserção do ligamento coracoacromial ao aspecto anterior do acrômio será examinada. Geralmente é mais fácil começar a debastar o osso imediatamente posterior à inserção do ligamento coracoacromial, passando através do osso esponjoso. O *shaver* é então movido para frente para desinserir o ligamento coracoacromial e empurrá-lo para fora da borda anterior do acrômio. Isto delineia as margens ósseas exatas do acrômio. Cortando mais medialmente com o *shaver* e apalpando a articulação externamente, pode-se visualizar a articulação acromioclavicular (Fig. 11-4). Todos os ossos que se encontram anteriormente à articulação acromioclavicular são excisados em sua profundidade completa. É melhor realizar este procedimento começando lateralmente e continuando medialmente. O principal ponto de sangramento que poderá dar início a uma dificuldade operatória se encontra na borda medial do ligamento coracoacromial, e conseqüentemente uma grande parte do procedimento é feita lateralmente antes de se avançar muito medialmente.

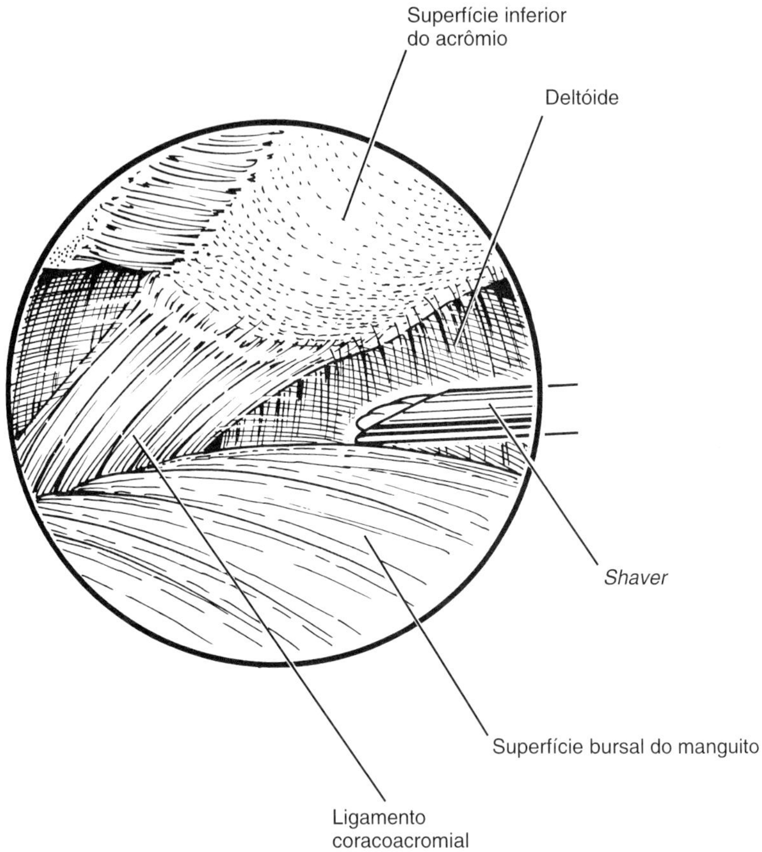

Fig. 11-3

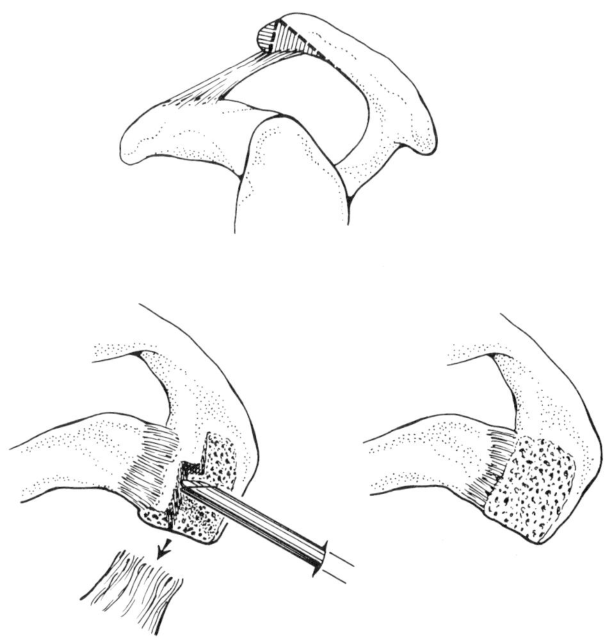

Fig. 11-4

Após a remoção completa da espessura do acrômio anteriormente, a extremidade anterior do acrômio é então moldada e angulada posteriormente para que a superfície inferior do acrômio fique como uma linha reta; a remoção da inclinação em gancho do acrômio resulta numa superfície inferior retilínea (Fig. 11-5).

Avaliação da Adequação da Remoção Óssea

Até certo ponto, a avaliação da adequação da remoção óssea depende da experiência do avaliador, mas esta poderá ser feita através de várias técnicas diferentes. Primeiramente, o diâmetro da ponta do *shaver* é conhecido e isto poderá ser usado para avaliar a medida absoluta da profundidade e largura do osso excisado. A largura de ressecção poderá ser verificada exatamente pelo delineamento da origem do ligamento coracoacromial através da sua excisão partindo de lateral para medial. Se a articulação acromioclavicular for alcançada, então por definição, esta deverá ser a largura inteira do acrômio. A superfície inferior da extremidade lateral da clavícula também é examinada devido a osteofitose inferior e os osteófitos deverão ser removidos se também estiverem causando impingimento. Para avaliar se a superfície inferior do acrômio está retilínea após a remoção do gancho, uma sonda ou probe poderá ser passada através de um portal de drenagem anterior para confirmar a concretização desta configuração — o método do "bloqueio do açougueiro". Ao término do procedimento, a bursa deverá ser completamente irrigada para remover todos os possíveis traços de pequenos restos ósseos. A incidência de nova formação óssea é maior usando uma broca do que ao usar uma lâmina do tipo furadora porque os debris ósseos são removidos imediatamente. O artroscópio, o dreno e o *shaver* são retirados e neste estágio o ombro poderá estar inchado. Não são usadas suturas para o fechamento do ferimento, mas permite-se que o fluido de irrigação escoe. Um curativo compressivo almofadado é aplicado sobre o ferimento e o braço é colocado numa tipóia.

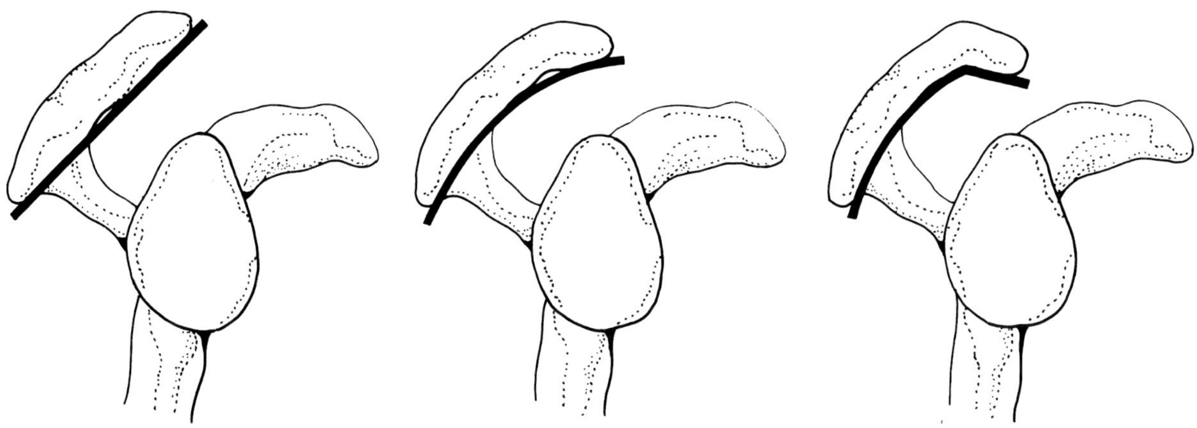

Tipo I: plano

Tipo II: curva leve

Tipo III: gancho anterior

Fig. 11-5

Tratamento Pós-Operatório

Inicialmente, a tumefação poderá estar muito tensionada, com movimentos limitados pela tumefação, mas a quantidade de tumefação está relacionada a (1) duração do procedimento e (2) pressão de irrigação e saída de fluxo; conseqüentemente, a pressão deverá ser mantida ao mínimo para controlar o sangramento e para promover a visualização adequada. A pressão intramuscular retorna à linha de base num período muito curto de tempo ao término do procedimento.[1] O braço é mantido numa tipóia para conforto, os exercícios de flexão do cotovelo são iniciados imediatamente e os exercícios de pêndulo são iniciados na manhã seguinte. O procedimento poderá ser feito em paciente não internado/dia por base neste caso. Os pacientes são orientados a mover o braço na primeira oportunidade e esclarece-se que não há prejuízo em realizar movimentos do ombro, muito embora possa doer. São orientados a descartar a tipóia assim que for possível. Na prática, a maioria dos pacientes deixa de usar a tipóia em 1 semana. Demonstra-se um regime de exercícios de mobilização e são novamente examinados em 2 semanas, quando eles têm um arco de movimento razoável de movimento para cima da altura do ombro, embora os movimentos repetitivos acima da altura do ombro ainda sejam desconfortáveis neste estágio. É esclarecido aos pacientes que uma melhora de 80% ocorrerá em 3 meses após a cirurgia, mas continuará a melhorar por vários meses após a mesma. Assim como na maioria das formas de cirurgia de ombro, a previsão de dor é extremamente variável. A maioria dos pacientes terá muito pouco de dor mas em algumas pessoas a dor será considerável.

Referência

1. Ogilvie-Harris DJ, Boynton E: Arthroscopic acromioplasty. Extravasation of fluid into the deltoid muscle. Arthroscopy 6:52, 1990

Literaturas Sugeridas

Conn RA, Cofield RH, Byer ED, Linstromberg JW: Interscaling block. Anaesthesia for shoulder surgery. Clin Orthop 216:94-8, 1987

Copeland SA, Williamson DM: Suturing arthroscopy wounds: brief report. J Bone Joint Surg [Br] 70:145, 1988

Ellman H, Gartsman GM: Arthroscopic Shoulder Surgery and Related Procedures. Lea & Febiger, Philadelphia, 1993

Flatow EL, Cordasco FA, Bigliani LU: Arthroscopic resection of the outer end of the clavicle from a superior approach. A critical, quantitative radiographic assessment of bone removal. Arthroscopy 8:55, 1992

Gartsman M et al: Arthroscopic acromio-clavicular joint resection. An anatomic study. Am J Sports Med 19:2, 1991

Resch H: Arthroscopy of the Shoulder. Springer-Verlag, New York, 1992

12

Estabilização Artroscópica Anterior

Com a explosão de interesse na cirurgia artroscópica do ombro, o empenho cirúrgico depositado na instabilidade foi inevitável. Muitos métodos foram descritos, nenhum dos quais foi inteiramente satisfatório. Os resultados clínicos não se igualaram ainda àqueles da cirurgia aberta. Muitos métodos visavam ao reparo cirúrgico da lesão de Bankart, ou seja, a reinserção da cápsula anterior e inferior e estruturas ligamentares que sofreram avulsão. Isto imediatamente limita as indicações àqueles ombros que têm o defeito de Bankart. Vários procedimentos de transferências capsulares artroscópica ainda são muito experimentais. A primeira técnica do reparo de Bankart foi popularizada por Johnson[1] usando um grampo de metal. Historicamente, o uso do metal em volta do ombro não era apreciado devido a migração e complicações secundárias; por conseqüência geralmente sua utilização não era atrativa, e os resultados a longo prazo não eram favoráveis. Outros métodos usando suturas, âncoras de sutura, parafusos e mais recentemente pregos ou tachas biodegradáveis foram descritos. Este capítulo descreve um exemplo de fixação por sutura e um método usando tachas biodegradáveis (Suretac).

Método de Sutura

Indicações

Luxação Traumática Aguda do Ombro. O percentual de recidiva após ocorrer uma luxação anterior traumática do ombro em atletas jovens está diretamente relacionado à idade, mas ocorre aproximadamente em 80% dos casos se o paciente desejar retornar à vida esportiva ativa após qualquer tipo de tratamento tradicional. Existe uma pequena tendência natural do lábio que sofreu uma desinserção em se inserir ao osso novamente, mas se a luxação do ombro se tornar crônica, o lábio então poderá se tornar debilitado e desgastado pelo atrito. Pode ser razoável indicar a fixação artroscópica rápida após a primeira luxação. Se o complexo do lábio e ligamento glenoumeral inferior ainda estiverem intactos e sadios, a proporção de reincidência realmente abaixa, especialmente em atletas mais jovens. Entretanto, estudos randomizados (aleatórios) de previsão a longo prazo, ainda precisam ser feitos para confirmar esta indicação.

Luxação Recidivante do Ombro. Se a artroscopia exibir uma lesão de Bankart óbvia e mostrar que as estruturas anteriores estão em condição razoável, a fixação artroscópica deverá ser considerada. A cápsula poderá ser reinserida ao colo anterior do glenóide para reter o complexo do ligamento glenoumeral inferior. O paciente ideal tem instabilidade unidirecional, que é pós-traumática, anterior ou ântero-inferior com uma lesão de Bankart definitiva.

Contra-Indicações

1. Instabilidade multidirecional
2. Lesão de Hill-Sachs grande
3. Ausência de ou prolongamento ou relaxamento do ligamento glenoumeral inferior, que não está separado do osso
4. Irregularidades ou fraturas prévias do glenóide que poderão causar instabilidade óssea

Posição do Paciente

Tanto a posição de decúbito lateral como a de cadeira de praia foram usadas para esse procedimento. A posição de cadeira de praia é preferível para a técnica de sutura porque o acesso é mais fácil às estruturas anteriores do ombro. Tração não é requerida e o posicionamento do braço é mais fácil.

Técnica

Um artroscópio padrão é inserido através do portal posterior, e um influxo de solução salina é estabelecido. Se uma bomba artroscópica for usada, a pressão deverá ser mantida ao mínimo, ou seja, começando em aproximadamente 55 mm Hg. Um portal anterior de 7 mm de diâmetro é então estabelecido através do espaço triangular definido pela borda do glenóide anterior, pelo tendão do subescapular e pelo tendão do bíceps. A saída de fluxo é estabelecida através da porta lateral da cânula, e todas as instrumentações subseqüentes são passadas através desta cânula.

A presença de uma lesão de Bankart é então confirmada. A qualidade dos tecidos, o grau de separação e a quantidade de frouxidão capsular inferior ou anterior é avaliada. Um ralador cortante é passado através da cânula anterior e a lesão de Bankart é estendida para baixo, na posição de 6 horas da face do glenóide, de forma que o complexo ligamentar do glenóide anterior inteiro é mobilizado. Um *shaver* motorizado é então usado para descorticar a extensão do colo do glenóide anterior da posição de 2 horas até a posição de 6 horas de forma que uma superfície esponjosa de sangramento seja preparada. Usando um saca-bocado de sutura de Caspari ou um suturador de ombro, as suturas de PDS de monofilamento múltiplas são passadas através da porção superior do ligamento glenoumeral inferior (Fig.12-1). As extremidades das suturas são então trazidas através do portal anterior e por tração dessas suturas, o ligamento glenoumeral anterior poderá ser retensionado de forma que a cápsula inferior inteira se encaixará bem ajustada de novo ao redor do colo do glenóide.

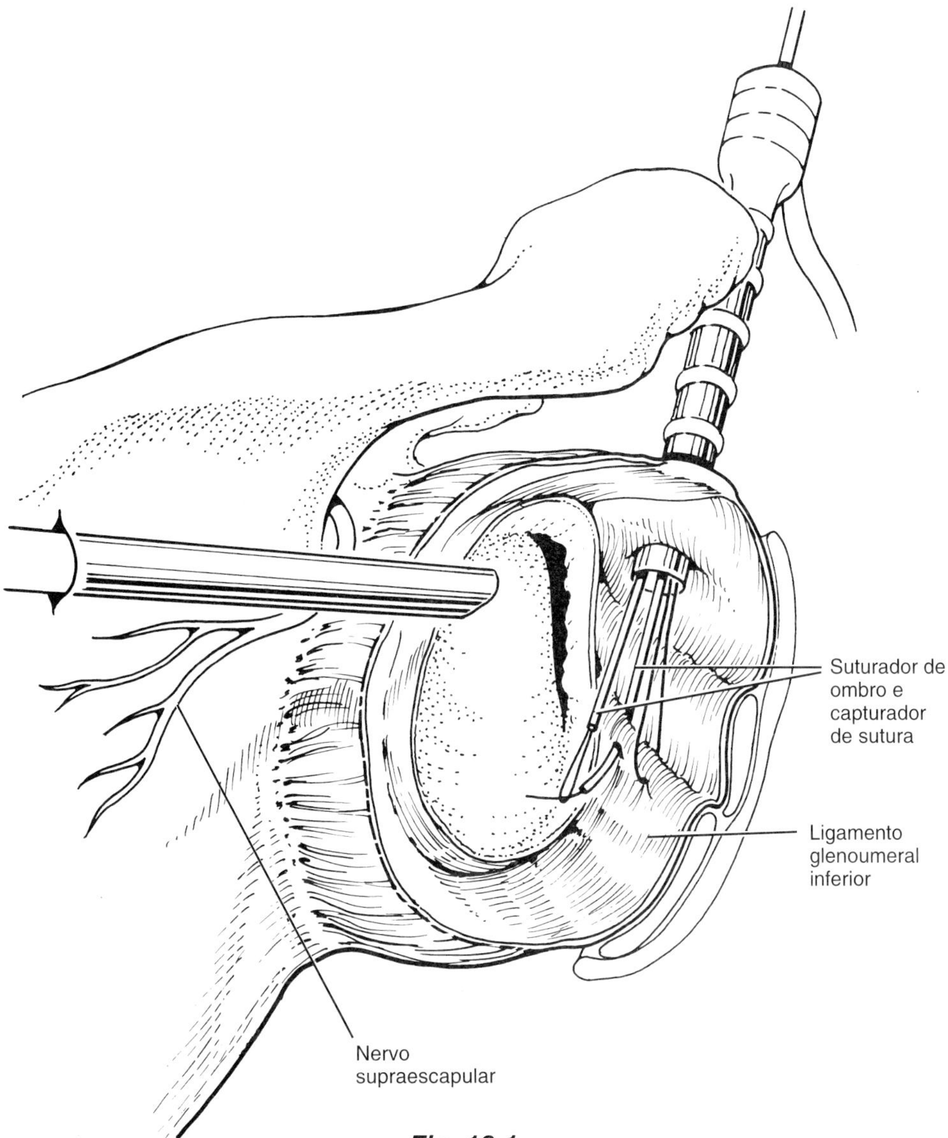

Suturador de ombro e capturador de sutura
Ligamento glenoumeral inferior
Nervo supraescapular

Fig. 12-1

Um pino de sutura é colocado juntamente com um sistema de orientação através de uma broca que passa da parte anterior à posterior, penetrando na porção mais superior do pescoço do glenóide e saindo num ponto aproximadamente 4 a 5 cm inferior à espinha escapular e menos de 15 graus medial à superfície articular do glenóide (Figs. 12-2 e 12-3). A pele no ponto de saída do pino é submetida a uma pequena incisão. As três suturas previamente colocadas no ligamento glenoumeral inferior foram marcadas para separar suas extremidades. Conseqüentemente, um grupo de pontas de sutura presas em um hemóstato é passado através do olho do pino de sutura, e este é empurrado posteriormente com um alicate de forma que uma extremidade das suturas saia posteriormente. Um segundo pino de sutura, usando o sistema de orientação, e passado da parte anterior à posterior é usado para passar outras três pontas de suturas da parte anterior para posterior. Este é direcionado para fazer com que os pinos de sutura saiam através da mesma ferida de pele, embora haja uma ponte de tecido mole entre o pino de sutura e elas próprias. Cada grupo de três pontas de sutura é marcado, e puxando-se estes fios de sutura, observa-se que o defeito de Bankart é obliterado, o que é constatado através da visão pelo artroscópio.

Antes que o nó seja amarrado posteriormente, o braço é girado internamente e a articulação é esvaziada. Ambas as extremidades das suturas são então tracionadas posteriormente, e o nó é amarrado sobre as fibras do infra-espinhal (Fig.12-4). Depois do nó ter sido amarrado seguramente, a articulação poderá ser reinflada e as estruturas anteriores examinadas novamente para ter certeza de que a lesão de Bankart foi obliterada.

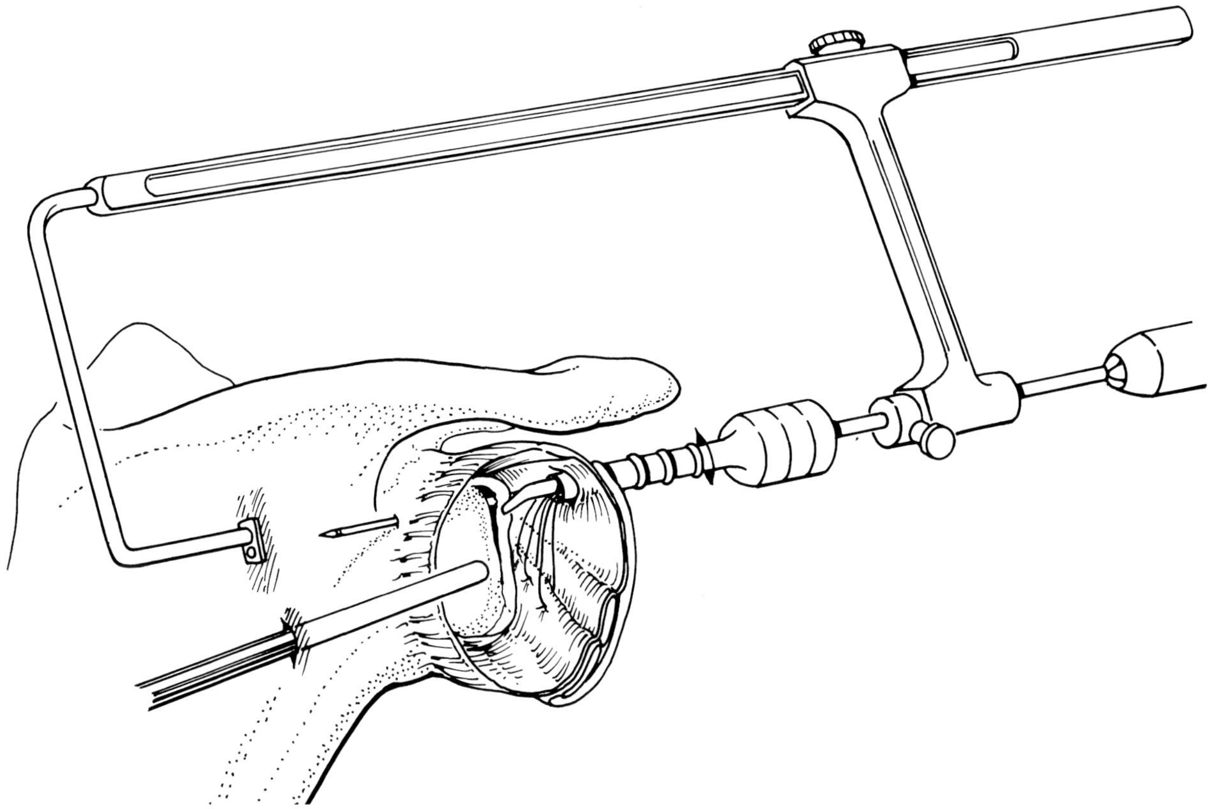

Fig. 12-2

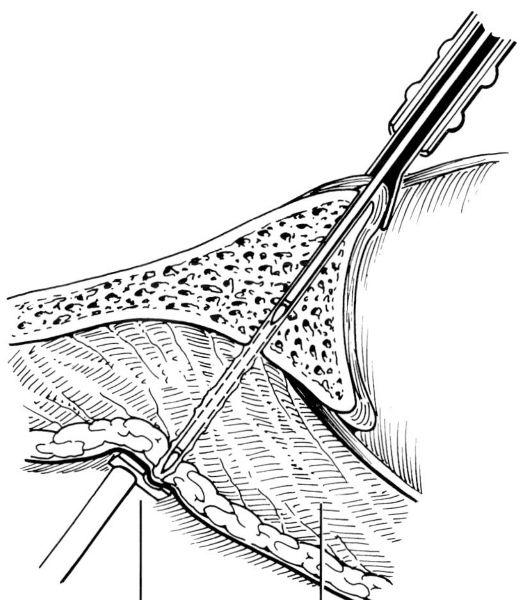

Fig. 12-3

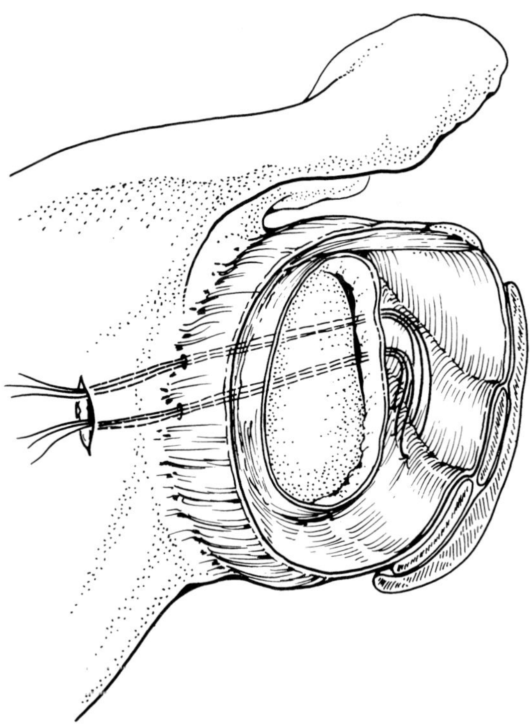

Fig. 12-4

Pontos Técnicos. O pino de sutura deverá penetrar o ângulo bem anterior do glenóide de forma que a cápsula anterior seja reinserida para formar uma superfície lisa contínua entre a superfície articular do glenóide e a cápsula. A cápsula não deverá ser reinserida no colo do glenóide. É sensato deixar o primeiro pino de sutura no lugar através do colo do glenóide enquanto o segundo pino é colocado com a broca. Isto evitará o corte inadvertido das suturas pelo segundo pino. É útil usar um saco de areia na axila como um *fulcrum* (assim como o usado na manobra hipocrática para luxação do ombro) para abrir a articulação para facilitar o acesso.

Tratamento Pós-Operatório

Pós-operatoriamente, o paciente é mantido numa tipóia e numa cinta corporal por 3 semanas, e esta cinta é removida em 3 semanas. A tipóia livre é mantida por mais 3 semanas com exercícios de pêndulo somente durante as últimas 3 semanas. Em 6 semanas um regime de fisioterapia de mobilização e fortalecimento é iniciado. Os esportes de laçamento e os de acima da altura da cabeça são restringidos por 3 meses e esportes de contato por 6 meses.

Complicações

O dano ao nervo supra-escapular é a maior preocupação porque o nervo envolve a base do acrômio. A secção completa deste nervo foi descrita usando uma técnica de nó de sutura posterior. O nó posterior também trava algumas fibras do infra-espinhal, o que poderá causar desconforto e enrugamento do ferimento posterior.

Reparo da Lesão de Bankart com Tachas Absorvíveis (Suretac)

Indicações

O reparo de um defeito de Bankart com tachas absorvíveis está indicado para luxação ântero-inferior traumática aguda, luxação anterior recidivante, separação do lábio do pólo glenóide superior e lesões tipo SLAP.

Equipamento

O implante canulado é moldado na forma de uma tacha e tem 18 mm de comprimento. A cabeça tem diâmetro de 6,5 mm e a haste tem 3,2 mm de diâmetro. A bainha do trocarte com um obturador rombo e um fio de orientação de 1 mm são usados para inserir o implante. Uma broca de 3,2 mm canulada, um instrumento provido de um mandril canulado, um adaptador de broca para um tracionador e um direcionador canulado também é usado.

Posição do Paciente

A posição de cadeira de praia é a preferida. Tração não é necessária, mas um saco de areia axilar é útil para servir de alavanca e deixar a articulação aberta.

Técnica

O artroscópio é passado para dentro do ombro via portal posterior (Fig. 12-5). Um portal anterior padrão de 7 mm é estabelecido. A articulação é examinada e o lado do lábio glenóide com a cápsula aderente é mobilizado com um ralador (RASP) cortante de forma que este possa ser reduzido para dentro da borda do glenóide, enquanto se está tencionando este simultaneamente na direção cranial.

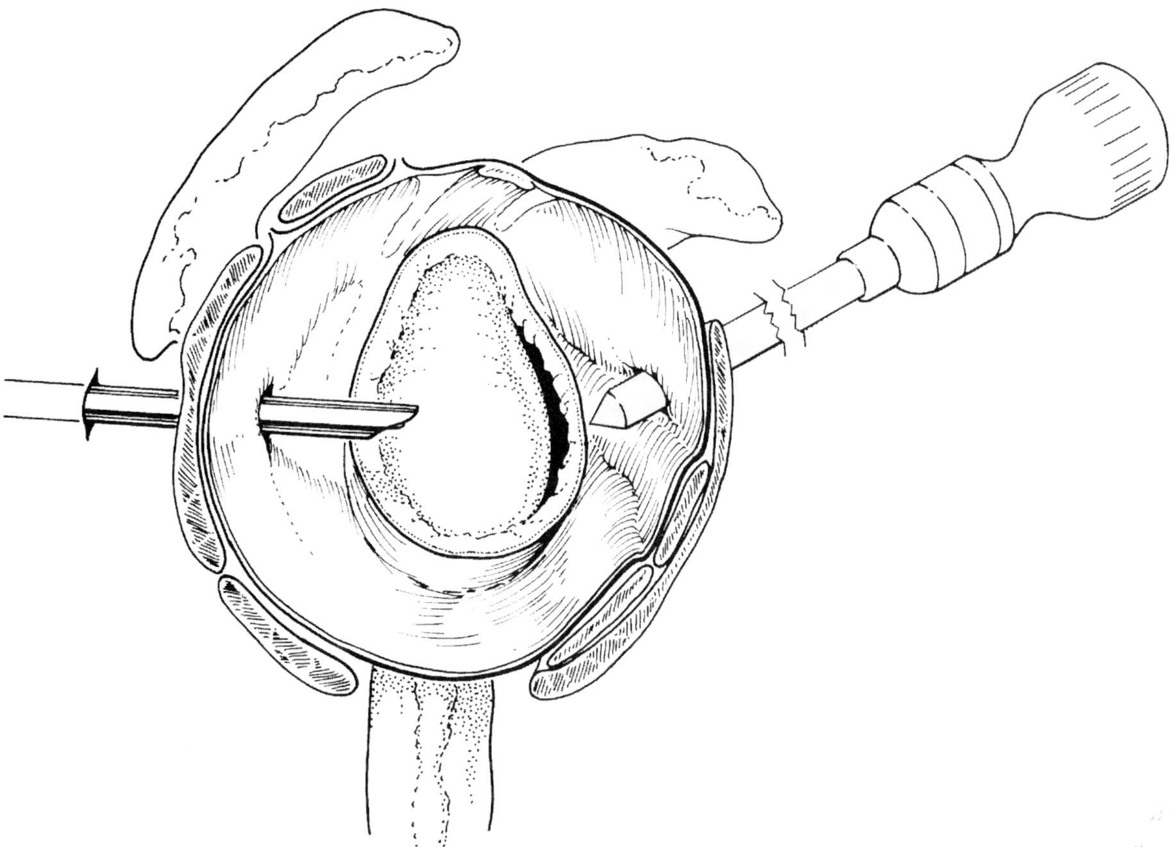

Fig. 12-5

A borda óssea do glenóide é desbastada com um *shaver* potente até a superfície esponjosa de sangramento. Um fio-guia de 1 mm é inserido na broca canulada até que esta se projete alguns milímetros além da extremidade da broca. Eles são transferidos juntos para dentro da articulação, e o lábio previamente mobilizado é atravessado com a ponta do fio-guia através da cânula (Fig. 12-6).

Esta reunião é então reduzida na borda do glenóide e tencionada na direção superior. Algumas vezes pode ser difícil de fazer isto com uma broca; o fio de orientação e uma sutura previamente passada através do ligamento inferior do glenóide e usado como uma sutura de tensão são freqüentemente úteis para tencionar as estruturas anteriores enquanto se está direcionando o fio de orientação através da cápsula anterior. O fio e a broca são então colocados no cortical distal. Este ponto de entrada deverá ser de pelo menos 2 mm afastado da superfície articular do glenóide, uma vez que a cartilagem articular poderá se tornar distorcida quando forem aplicadas as tachas.

O cotovelo é dobrado em ângulo reto e o braço é girado externamente em 30 graus para determinar a posição correta da cápsula. Se a cápsula não for tencionada por esta rotação, o ligamento glenoumeral inferior deverá ser parcialmente incorporado no reparo. A broca então é cuidadosamente removida, deixando o fio-guia no local (Fig. 12-7). A tacha é avançada sobre o fio-guia e direcionada para dentro com o direcionador Suretac sob controle artroscópico. A refixação do lábio é então examinada com um probe (sonda) e o fio de orientação é removido se tudo estiver satisfatório. Uma segunda tacha é geralmente inserida 1 cm a partir da primeira e ocasionalmente uma terceira tacha é necessária (Fig 12-8). Resch e Beck[2] modificaram este equipamento para uma técnica inteiramente extra-articular, que tem algumas vantagens.

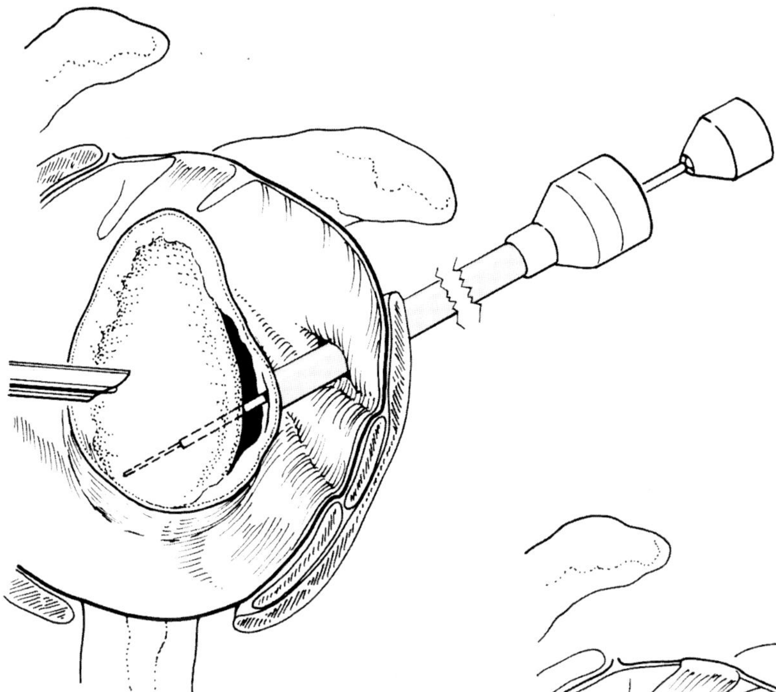

Fig. 12-6

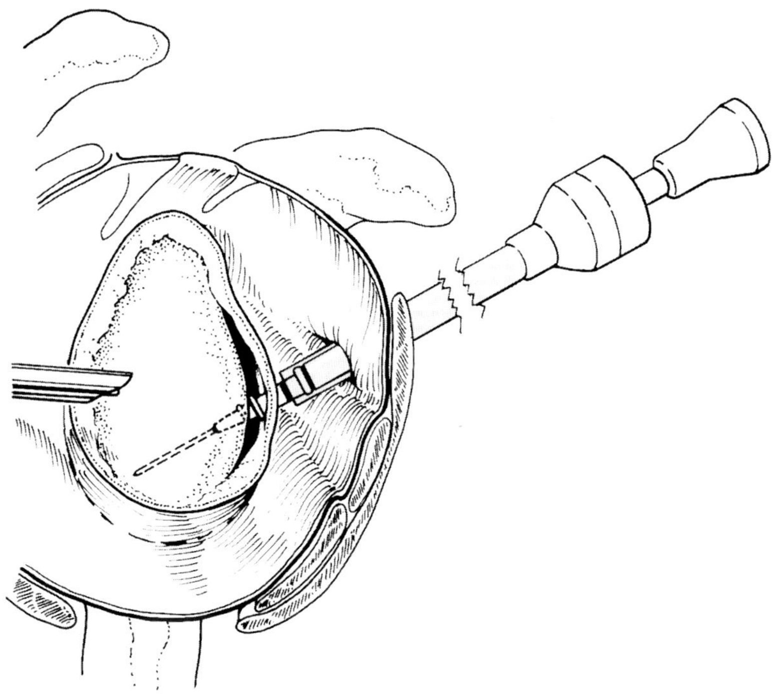

Fig. 12-7

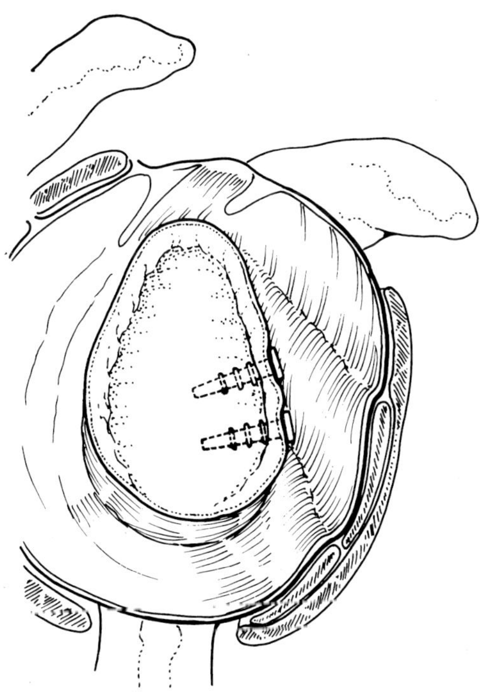

Fig. 12-8

Tratamento Pós-Operatório

Pós-operatoriamente, o paciente é mantido numa tipóia e numa cinta corporal por 3 semanas, e esta cinta é removida em 3 semanas. A tipóia livre é mantida por mais 3 semanas, com exercícios de pêndulo somente durante as últimas 3 semanas. Com 6 semanas um programa de fisioterapia com mobilização e fortalecimento é iniciado. Esportes de laçamento e os de movimentos acima da altura da cabeça são restringidos por 3 meses e esportes de contato por 6 meses.

Complicações

O dano ao nervo supra-escapular é a maior preocupação porque o nervo envolve a base do acrômio. A secção completa deste nervo foi descrita usando uma técnica de nó de sutura posterior. O nó posterior também trava algumas fibras do infra-espinhal, o que poderá causar desconforto e enrugamento do ferimento posterior.

Referências

1. Johnson LT: Arthroscopic Surgery. CV Mosby, St. Louis, 1986
2. Resch H, Beck E: Arthroscopy of the Shoulder—Diagnosis and Therapy. Springer-Verlag, New York, 1992

Literaturas Sugeridas

Elakade AM, Winge S, Molinari M, Eriksson E: Arthroscopic Bankart procedures for shoulder and stability. Knee surgery, sports traumatology. Arthroscopy 1:113-22, 1993

Morgan CD, Bodenstab AB: Arthroscopic Bankart suture repair: technique and early results. Arthroscopy 3:111-22, 1987

Warner JP, Warren RF: Arthroscopic Bankart repair using a canulated absorpable fixation device. Operative techniques. Orthopaedics 1:192-8, 1991

13

Excisão Artroscópica da Articulação Acromioclavicular

A artroplastia de excisão da articulação acromioclavicular é um procedimento já testado e aprovado utilizado para a lesão degenerativa desta articulação. Tradicionalmente, via uma exposição aberta, o 1cm exterior da clavícula é removido e quaisquer osteófitos no lado acromial também são desbastados. Isto também pode ser realizado artroscopicamente. É perdoável que se pense que este pode ser o triunfo da técnica sobre a razão, ou que isto é como dificultar um trabalho simples. Entretanto, o método artroscópico tem certas vantagens distintas.

A artroplastia de excisão aberta tem menor êxito em jovens, quando esta é algumas vezes necessária devido a uma lesão com destruição da cartilagem articular. A artroplastia de excisão aberta pode levar a uma leve perda de força, mas principalmente a uma instabilidade horizontal perturbadora. Durante a artroplastia de excisão aberta da articulação acromioclavicular, a integridade do ligamento acromioclavicular superior poderá ser danificada. Uma função deste ligamento é prevenir o movimento da articulação no plano ântero-posterior. Se este ligamento não for cuidadosamente reconstruído no momento da artroplastia de excisão nos jovens, pode instalar-se uma instabilidade dolorida, após movimentos repetitivos acima da altura do ombro. Este problema é menos importante naqueles com mais de 45 anos de idade. A ressecção artroscópica preserva o ligamento acromioclavicular superior. Outras vantagens do método artroscópico são a melhor aparência estética e a menor dor pós-operatória imediata.

Indicações

As indicações para a excisão artroscópica da articulação acromioclavicular são as mesmas para a artroplastia de excisão aberta:

1. Osteoartrite acromioclavicular sintomática.
2. Impingimento do manguito rotatório devido a alteração degenerativa na articulação acromioclavicular, ou seja, grandes osteófitos inferiores que causam atrito secundário.
3. Sintomas interferindo nas atividades da vida diária, trabalho, esportes e recreação, que não respondem ao tratamento tradicional num mínimo de 6 meses.

A articulação acromioclavicular poderá ter sido identificada como a fonte de dor pelo histórico da ocorrência de uma lesão localizada ou por uso excessivo. O exame físico demonstrará sensibilidade local, arco de movimento dolorido alto, dor ao forçar a articulação acromioclavicular e alívio desses sinais e sintomas por injeção de anestesia local na própria articulação.

Investigação Pré-Operatória

O diagnóstico é essencialmente clínico mas a confirmação de alteração degenerativa na articulação acromioclavicular poderá ser feita com ou radiografias simples ou varreduras ósseas, em particular quando o diagnóstico estiver duvidoso.

Posição do Paciente

O paciente colocado na posição lateral com o braço em tração como na artroscopia glenoumeral com uma pequena mas importante diferença. Ao invés de diretamente de lado, o paciente é rolado em direção ao operador, que está posicionado no aspecto posterior do paciente. Isto permite maior facilidade para manobrar o *shaver* anteriormente durante a ressecção da articulação.

Técnica

O artroscópio é inserido através do portal posterior padrão. Primeiramente uma artroscopia glenoumeral de rotina é feita para excluir qualquer outra fonte de dor no ombro ou patologia. O artrocópio é então passado superiormente na bursa subacromial, como descrito no Cap. 11 (Fig. 13-1).

A superfície inferior do acrômio é checada para se ter certeza que não existe causa subacromial de dor. A articulação é então apalpada externamente, e um portal anterior direto é feito 4 cm anterior à articulação. O *shaver* é passado através desse portal anterior para dentro da bursa subacromial e é diretamente visualizado com o artroscópio (Fig. 13-2).

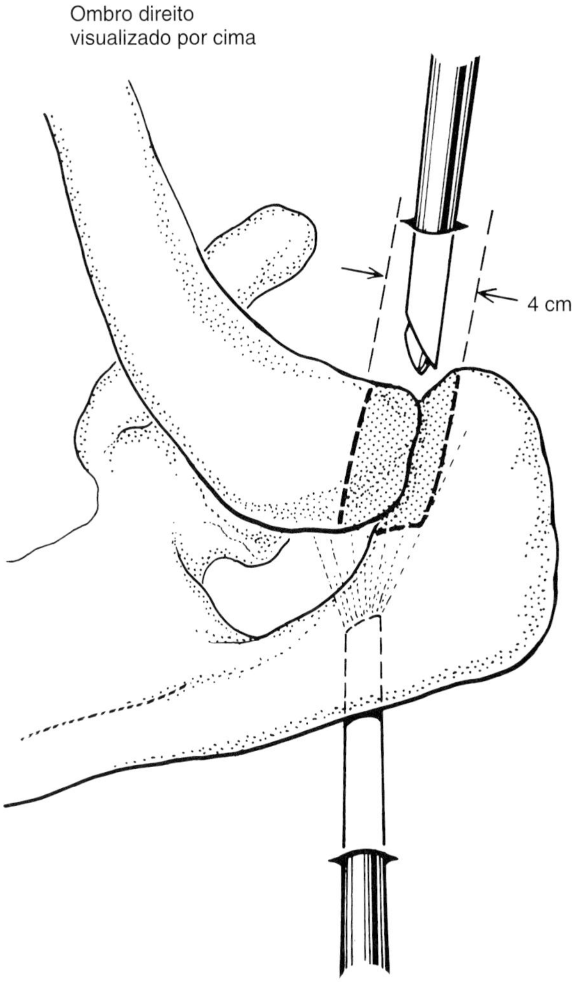

Fig. 13-1

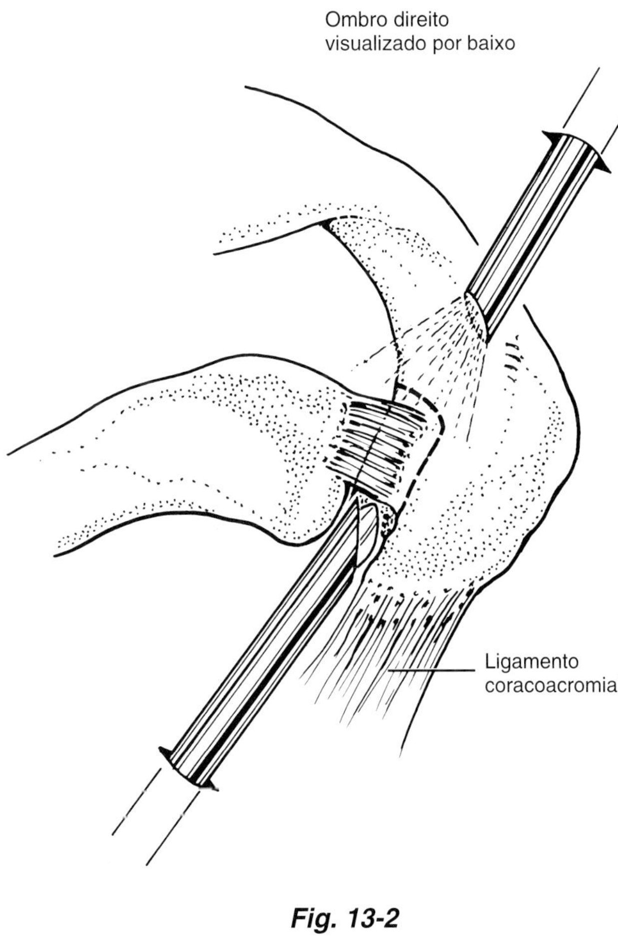

Fig. 13-2

A visualização inicial da superfície inferior da articulação acromioclavicular poderá ser difícil devido as inserções bursais e a gordura extrabursal nesta região. A superfície inferior do acrômio é palpada com a ponta do *shaver* e a bursa e o tecido então são limpos a partir da superfície inferior da articulação. O osso é identificado no lado medial do acrômio e resseccionado com uma lâmina utilizada para plástica de sulco (desfastamento - *notchplasty*). A linha da articulação poderá ser facilmente identificada (Fig. 13-3). Ocasionalmente poderá ser necessário passar a agulha do lado externo da articulação superiormente para dentro da bursa para identificar a linha exata da articulação acromioclavicular, embora isto seja geralmente desnecessário, devido ao fato de que a ressecção da parte mediana do acrômio identifica a linha da articulação com razoável facilidade.

O osso sofre então ressecção até a profundidade completa da porção medial do acrômio, de tal forma que a extremidade lateral inteira da clavícula é visualizada. O 1cm exterior da clavícula é então removido com um *shaver* potente, tirando mais o osso inferiormente que superiormente e mais posteriormente que anteriormente, porque neste local é que qualquer impingimento residual poderá ocorrer (Fig.13-4). Durante esta manobra, a extremidade superior exata do osso é facilmente identificada a partir da cápsula do ligamento que estão sobre ela, e conseqüentemente todo esforço é feito para preservar a cápsula e o ligamento superior para preservar a estabilidade na realização da artroplastia de excisão.

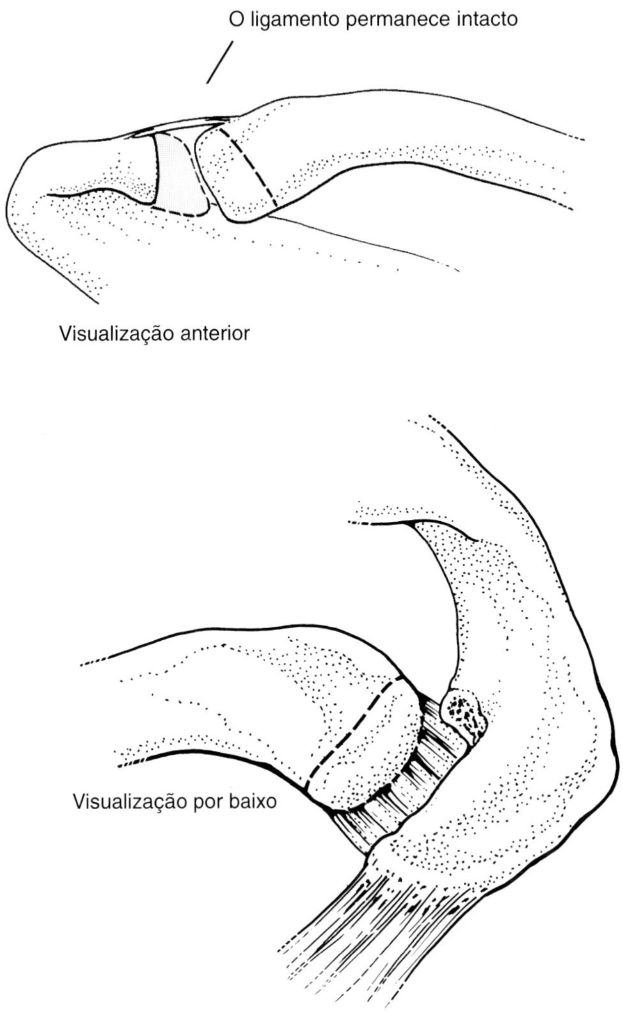

Fig. 13-3

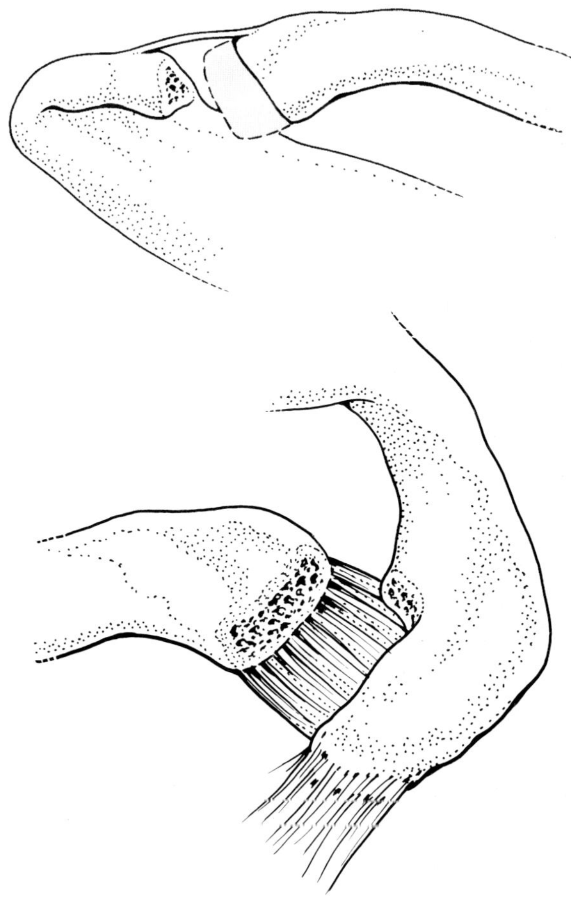

Fig. 13-4

Procedimento Alternativo (em Conjunto com a Acromioplastia)

A artroplastia de excisão da articulação acromioclavicular é freqüentemente necessária em conjunção com a acromioplastia para descomprimir o manguito rotatório anterior. Neste caso, o portal posterior é feito primeiro, a articulação glenoumeral é examinada e então o artroescópio é passado por cima da bursa via portal posterior. Um portal lateral é feito inicialmente e um *shaver* potente é usado para completar a acromioplastia como descrito na seção de acromioplastia artroscópica (Fig. 13-5). Ao término do procedimento de acromioplastia, a articulação acromioclavicular é facilmente delineada como a margem mais medial do acrômio. Com o *shaver* potente ainda no portal lateral, a metade inferior da extremidade lateral da clavícula é removida com o shaver potente (Fig. 13-6). Entretanto, para completar a ressecção da extremidade lateral da clavícula, um portal anterioral direto deverá ser feito. A articulação acromioclavicular é apalpada externamente, e o portal anterior é feito em uma linha anterior direta com a articulação acromioclavicular, 4 cm inferiormente. O *shaver* é então passado na bursa subacromial sob visualização direta a partir do artroscópio portal posterior. A pressão externa poderá empurrar a extremidade distal da extremidade da clavícula para baixo para dentro da bursa e uma apalpação bimanual em associação com a manipulação do *shaver*, permitirá que seja removido 1 cm lateral da clavícula. Mais um pedaço do osso é removido inferiormente e posteriormente da clavícula, porque neste local um impingimento residual poderá ocorrer. Muito cuidado deverá ser tomado para preservar a cápsula superior e o ligamento acromioclavicular superior, e esta parte (superior) deverá ser feita sob visualização direta.

Complicações

Muita quantidade de osso poderá ser ressectada a partir do acrômio, enfraquecendo conseqüentemente a inserção do deltóide. A quantidade de osso removida da extremidade externa da clavícula poderá ser avaliada observando a largura do *shaver*; ou seja, se este tiver 4 mm, então aproximadamente o equivalente a dois e meio da sua largura, deverá ser removido. À medida que parte da bursa seja ressecada medialmente, a tumefação aumenta rapidamente, uma vez que a bursa está alargada. O procedimento deverá então ser concluído o mais rápido possível com a pressão de influxo ao mínimo para reduzir a extensão da tumefação. A tumefação, por si só, não é um problema, porque esta rapidamente se reduz pós-operatoriamente, mas poderá afetar a mobilidade do *shaver* através dos portais se a tumefação for grande. A pressão de influxo é mantida um pouco acima da pressão arterial.

Tratamento Pós-Operatório

Os pacientes são colocados em uma tipóia para aliviar a dor. Eles são orientados de que a movimentação do braço não irá causar danos e encorajados a fazê-lo após a operação assim que for possível. A maioria dos pacientes deixa de usar a tipóia dentro de alguns dias, mas eles ainda terão desconforto no ombro quando forem examinados novamente em 3 semanas. Em 3 semanas geralmente têm uma boa amplitude de movimento, pelo menos abaixo da altura do ombro, levando 3 meses para alcançar 80% de melhora. A escala de tempo para o nível estático é a mesma que àquela para artroplastia de excisão aberta, mas o tempo de incapacidade é geralmente mais curto.

Procedimento alternativo com acromionectomia anterior

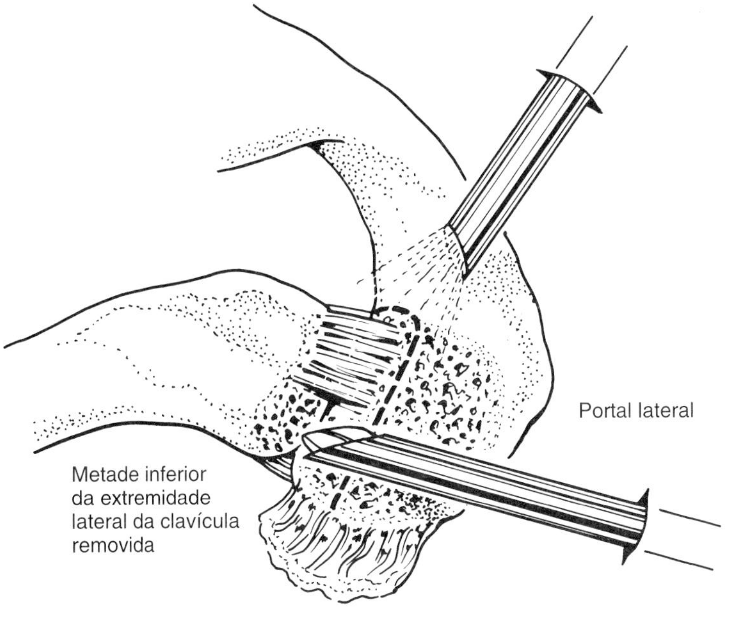

Fig. 13-5

Procedimento alternativo

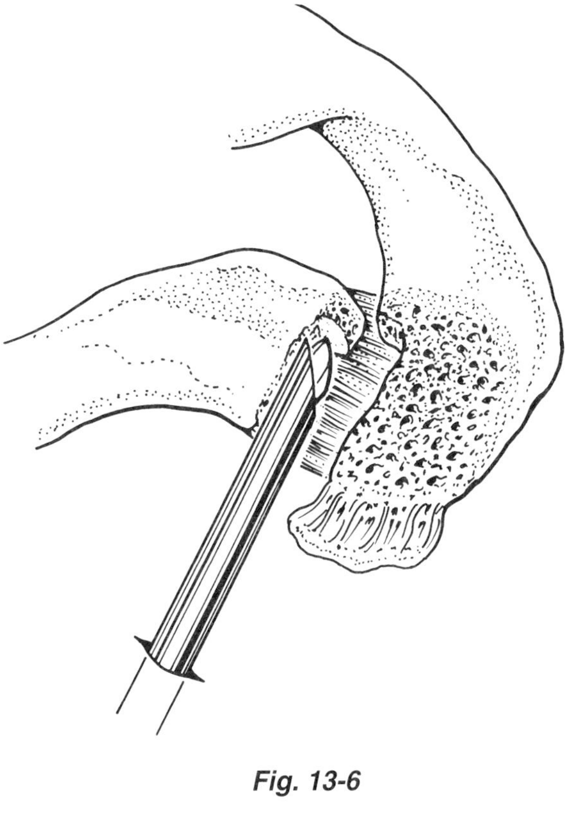

Fig. 13-6

Literaturas Sugeridas

Copeland SA: Primary osteoarthritis of the acromioclavicular joint—results of excision arthroplasty. pp. 128-30. In: the Shoulder. Professional Postgraduate Service, Tokyo, 1986

Ellman H, Gartsman GM: Arthroscopic Shoulder Surgery and Related Procedures. Lea & Febiger, Philadelphia, 1993

Flatow EL, Cordasco FA, Bigliani LU: Arthroscopic resection of the outer end of the clavicle from a superior approach. A critical, quantitative radiographic assessment of bone removal. Arthroscopy 8:55, 1992

Gartsman M, Coombos AH, Davis PF, Tullos HS: Arthroscopic acromioclavicular joint resection. An anatomic study. Am J Sports Med 19:2, 1991

14

Estabilização da Articulação Acromioclavicular

Poucas questões na cirurgia ortopédica são mais controversas que o debate a respeito do tratamento seja conservador ou operatório para uma articulação acromioclavicular luxada. Ambas as escolas de pensamento podem apresentar excelentes resultados para apoiar sua linha de pensamento. Nem todas as luxações acromioclaviculares tratadas conservadoramente obtêm êxito, e existe morbidade significativa associada com a cirurgia; acredito que o debate continuará ainda por algum tempo. Como os resultados do tratamento conservador são em geral bons, parece razoável tratar a maioria dos pacientes desta maneira. Infelizmente, não existe meios razoáveis de determinar quais os pacientes que não reagirão bem e conseqüentemente o tratamento cirúrgico deverá ser considerada no plano de tratamento. Se um grupo de alto risco puder ser identificado, o reparo precoce na fase aguda poderá ser o procedimento mais sensato a ser feito. Entretanto, alguns pensam que não se pode predizer que grupo reagirá mal e, conseqüentemente, preferem tratar conservadoramente todos os casos de luxação, mesmo admitindo que alguns terão de sofrer uma cirurgia reconstrutiva posteriormente.

Anatomia e Função

A topografia da articulação acromioclavicular varia consideravelmente de pessoa para pessoa, mas a relação do componente clavicular e acromial da articulação é mantido significativamente estável através de todo o arco de movimento. A maioria dos movimentos que são realizados na articulação consiste de uma rotação no eixo longo da clavícula. Os ligamentos trapezóide e conóide correm obliquamente do coracóide para a clavícula em direções opostas e são análogos aos ligamentos cruzados do joelho, promovendo estabilidade através de todo o arco de movimento da articulação.

O espectro de lesões varia desde uma subluxação até luxação completa dependendo da gravidade do trauma. A primeira estrutura a se romper com um trauma relativamente pequeno é a cápsula superior da articulação (Fig. 14-1). Isto é evidenciado por uma dor localizada muito aguda relatada no aspecto superior da articulação. A espessura da cápsula da articulação rompe bem próximo à inserção do menisco intra-articular.

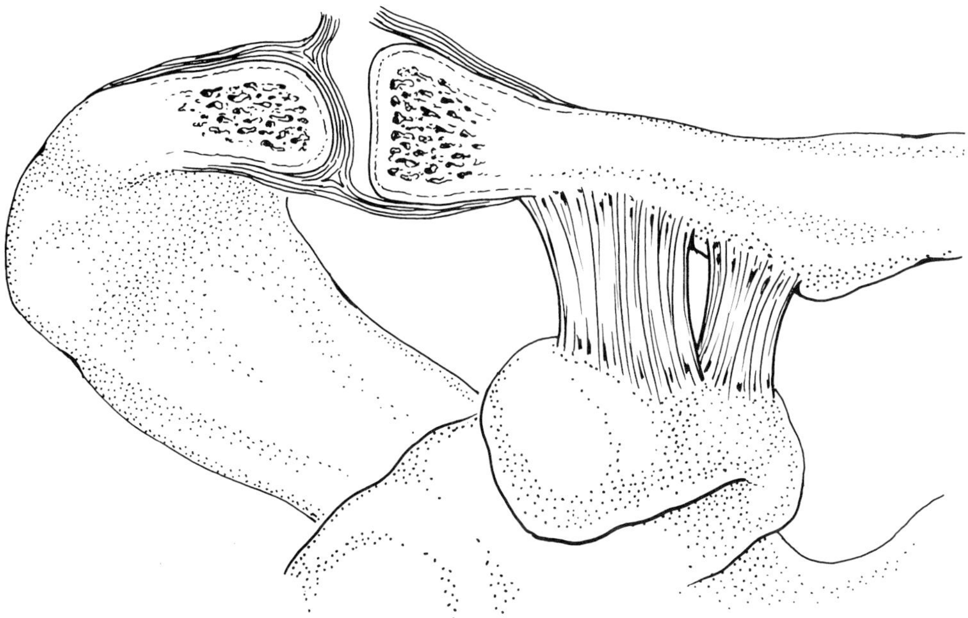

Fig. 14-1

Na luxação completa, o menisco sempre mantém sua inserção ao acrômio. Numa lesão, que resulta numa subluxação, o periósteo é rompido da sua inserção à superfície inferior da clavícula (Fig. 14-2). A evidência para isto se encontra no achado radiográfico freqüente de uma nova formação óssea periosteal. Com o aumento da violência do trauma, os ligamentos conóide e trapezóide, a fáscia clavipeitoral e suas condensações são rompidas da direção de lateral a medial (Fig. 14-3).

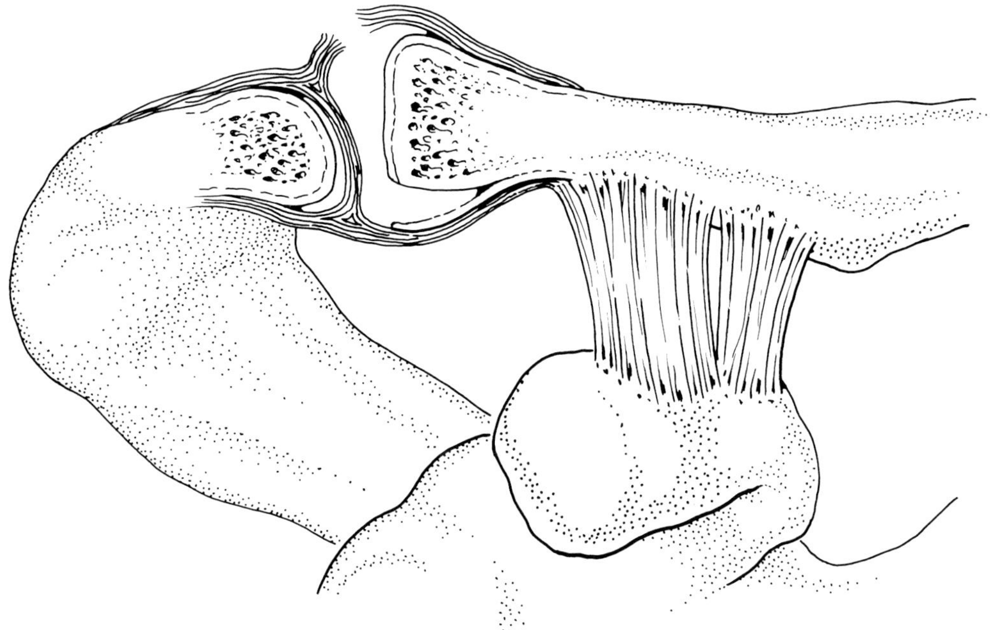

Fig. 14-2

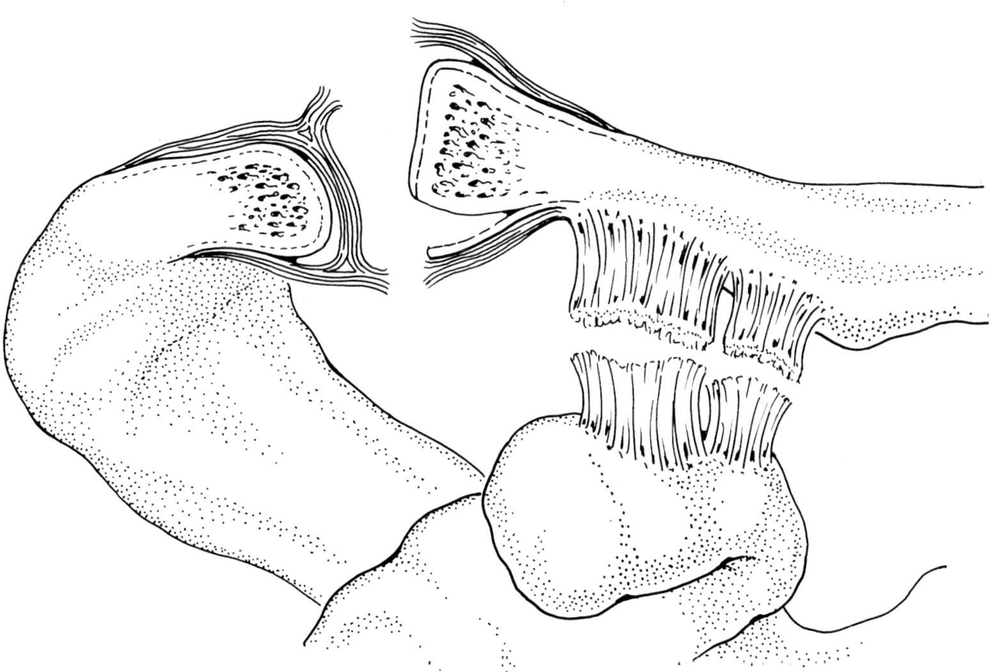

Fig. 14-3

Um traumatismo mais grave resulta em uma luxação completa e em avulsão do deltóide da extremidade lateral da clavícula. Poderá ocorrer no trapézio uma ruptura horizontal entre as fibras que estão inseridas à clavícula e entre as que estão inseridas à espinha da escápula (Fig.14-4). A escápula agora pode ser puxada para frente parecendo uma subluxação posterior da clavícula (Fig. 14-5). Durante a cirurgia em casos tardios, a extremidade da clavícula poderá ser vista embaixo da pele e parece ser uma casa de botão através do trapézio (Fig. 14-6). As fibras acromiais do trapézio impedem a redução passiva da luxação por pressão descendente direta na clavícula, e estas fibras deverão ser divididas para permitir que a articulação seja completamente reduzida.

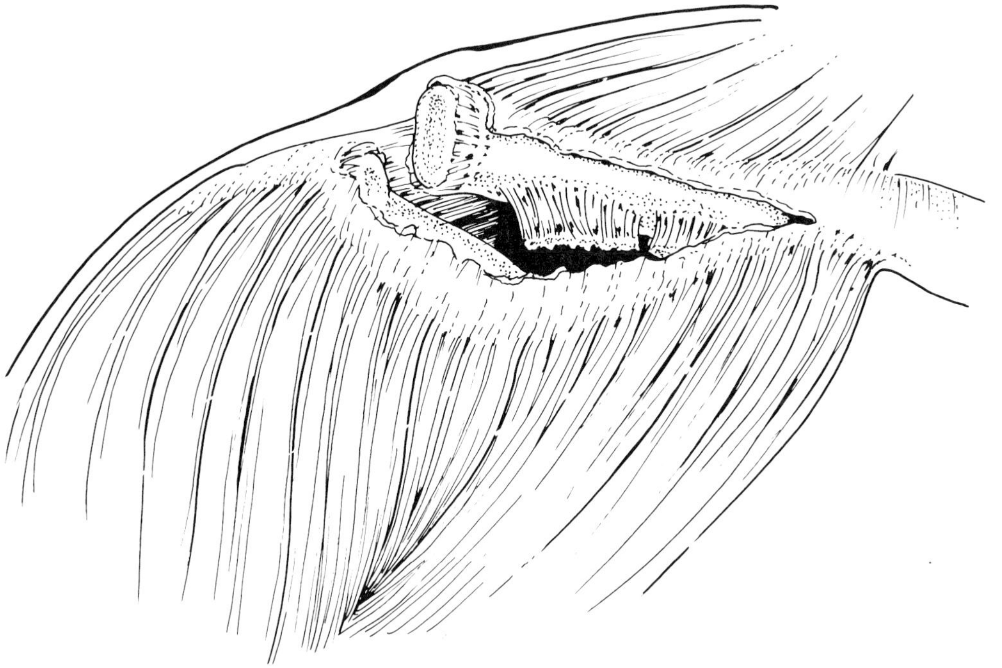

Fig. 14-4

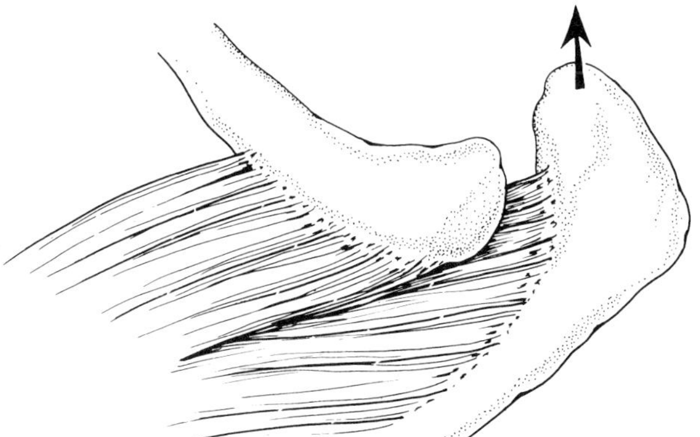

Fig. 14-5

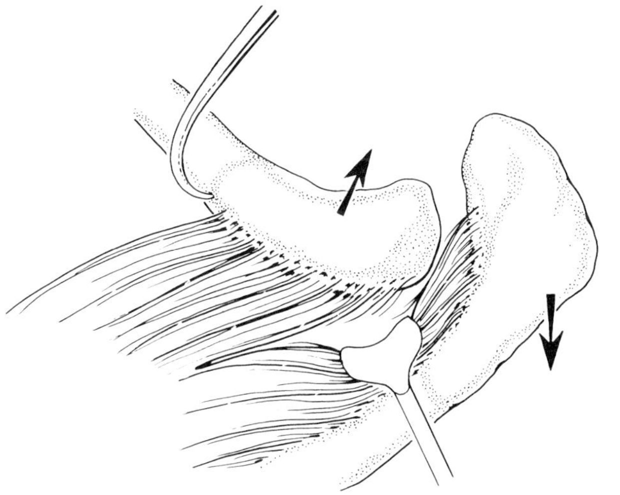

Fig. 14-6

Classificação

As lesões acromioclaviculares são uma conseqüência comum de todas as formas de esportes de contato. O mecanismo poderá ser trauma direto sobre a ponta do ombro ou por um mecanismo indireto através de forças transmitidas ao longo do braço estendido para fora. Classicamente, três tipos de lesão foram descritas por Allman.[1]

Tipo I: uma entorse simples da articulação com a formação de hematoma e alguma ruptura parcial da cápsula, mas sem subluxação.

Tipo II: ruptura completa da cápsula com alguma subluxação da articulação e arrancamento do periósteo inferior da clavícula da parte lateral para medial.

Tipo III: luxação completa da articulação acromioclavicular em associação com ruptura completa dos ligamentos coracoclaviculares. Esta classificação foi modificada mais tarde por RockWood:[2]

I. Entorse
II. Subluxação vertical
III. Luxação vertical com o envoltório aponeurótico do deltotrapézio intacto
IV. Luxação vertical com o envoltório rompido (subcutâneo)
V. Deslocamento posterior horizontal da clavícula
VI. Deslocamento inferior (preso sob o coracóide — muito raro)

Indicações

O tratamento para lesões dos tipos I e II é o tradicional e não é controverso. Muitas operações variadas foram descritas para o tratamento da luxação completa. Isto indica que provavelmente nenhum deles é inteiramente satisfatório. Uma boa proporção de pessoas com lesões do tipos III a V retornam à vida esportiva ativa sem sintomas. Entretanto, uma proporção não consegue acabar com a dor, tendo um desconforto considerável na cintura escapular, fraqueza e incapacidade para realizar atividades esportivas, particularmente as de lançamento. A proporção destes dois grupos varia amplamente de série para série. Sendo assim, parece lógico delinear um grupo de pacientes que poderiam definitivamente se beneficiar de uma operação precoce. Tratando todos eles agressivamente, alguns destes pacientes sem dúvida poderiam sofrer uma operação desnecessária. A lista abaixo mostra os fatores que influenciam na decisão de operação.

A favor da Cirurgia:

1. Jovens
2. Objetivo atlético — particularmente esportes de lançamento
3. Ocupação profissional manual
4. Lado dominante
5. Articulação muito instável anteroposteriormente e verticalmente
6. Clavícula que se encontra subcutaneamente
7. Indiferença/preferência por cicatriz
8. Paciente magro
9. Confiança suficiente em realizar o programa pós-operatório

Contra a Cirurgia:

1. Idade avançada
2. Não-atléticos
3. Estilo de vida sedentário
4. Lado não-dominante
5. Articulação relativamente estável
6. Músculo superposto à clavícula
7. Aceito por ter uma saliência no ombro
8. Gordura subcutânea espessa
9. Paciente não-confiável / (álcool, drogas, subnormalidade mental)

Na dúvida se um paciente deverá definitivamente se beneficiar da cirurgia, é razoável tratá-lo de modo a ficar na expectativa, e se os sintomas persistirem, uma operação de estabilização tardia deverá ser feita.

Investigação Pré-Operatória

Se houver suspeita de lesão acromioclavicular, uma incidência radiográfica específica para a articulação acromioclavicular deverá ser solicitada. Uma incidência ântero-posterior do ombro não é adequada, porque (1) a exposição não é a correta para a articulação acromioclavicular e (2) é difícil de interpretar o filme devido as sombras presentes no mesmo. Uma incidência com inclinação cefálica de 30 graus deverá ser usada rotineiramente. Uma incidência axilar do ombro também deve ser feita porque indicará qualquer deslocamento posterior da clavícula e poderá revelar uma pequena fratura que não poderia ter sido vista na incidência ântero-posterior padrão.

As radiografias sob estresse são úteis para indicar a integridade dos ligamentos coracoclaviculares. São suspensas 5 a 7,5 kg por alças de tecido em volta dos punhos, sem que estas alças sejam seguradas pelas mãos, pois isto permite um relaxamento total dos músculos e aumenta a extensão da separação coracoclavicular. Uma incidência ântero-posterior é obtida de ambas as articulações de forma que poderá ser feita uma comparação.

Tratamento Cirúrgico Para Lesões dos Tipos III a V — Agudo

Na luxação aguda, o objetivo é restaurar a anatomia funcional normal do ombro. Todas as estruturas rompidas são reparadas, a articulação é temporariamente estabilizada, ou por pino transarticular ou por um parafuso coracoacromial (Bosworth). Qualquer uma destas fixações sem ser realizado o reparo do tecido mole, raramente promoverão um resultado funcional adequado.

Técnica

Uma incisão superior em alça de 5 cm é feita 1 cm medial à articulação acromioclavicular. A extensão completa da lesão somente é observada depois que a fascia profunda tiver sido incisada na linha de incisão da pele.

O menisco intra-articular quase sempre parecerá estar rompido e degenerado no adulto. Em estudos cadavéricos, foi mostrado que após 22 anos de idade o menisco está quase invariavelmente perfurado e mostra sinais de alteração degenerativa avançada. Se possível, o menisco intra-articular é deixado *in situ*. Enquanto a articulação ainda se encontra luxada, são colocadas suturas nos ligamentos coracoclaviculares rompidos, embora não amarradas, até que a articulação tenha sido reduzida e estabilizada.

Para reduzir a articulação, algumas fibras do trapézio poderão precisar ser incisadas posteriormente para permitir que a articulação com uma "casa de botão" seja reduzida. A cápsula superior da articulação acromioclavicular é reparada, e a articulação é mantida reduzida usando um gancho ósseo com uma tração na direção descendente. O deltóide com o periósteo e a cápsula inseridos são elevados além da extremidade anterior de 2 cm distais da clavícula e é fendido na direção das suas fibras até que o processo do coracóide seja exposto. A base do coracóide é apalpada com o objetivo de receber o parafuso de Bosworth. Com o dedo na base do coracóide, a clavícula é perfurada com a broca apontada para a base do coracóide. Se o parafuso for posto dentro do próprio processo do coracóide, a clavícula irá muito para frente, saindo da posição de alinhamento anatômico da articulação. O direcionamento do parafuso deverá ser o mais vertical possível, para dentro da base do coracóide. Se um parafuso de Bosworth canulado estiver disponível, o procedimento será mais fácil porque um fio K é primeiramente inserido, e então a broca e o parafuso são passados sobre ele. A articulação é mantida reduzida, e o parafuso é inserido através da clavícula à base do coracóide; a articulação deverá agora ser estabilizada na posição anatômica. As suturas colocadas previamente nos ligamentos coracoclaviculares poderão ser amarradas. As rupturas do trapézio e deltóide são agora meticulosamente reparadas e uma sutura subcuticular é utilizada para o fechamento da pele.

Tratamento Pós-Operatório

O paciente é colocado numa tipóia por três semanas fazendo apenas exercícios de pêndulo durante este período. Em três semanas, o paciente poderá então movimentar ativamente o ombro abaixo de 90 graus de abdução ou flexão até aproximadamente oito semanas, quando o parafuso deverá ser removido sob anestesia geral de curta duração. A mobilização somente abaixo da altura do ombro é permitida porque, acima de 90 graus de abdução e flexão a clavícula sofre uma rotação no plano coronal e por conseqüência o parafuso certamente irá se soltar, podendo também quebrar.

Complicações

Qualquer que seja o método de fixação usado, os pinos transacromiais ou parafusos de Bosworth deverão ser removidos e conseqüentemente uma segunda anestesia será requerida. Se pinos acromioclaviculares transarticulares forem usados, poderão ser removidos sob anestesia local. Entretanto, prefiro não usá-los, pois se permanecerem na pele ou através desta, uma infecção no sítio do pino local provavelmente ocorrerá. Os pinos poderão também migrar através da articulação. Uma complicação a longo prazo dos pinos transarticulares é obviamente a alteração degenerativa tardia dentro da articulação ou sua quebra. Surpreendentemente, isto não parece ser um grande problema, embora em primeira instância eu prefira não usar os pinos transarticulares.

A quebra do parafuso de Bosworth poderá ocorrer no paciente que mobilizar o ombro vigorosamente acima da sua altura antes que o pino seja removido.

Um deslocamento do parafuso poderá ocorrer. Pode-se ter alguma dificuldade para conseguir que a grande rosca do parafuso de Bosworth entre no buraco na broca na base do coracóide, pois isto deverá ser feito por tato. Entretanto, a grande largura do parafuso é que confere resistência ao parafuso de Bosworth. Um parafuso de AO canulado não é adequado e pode rasgar para fora do coracóide muito mais facilmente. Se um parafuso tiver que ser usado, deverá ser o do tipo Bosworth, canulado ou não.

Uma nova formação óssea poderá aparecer no sítio do parafuso. Isto freqüentemente é observado em radiografias pós-operatórias depois da remoção do pino, mas não parece ser um problema clínico.

Uma alteração degenerativa tardia na articulação acromioclavicular poderá ocorrer e é uma indicação para artroplastia de excisão. A artroplastia de excisão não é recomendada como um procedimento profilático, porque o objetivo da operação é restaurar a anatomia normal e conseqüentemente a força normal de lançamento na parcela da população que pratica o esporte. A força de lançamento parece ficar reduzida após uma artroplastia de excisão da articulação acromioclavicular.

Tratamento Cirúrgico da Luxação Tardia não Reduzida da Articulação Acromioclavicular dos Tipos III ao V

Método de Copeland e Kessel[3]

Uma incisão em alça é feita 1 cm medial à articulação acromioclavicular.

O deltóide é dividido na linha das suas fibras e separado da extremidade lateral da clavícula, e o acrômio é elevado num retalho osteoperiosteal na sua origem para facilitar a sutura de volta sobre o acrômio e a clavícula ao término da operação (Fig. 14-7). O ligamento coracoacromial é exposto e definido. É então separado com um fragmento ósseo em forma de losango a partir da largura completa da superfície inferior do acrômio, obtendo-se um fragmento ósseo na maior extensão possível (pelo menos 2 cm). A articulação acromioclavicular é exposta, e todos as estruturas que estão causando obstrução incluindo o disco restante, são removidas.

A clavícula é movimentada para frente e para baixo, para a sua posição anatômica normal. O processo do coracóide é definido através de apalpação, e sua base é visualizada diretamente. A clavícula é então perfurada com uma broca verticalmente para penetrar a base do processo do coracóide. Um segmento pequeno da superfície superior da clavícula em volta do sítio de entrada da broca é descorticado (Fig. 14-8). A articulação é reduzida e mantida com um gancho ósseo enquanto o ligamento coracoacromial é transferido de forma que o segmento ósseo inserido fique na superfície superior da clavícula. Um parafuso de Bosworth é então passado através do orifício feito por broca na clavícula e para dentro da base do coracóide. O ferimento é cuidadosamente fechado por planos, dando uma atenção particular à reinserção da origem do deltóide. A direção e o modo de fixação do ligamento transposto são tais que a rotação axial normal da clavícula faz com que o novo ligamento se tencione/aperte quando o braço for elevado.

Tratamento Pós-Operatório. O braço deverá ficar em repouso numa tipóia por 3 semanas, e após este período, o uso ativo é indicado com orientação de não elevar o braço em mais de 90 graus. O parafuso é removido de 6 a 8 semanas, em cujo estágio uma zona transparente já poderá estar evidente na radiografia, em volta da haste do parafuso, que é causada pelo movimento da clavícula. Após a remoção do parafuso, o movimento completo é reobtido e a articulação estará estável. A perda do ligamento coracocromial não é uma causa de perda funcional a longo prazo.

Complicações. A principal dificuldade técnica é a obtenção do local correto de aparafusamento na base do coracóide e a obtenção da tensão correta na transferência do ligamento coracoacromial. A desvantagem é que uma segunda operação é necessária para a remoção do parafuso, e uma nova formação óssea poderá ser observada ao redor do sítio quando o parafuso tiver sido removido, embora isto não tenha sido um problema clínico.

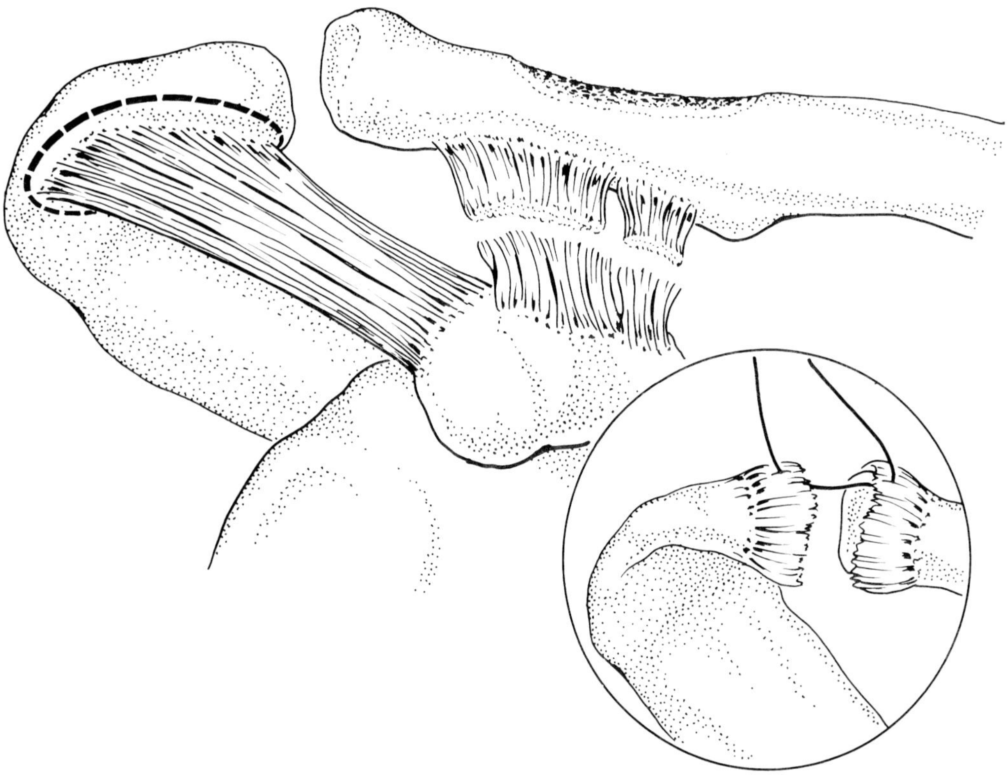

Fig. 14-7

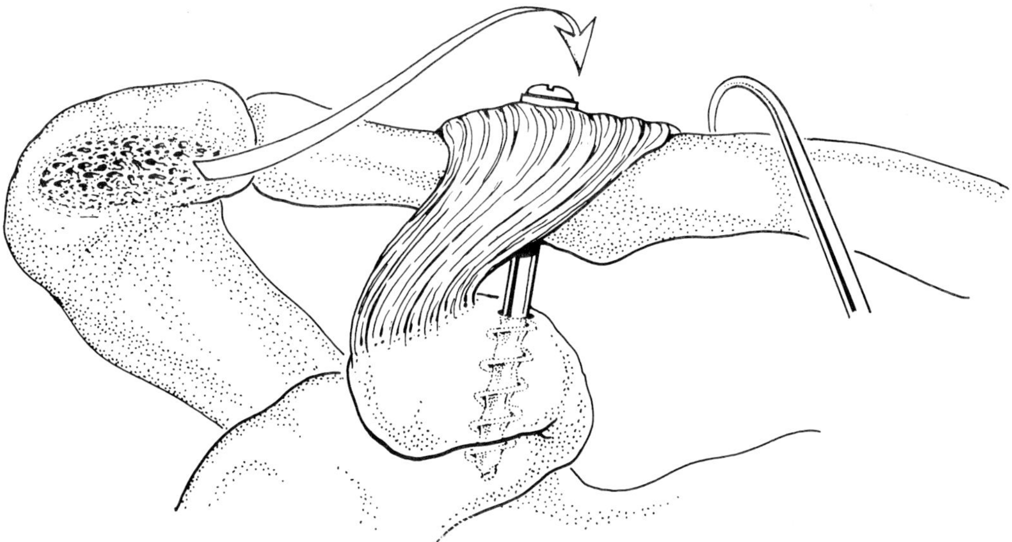

Fig. 14-8

Método Modificado de Weaver e Dunn

O método modificado de Weaver e Dunn[4] poderá ser indicado na lesão aguda ou na não reduzida tardia. Originalmente, uma incisão curvada ao longo da linha da clavícula foi descrita, mas a operação é mais facilmente realizada através de uma via de acesso em alça mais estética. A origem do músculo deltóide é separada e refletida lateralmente, expondo a parte distal da clavícula, o processo coracóide e o ligamento coracoacromial (Fig. 14-9). A extremidade acromial do ligamento coracoacromial é separada e o ligamento é dissecado livremente e levado até o processo coracóide. O cm lateral da clavícula é removido obliquamente de forma que a parte inferior da osteotomia oblíqua se encontre sobre o processo coracóide (Fig. 14-10). A clavícula é mantida na posição anatômica relativa ao coracóide e uma tração é aplicada ao ligamento coracoacromial. O comprimento apropriado é selecionado para manter a redução. *Nylon* não-absorvível número 1 é colocado no ligamento. Dois orifícios pequenos de broca são feitos no córtex superior da clavícula, o material de sutura é passado através deles, e o ligamento coracoacromial é puxado para dentro do canal medular da clavícula, assegurando a redução. O reparo é reforçado com três fios duplos de sutura de PDS número 2 passados em volta da clavícula e sob o coracóide e amarrados anteriormente. Quando a sutura tiver sido reabsorvida com tempo o reparo estará sólido. A origem do músculo do deltóide e a inserção do trapézio são suturados juntamente, e o ferimento é fechado da forma padrão (Fig. 14-11).

Tratamento Pós-Operatório. O braço é colocado numa tipóia, e exercícios de pêndulo e circundação são indicados desde o começo. Como não existe fixação interna ao término de quatro semanas, é permitido ao paciente o uso ativo completo do ombro.

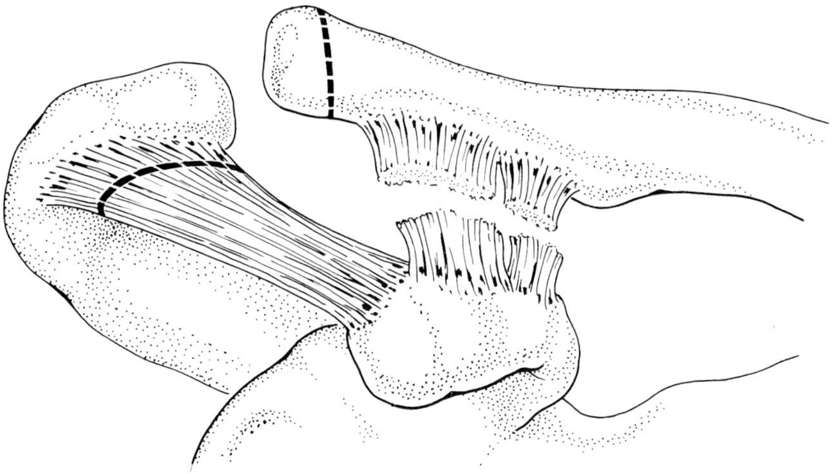

Fig. 14-9

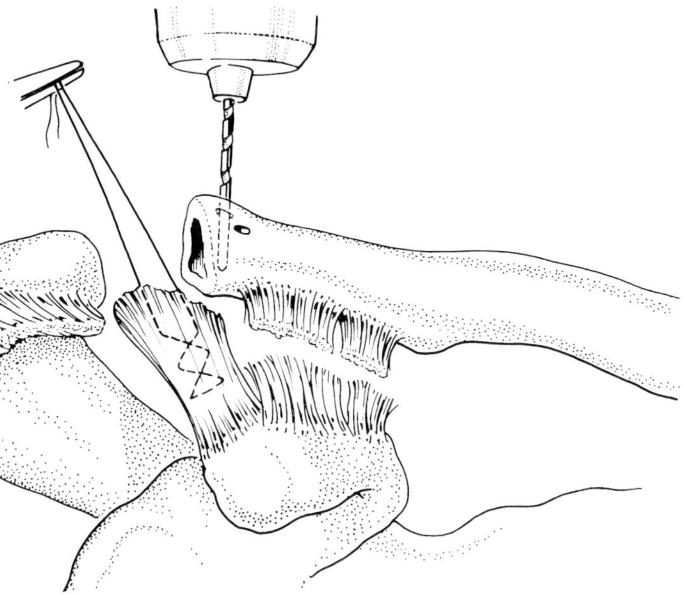

Fig. 14-10

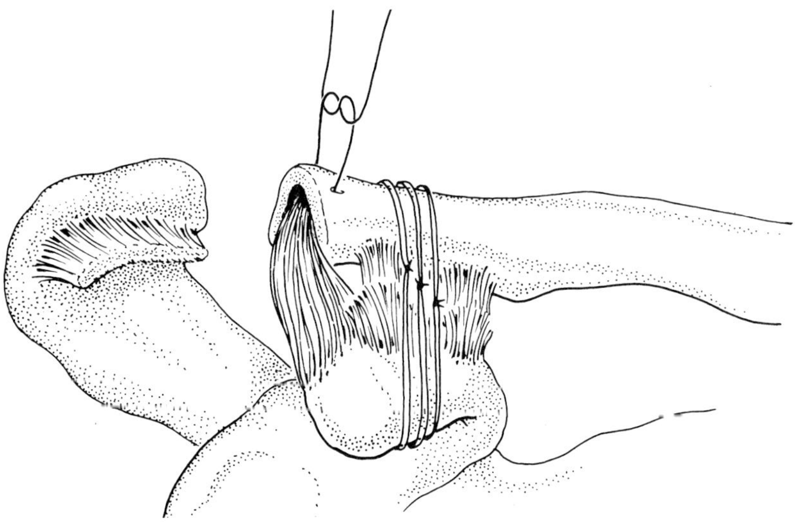

Fig. 14-11

Técnica de Enxerto de Dacron

Indicações. A técnica de enxerto de Dacron poderá ser usada na lesão aguda e na lesão não reduzida tardia.

Técnica. Uma incisão tipo em alça é feita 1 cm medial à articulação acromioclavicular. A articulação é reduzida, o que pode requerer a incisão de algumas fibras posteriores do trapézio para permitir que a clavícula vá para frente na posição reduzida. O deltóide é dividido e parcialmente removido da clavícula com um retalho osteoperiosteal. O coracóide é palpado através do ápice da divisão. Uma grande extensão do enxerto de Dacron é então passada ao redor da superfície inferior do coracóide o mais próximo da base possível usando um fórceps de colecistectomia para fixar o enxerto de Dacron (Fig. 14-12). O enxerto é passado em volta da clavícula, novamente usando o fórceps de colecistectomia. A articulação acromioclavicular é então reduzida, e nos casos reduzidos e tardios, um artroplastia de excisão da articulação é feita. Uma vez que a articulação é mantida reduzida usando um gancho ósseo, a posição é sustentada por ligação de um nó no enxerto de Dacron sob tensão. Uma sutura é então usada para transfixar o nó para evitar que este seja inadvertidamente desamarrado (Fig. 14-13). As extremidades redundantes do enxerto de Dacron são removidas próximo ao nó. O deltóide é reinserido meticulosamente, e o ferimento é fechado com sutura subcutânea.

Tratamento Pós-Operatório. O braço é mantido em repouso numa tipóia por 3 semanas com apenas movimento de pêndulo à medida que a dor permitir durante este período. Após 3 semanas, tanto a mobilização ativa quanto a passiva poderá ser iniciada com a ajuda de um fisioterapeuta. Os esportes de contato não são permitidos por 3 meses.

Complicações. A erosão da clavícula poderá ser uma complicação da técnica de enxerto de Dacron. Quando este enxerto foi primeiramente usado, foi colocado através de um orifício feito por broca horizontalmente na clavícula por receio de erosão do enxerto através do orifício na clavícula. A erosão pela faixa de Dacron através da superfície inferior da clavícula foi relatada. Quando o enxerto é passado sobre toda a clavícula, a erosão realmente ocorre aproximadamente se estendendo até um terço da largura da clavícula. Durante este período, o paciente sente dor que dura cerca de 2-3 meses. Parece que a tensão correta é alcançada, a erosão é interrompida e os sintomas do ombro desaparecem. Uma erosão completa na clavícula pelo enxerto de Dacron não foi relatada.

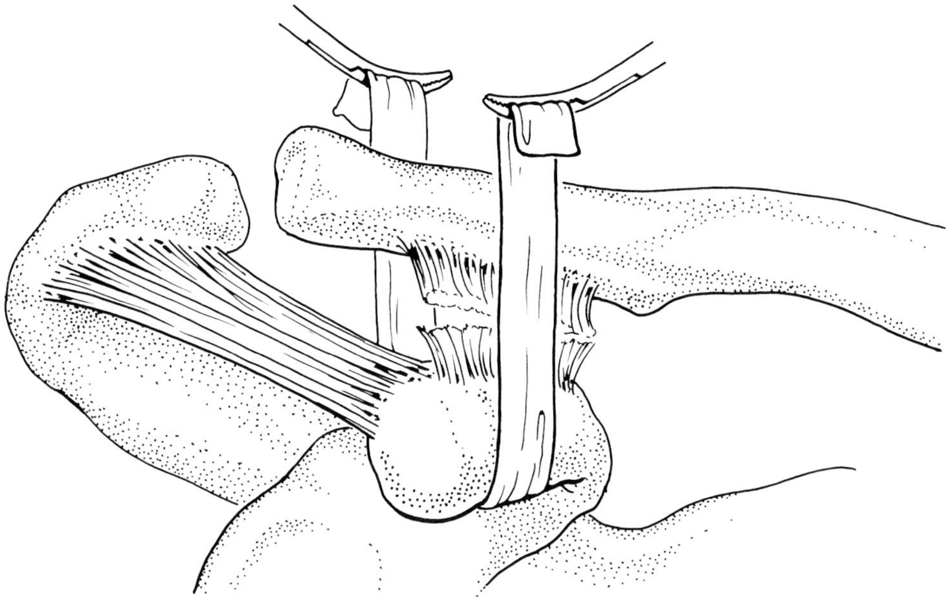

Fig. 14-12

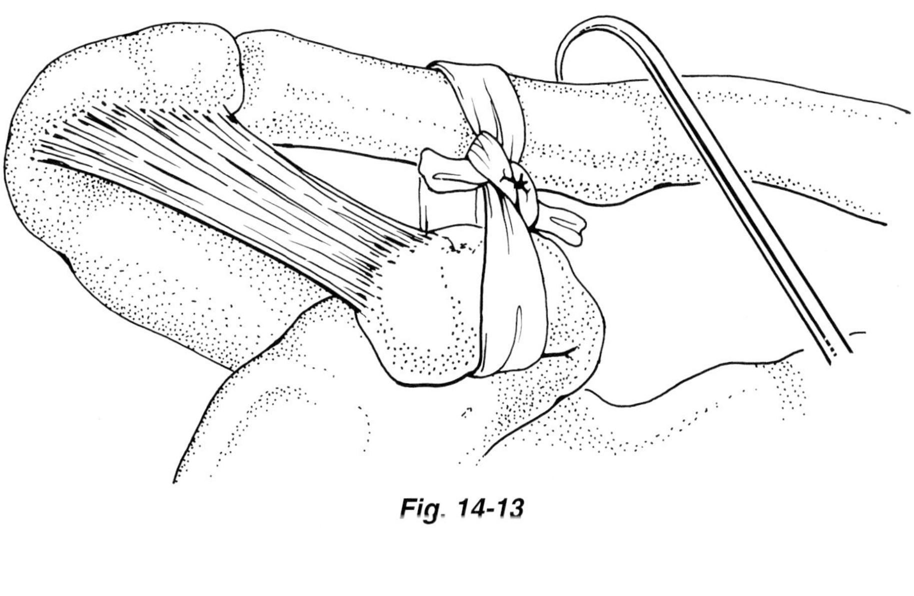

Fig. 14-13

Referências

1. Allman F: Fractures and ligamentous injuries of the clavicle and its articulation. J Bone Joint Surg [Am] 49:774, 1967
2. Rockwood CA: Injuries to the acromio-clavicular joint. pp. 680-910. Rockwood Green (eds): In Fractures in Adults. JB Lippincott, Philadelphia, 1984
3. Copeland SA, Kessel L: Disruption of the acromio-clavicular joint. Surgical anatomy and biological reconstruction. Injury 208-14, 1980
4. Weaver JK, Dunn HK: Treatment of acromio-clavicular injuries. J Bone Joint Surg [Am] 54:1187-93

15

Osteotomia de Rotação Externa do Úmero Proximal

Indicações

A osteotomia de rotação externa do úmero proximal é indicada para a correção da deformidade de rotação interna secundária à lesão do plexo braquial. Estes pacientes perderam a força de rotação externa e conseqüentemente desenvolveram uma contratura de rotação interna. Clinicamente, eles poderão não ser capazes de levar a mão até a boca, e durante a flexão do cotovelo, vão girar o ombro internamente e tocar com a mão o abdômen ou o tórax.

Este procedimento é também indicado para a correção da deformidade de rotação interna que é secundária à consolidação viciosa de fratura e à estabilização de luxação anterior. Tal estabilização é mais usualmente necessária quando parte da patologia da luxação é devida a lesão de Hill-Sachs grande na cabeça umeral posterior (Fig. 15-1). Portanto, após a osteotomia rotacional, o defeito da cabeça umeral é deslocado mais posteriormente, e quando o úmero é rodado externamente, o defeito não irá mais passar sobre o lábio anterior do glenóide (Fig. 15-2). Se a operação tiver sido feita para esta indicação, o subescapular deverá ser então encurtado ao mesmo tempo para compensar o seu aumento do comprimento relativo durante a rotação interna da cabeça umeral em relação à diáfise.

Mesmo se a luxação não estiver associada ao defeito de Hill-Sachs, a osteotomia de rotação externa poderá ser usada como uma técnica de estabilização. Kronberrg e Brostrom[1] usaram uma técnica radiográfica modificada para estudar ombros de voluntários normais e indivíduos com uma instabilidade recidivante e mostraram maior grau de retrotorsão nos normais quando comparados com os pacientes com instabilidade anterior (26 graus). Eles recomendam que se o ângulo de retrotorsão estiver significativamente reduzido, uma osteotomia de rotação externa será o procedimento corretivo de escolha.

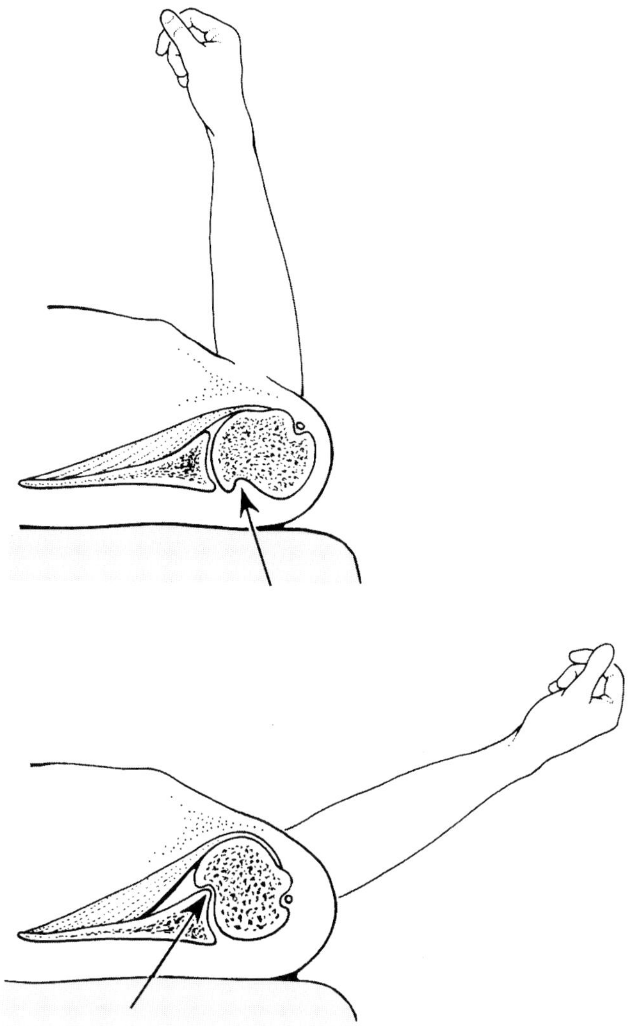

Fig. 15-1

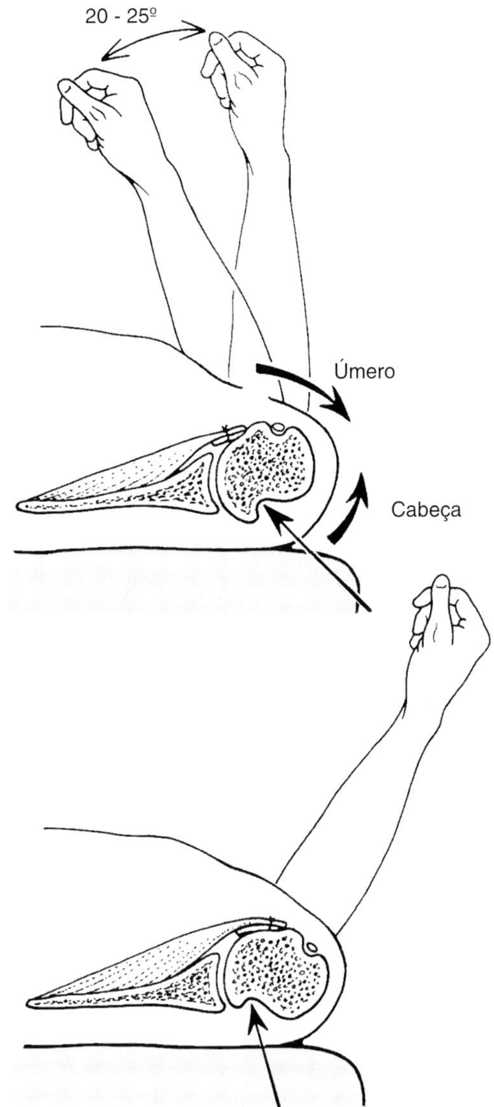

Fig. 15-2

Investigação Pré-Operatória

Os métodos de investigação pré-operatória específicos dependem da indicação para cirurgia. Se uma lesão de Hill-Sachs precisar ser demonstrada, esta será mais facilmente observada na incidência ântero-posterior com 60 graus de rotação interna, mas esta também poderá ser demonstrada com a incidência de Striker e com a incidência "axilar" tipo *west point*. A incidência de Stripp é feita com o paciente na posição supina e 30 graus de inclinação caudal.[2] Se houver qualquer dificuldade na demonstração do defeito de Hill-Sachs nas radiografias simples, a varredura por tomografia computadorizada (TC) mostrará isto facilmente.

Se a osteotomia rotacional estiver sendo feita devido a uma contratura de rotação interna, deve ser explicado ao paciente que ele perderá amplitude de movimento, ou seja, embora ele ganhe alguma rotação externa, alguma perderá alguma rotação interna e, conseqüentemente, poderá ter dificuldade em vestir calças compridas, roupas íntimas e para ir ao banheiro. Isto pode ser de grande importância se o outro ombro não estiver normal.

Técnica

A parte distal do acesso deltopeitoral é usada centralizada na inserção do peitoral maior.

O tendão do subescapular é exposto por retração do deltóide súpero-lateralmente e dos músculos do tendão-conjunto do processo coracóide medialmente. Se a cirurgia estiver sendo feita devido a uma luxação anterior decidivante do ombro, o subescapular será dividido neste estágio e a articulação aberta. Entretanto, se esta estiver sendo feita devido a uma contratura de rotação interna, o subescapular é deixado intacto. O tendão da cabeça longa do bíceps está localizado ao longo do aspecto ântero-medial da diáfise umeral, e uma incisão periosteal vertical é então feita ao lado do tendão e a parte proximal da diáfise umeral é exposta. Uma placa semitubular de AO de seis orifícios é dobrada com um martelo em uma extremidade, e parte entre os dois orifícios mais próximos da extremidade é completamente achatada (Fig. 15-3). A placa é dobrada entre o segundo e o terceiro orifícios mais próximos da extremidade achatada, formando um ângulo de 80 a 85 graus.

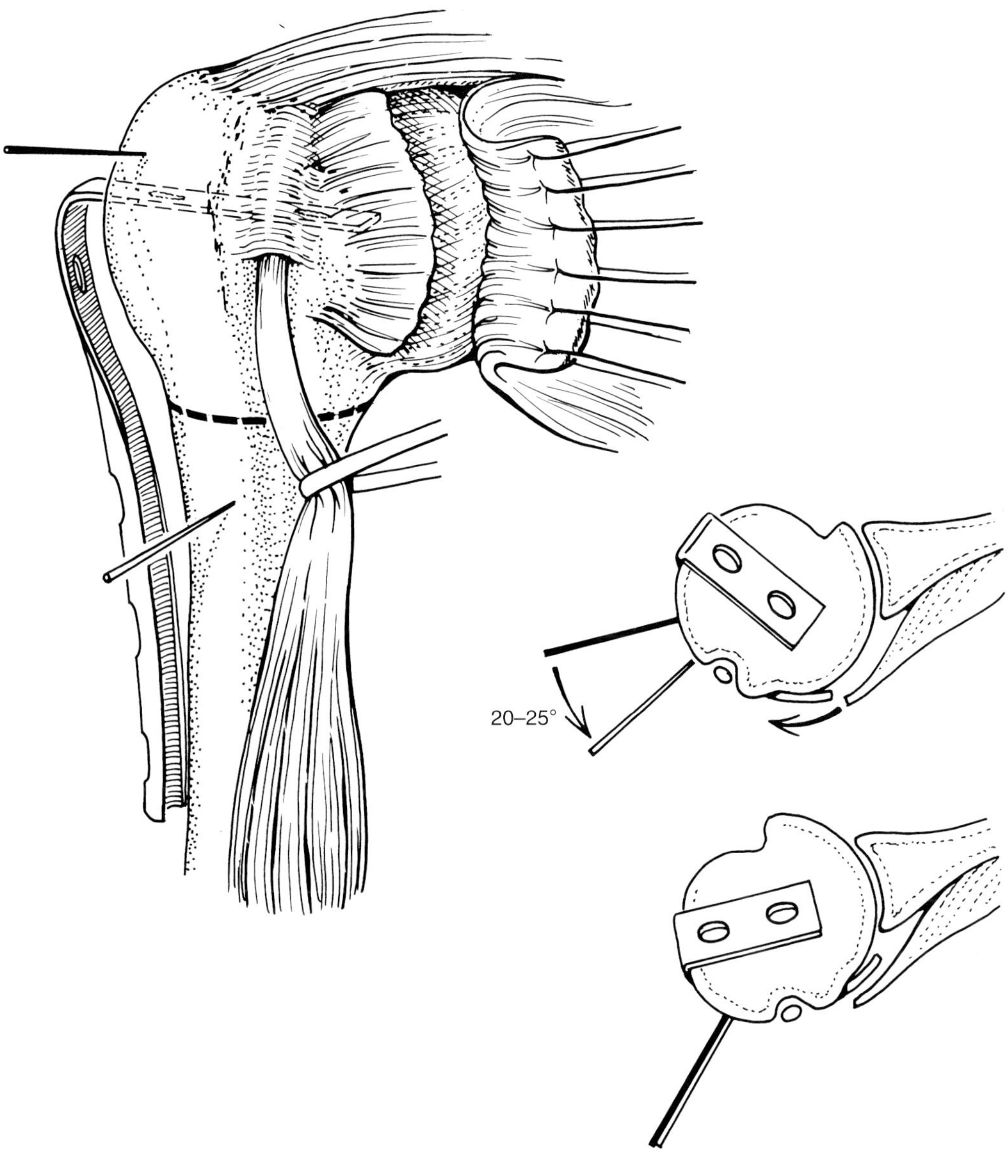

Fig. 15-3

A porção laminar da placa é direcionada para a metade da cabeça umeral, aproximadamente 25 graus posterior ao plano frontal. Dois fios-guia para orientação são colocados então um próximo à placa na cabeça umeral e o outro distal à osteotomia e angulado 25 graus anterior ao pino proximal (Fig. 15-4). Após a osteotomia, os fragmentos são girados para deixar os pinos no mesmo plano vertical, assegurando a quantidade correta das rotações. O sítio da osteotomia se encontra acima da inserção do deltóide e próximo da extremidade superior da inserção do peitoral maior. Após a osteotomia, a placa é direcionada no restante da trajetória e a cabeça é internamente girada sobre a diáfise umeral em aproximadamente 25 graus. Parafusos corticais são usados para fixar a placa à diáfise distal (Fig. 15-5). Se o tendão subescapular precisar ser encurtado, isto deverá ser feito neste estágio. O encurtamento é necessário para limitar a rotação externa da cabeça umeral, compensando a redundância da estrutura anterior que é produzida pela osteotomia rotacional e conseqüentemente evitando um ponto de contato da lesão de Hill-Sachs contra a borda anterior do glenóide. O ferimento é fechado por placas da maneira usual com um dreno de sucção.

Tratamento Pós-Operatório

Uma tipóia é usada por três semanas, mas o movimento é iniciado assim que o paciente se sentir confortável para fazê-lo. A atividade completa e os exercícios ativos contra a resistência poderão começar após seis semanas, dependendo da união da osteotomia.

Complicações

A recorrência de pseudo-artrose foi descrita neste local, mas é muito menos freqüente após o uso de uma placa semitubular com parafusos excentricamente colocados para melhorar a compressão. A ocorrência de fratura da ponta distal da placa foi descrita e poderá ser evitada pela remoção profilática da placa.

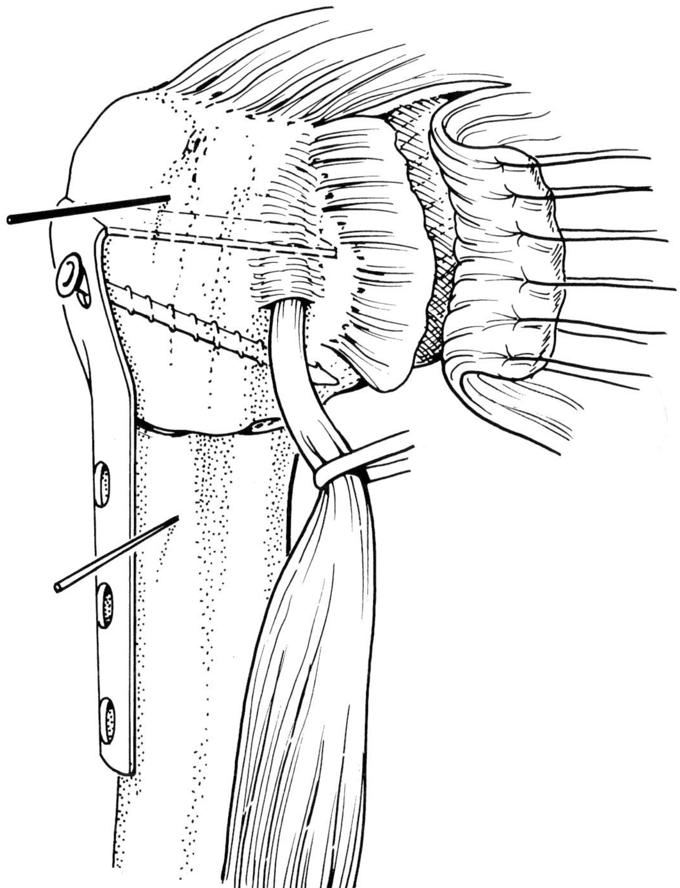

Fig. 15-4

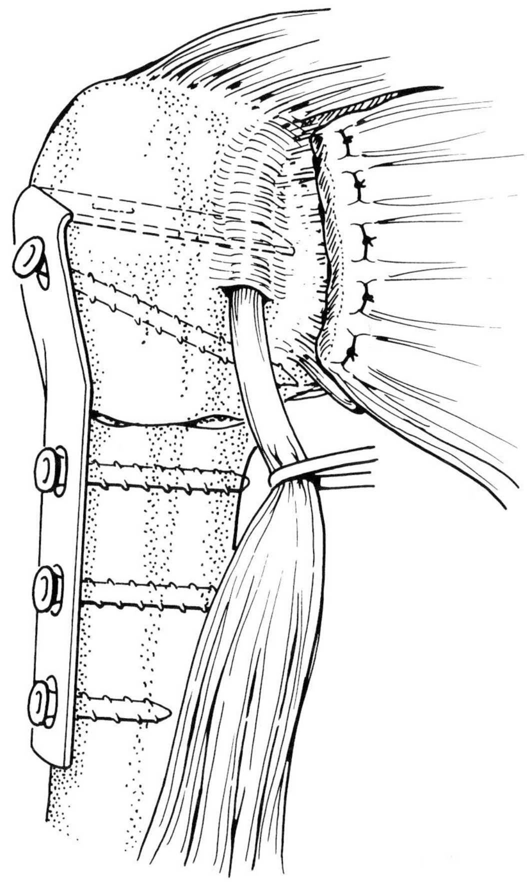

Fig. 15-5

Referências

1. Kronberg M, Brostrom LA: Humeral head retroversion in patients with unstable humero-scapular joint. Clin Orthopaed 260:207-11, l990
2. Stripp WJ: Special Techniques in orthopaedic Radiology. Churchill Livingstone, Edinburgh, 1979

Literaturas Sugeridas

Soderlund V, Kronberg M, Brostrum LA: Radiological assessment of humeral head retroversion: description of a new method. Acta Radiologica 30:501-5, 1989

Wetber BG, Simpson LA, Hardegger F: Rotational humeral osteotomy for recurrent anterior dislocation of the shoulder associated with a large Hill Sachs lesion. J Bone Joint Surg [Am] 68:1443-9, 1984

16

Osteotomia Dupla

Alexander Benjamin

A dor de ombro proveniente de uma patologia na articulação glenoumeral poderá ser aliviada por uma osteotomia sem deslocamento do colo da escápula e do colo cirúrgico do ombro. Não são necessários técnica ou um equipamento sofisticado de sala de operação. A operação é de curta duração, o alívio da dor ocorre geralmente em mais ou menos um dia e uma tipóia é usada por alguns dias.

Este procedimento foi usado com sucesso para a dor proveniente de osteoartrite, osteonecrose ou artrite reumatóide tanto adulta quanto juvenil.

Histórico

A dor proveniente de artrite no quadril era tratada por osteotomia femural entre 1935 e 1967.[1]

As osteotomias em varo, valgo e sem deslocamento resultaram em alívio da dor com uma melhora na aparência radiográfica do osso subcondral e alargamento do espaço da articulação em 75% dos pacientes. O mero corte do osso pareceu ser benéfico.

A partir de 1961, a osteotomia dupla com e sem deslocamento do joelho alcançou um êxito similar, com a vantagem de serem úteis na artrite reumatóide ativa, diferentemente da osteotomia do quadril.

Em 1967 a osteotomia dupla foi testada no ombro. O alívio da dor foi alcançado sem alguns dos problemas encontrados na extremidade inferior, onde a deformidade pode ser o principal problema nestas articulações, que suportam peso.

Indicações

A osteotomia dupla do ombro é indicada quando há o surgimento da dor na articulação glenumeral, na osteoartrite ou na artrite reumatóide. A dor é prolongada, geralmente interfere no sono e não é aliviada por medidas não cirúrgicas. A perda de sono devido a dor noturna, que poderá pesar na decisão de realizar ou não uma cirurgia, é algumas vezes aliviada por medidas tão simples quanto o rearranjo de travesseiros ou o ato de pendurar o membro para fora da cama (Fig. 16-1) Dor no ombro proveniente de outros locais além da articulação glenoumeral afetada deverá ser tratada primeiro.

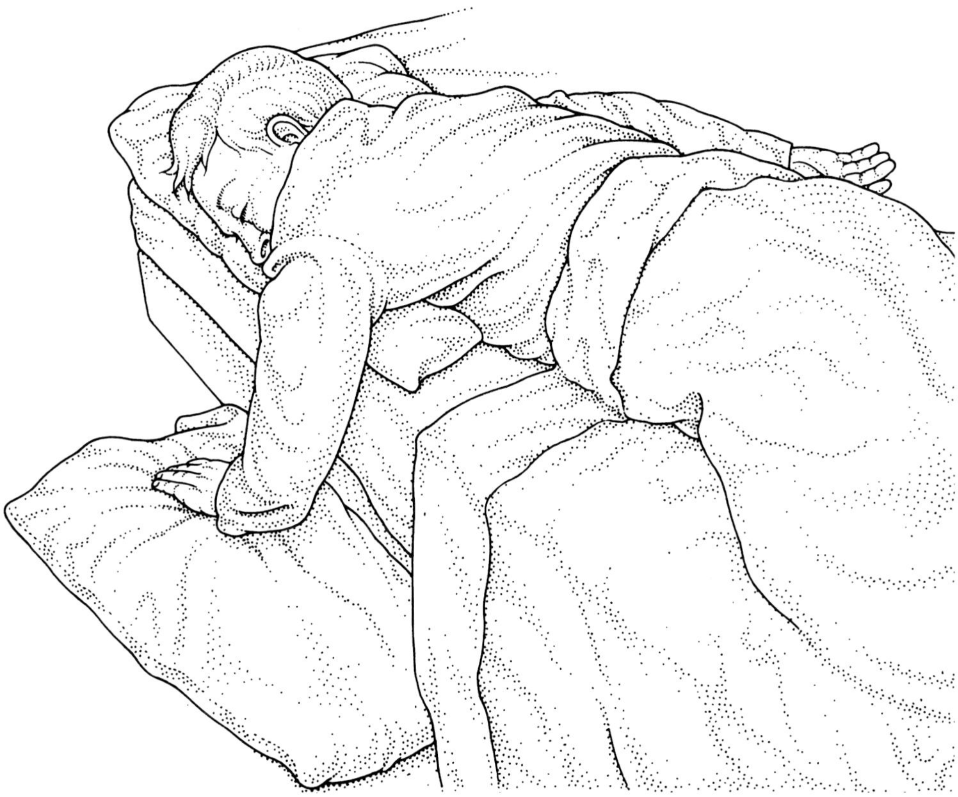

Fig. 16-1

Geralmente, existe uma lesão óssea óbvia. Uma lesão grave não é uma contra-indicação para osteotomia dupla. A cabeça umeral elevada freqüentemente reassume sua relação normal com o glenóide após a osteotomia dupla.

Investigação Pré-Operatória

Um histórico cuidadoso, o exame e talvez uma injeção de anestésico local deverá confirmar que a fonte de dor está na articulação glenoumeral. Além disso, nenhuma preparação pré-operatória especial ou sangüínea é necessária.

Posição do Paciente

A posição do paciente é crítica e é supervisionada pessoalmente pelo cirurgião antes de ser feito o preparo da pele da área a ser operada.

O paciente é colocado na posição de decúbito dorsal, e um pequeno coxim é colocado sob a borda medial da escápula, bem distante do ombro. Não pode ser um travesseiro nem um saco grande, somente um pequeno coxim, pois desta forma o ombro é elevado por pressão sobre a escápula na região medial, sem pressão abaixo da própria articulação do ombro (Fig. 16-2). Um travesseiro ou um saco em baixo do ombro não servem para posicionar o ombro satisfatoriamente, e há aumento do sangramento desnecessário.

O paciente é colocado do lado contralateral da mesa de forma que o braço ipsolateral se encontra na própria mesa (Fig. 16-3).

A atenção meticulosa aos detalhes facilita a operação.

Campos estéreis são aplicados de forma que o ombro inteiro e a axila, a parte da frente e a parte de trás, fiquem expostas. A extremidade superior é preparada com um campo separadamente desde os dedos, até a metade entre o cotovelo e ombro de forma que a extremidade superior possa ser manipulada livremente durante a cirurgia.

O primeiro assistente se posiciona próximo à cabeça do paciente, e o segundo fica sentado ou se posiciona próximo à mão para controlar e mover o braço à medida que for necessário.

Técnica

A técnica para exposição da articulação glenoumeral da parte frontal descrita aqui está baseada naquela ensinada por David Trevor, que foi aluno do próprio Bankart. A articulação do ombro é acessível e aparentemente próxima da superfície quando acessada desta forma.

Anestésico

Um anestésico geral com intubação é usado. A cabeça é envolvida com campos de forma que o anestesista possa se manter longe do paciente, não havendo desta forma interferência com a área de operação.

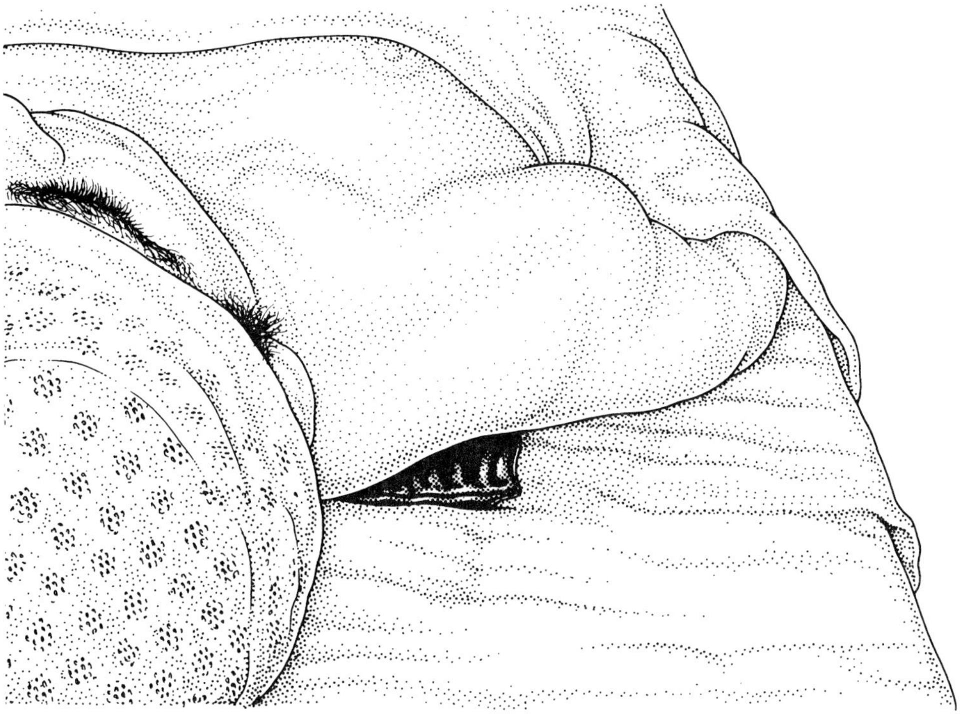

Fig. 16-2

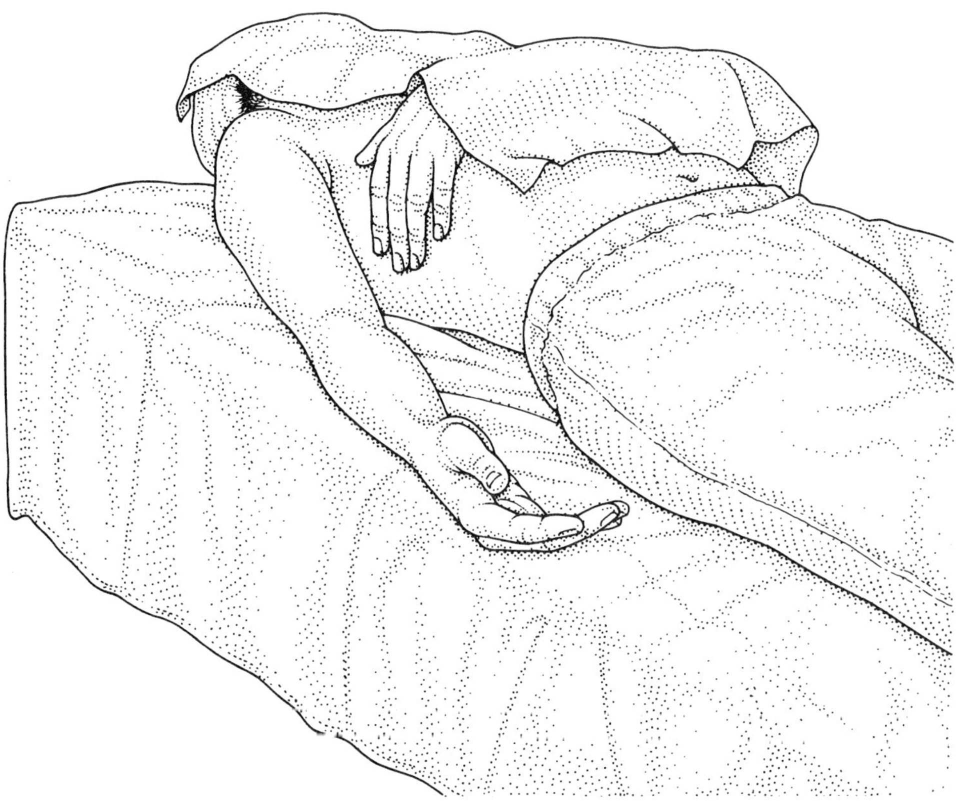

Fig. 16-3

Incisão

O processo do coracóide é apalpado abaixo do músculo do deltóide, meia polegada lateral à sua borda mediana. A incisão de pele é paralela e meia polegada lateral ao sulco deltopeitoral (Fig. 16-4).

O deltóide é dividido alinhado com a incisão de pele, meia polegada lateral ao sulco deltopeitoral, evitando assim a veia cefálica. Se o ombro for exposto através do sulco deltopeitoral, as tentativas de preservação da veia cefálica podem acabar resultando no seu sacrifício. A denervação desta faixa fina do deltóide por esta incisão não causa perda da função. A incisão do deltóide é feita alinhadamente com as fibras musculares e pode ser realizada de forma romba. A fáscia clavipeitoral rapidamente entra no campo de visão e o deltóide é retraído.

A borda lateral do tendão do coracobraquial e da cabeça curta do bíceps é definida e a fáscia clavipeitoral é incisada ao longo desta borda, a partir do processo coracóide distalmente. A origem dos tendões do coracobraquial e da cabeça curta do bíceps é neste momento imobilizada. Retratores pontudos de Trethowan são colocados em ambos os lados do coracóide, e a ponta é removida juntamente com a origem dos tendões, com um osteótomo. No fechamento da ferida, uma lasca óssea como esta provavelmente se reinsere mais satisfatoriamente que o tendão sozinho.

O plexo braquial e os vasos se encontram medialmente a estes tendões. Evita-se a dissecção medial à sua borda lateral. Uma pequena compressa é colocada abaixo dos tendões; um retrator cego retrai medialmente o coracóide e os seus músculos inseridos, com a extremidade do retrator na compressa, protegendo desta forma o plexo e os vasos. Tanto o cirurgião quanto o seu auxiliar deverão observar cuidadosamente a compressa para assegurar que esta será removida mais tarde.

O músculo subescapular é revelado, e o segundo assistente gira a extremidade superior. Na rotação mediana, a inserção do subescapular no úmero é observada. A partir desta inserção de cerca de uma polegada medialmente, o subescapular é fusionado com a cápsula. A extremidade superior é neste momento girada externamente; a cápsula e o subescapular se separam duas a três polegadas a partir da inserção, e é neste local que o subescapular será dividido. A extremidade distal na profundidade da incisão é examinada e o grupo de vasos umerais circunflexos e nervos é observado. Bem próximo a este grupo se encontra o limite distal da incisão feita dentro do subescapular e mais tarde dentro da cápsula. As pontas fechadas de uma pinça de Spencer-Wells grande são inseridos proximalmente na direção distal, dentro e abaixo do subescapular, entre o subescapular e a cápsula, emergindo bem próximo ao grupo circunflexo de vasos e nervos (Fig. 16-5).

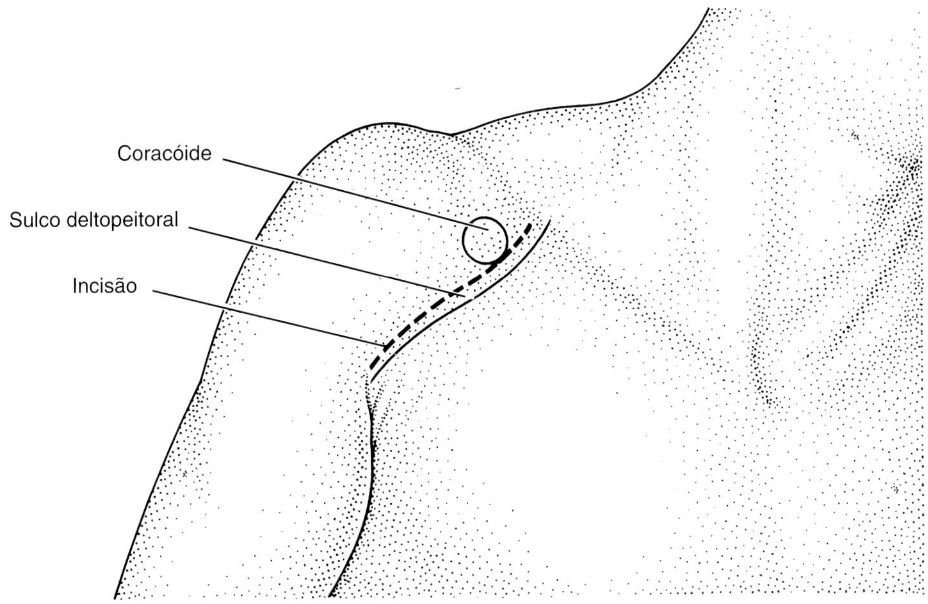

Fig. 16-4

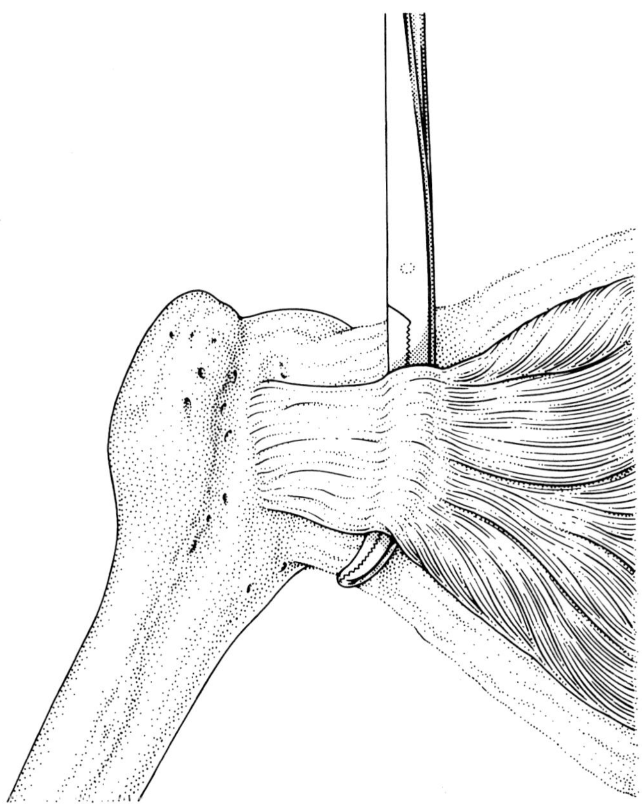

Fig. 16-5

Uma sutura de reparo é inserida dentro do subescapular medianamente à pinça. O subescapular é incisado em ângulo reto às suas fibras, com o corte realizado sobre a pinça. O ventre do subescapular é retraído medialmente com a sutura de reparo, expondo a cápsula. A cápsula é incisada na linha da incisão dentro do subescapular. Hirschowitz expôs o ombro através de uma incisão transversal no subescapular alinhada com suas fibras (comunicação pessoal).

O segundo assistente gira então a extremidade superior medianamente e lateralmente para visualizar a cabeça umeral. O deslizador de Bankart é inserido para elevar a cabeça umeral como uma alavanca, distante do glenóide, e então expor a superfície articular do glenóide.

Osteotomia Escapular

O plano da superfície articular do glenóide é observado, e a partir disto a anatomia do colo da escápula é visualizado. Retratores pontudos de Trethowan são inseridos acima e abaixo do colo da escápula. Um osteótomo, de 1¼ a 1¾ de polegada de largura, dependendo do tamanho da escápula, é inserido do colo da escápula 3/8 de polegada a partir da articulação. Este osteótomo é inserido paralelamente ao plano da superfície articular do glenóide e direcionado através do colo da escápula para bem próximo da cortical posterior. A osteotomia é concluída através da osteoclasia pela angulação do osteótomo, movendo o seu cabo lateralmente, e então, separando a superfície articular anterior da escápula contígua, quebrando a cortical posterior (Fig. 16-6).

Osteotomia Umeral

O colo cirúrgico do úmero é exposto bem próximo ao grupo circunflexo. Um osteótomo largo é inserido em ângulo reto diáfise e direcionado até chegar próximo da cortical posterior.

A cortical posterior é submetida a uma osteoclasia através da angulação do osteótomo. Taylor e Haroon[2] omitiam esta manobra, deixando a cortical posterior intacta, tanto na escápula quanto no úmero.

A cápsula e o subescapular são suturados individual e livremente. Se houver uma deformidade significativa de rotação interna, poderá ser deixada sem suturação; uma suturação apertada limita a rotação externa. A ponta do coracóide é reinserida através da coaptação da fáscia clavipeitoral com suturas absorvíveis, uma em cada um dos lados. A compressa pequena é removida. O restante da ferida é fechado por planos. A drenagem da ferida não é aconselhável e a drenagem a vácuo causa uma perda sangüínea desmedida do osso esponjoso exposto, devendo desta forma ser evitada.

É feito um curativo na ferida, e uma tipóia de braço completa é aplicada.

Este é um procedimento operatório simples e geralmente dura menos de 30 minutos a partir da incisão até aplicação da tipóia.

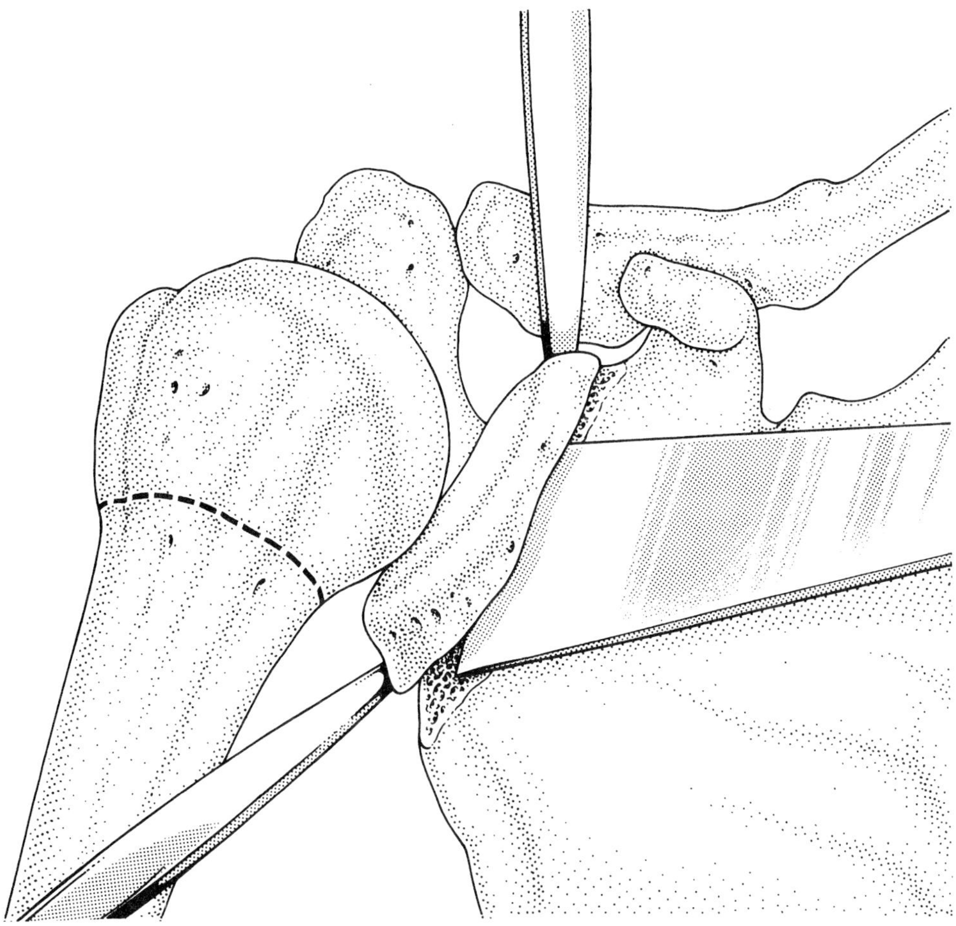

Fig. 16-6

Tratamento Pós-Operatório

É permitido ao paciente levantar. O ombro é mobilizado assim que o desconforto permite fazê-lo. Geralmente, a dor artrítica é aliviada imediatamente, e a tipóia é descartada dentro de 10 dias.

Resultados

Abaixo estão sete pequenas séries avaliadas simplesmente de acordo com o alívio da dor.

	Ombros	Melhora Considerável, Indolor ou com Pouca Dor
Benjamin *et al.*[3]	29	25
Jaffe and Learmonth[4]	32	29
Gschwend[5]	13	9
Widhalm *et al.*[6]	4	3
Taylor and Haroon[2]	14	12
Kelly*	11	10
Beacon and Hirschowitz[7]	17	15
	120	103

O alívio da dor é normalmente aparente nos primeiros dois dias pós-operatórios e geralmente é de longa duração. O primeiro paciente a se submeter a esta osteotomia, em 1967, devido a uma dor causada por uma artrite reumatóide, ainda está sem dor em 1991.

A amplitude de movimento combinado glenoumeral e escapulotorácico aumenta consideravelmente no paciente consciente. Foi registrado um aumento significativo na abdução na maioria dos ombros em que a dor foi aliviada. As rotações pré- e pós-operatórias foram medidas em duas séries, a de Jaffe and Learmonth,[4] em que nos 29 ombros foi registrado um ganho de 25 graus em média, e a de Kelly (comunicação pessoal, 1991), que em 10 ombros foi registrado o ganho de 20 graus em média em cada uma das rotações, interna e externa, resultando num ganho em média de 40 graus de rotação. As variações no ganho de rotação podem ser devido a técnica operatória; é melhor suturar a cápsula e o subescapular livremente ou deixá-los sem sutura para evitar a limitação da rotação externa.

As complicações são poucas e não são sérias. Na série do autor, ocorreu uma pseudo-artrose umeral em um ombro anquilosado. O paciente ficou muito contente com o aumento amplitude de movimento, que ocorreu na pseudo-artrose. Jaffe and Learmonth[4] obtiveram duas pseudo-artroses umerais, que consolidaram após a fixação interna. O método de Taylor e Haroon[2] de osteotomia parcial pode evitar a pseudo-artrose. Dos 11 casos de Kelly, cinco não tinham manguito rotatório; a condição dos manguitos rotatórios não foi registrada em outras séries. Quando a cabeça umeral está elevada, ela reassume a relação correta com glenóide após uma osteotomia de êxito.

Conclusões

A osteotomia alivia a dor e suprime a atividade reumatóide local, como foi observado através da regressão pós-operatória imediata do tecido sinovial inchado e quente. Nós não sabemos ainda o mecanismo pelo qual isto ocorre. Pode ser uma interferência dos sinusóides subcondrais grandes, que ocorre na artrite; a divisão de nervos; o efeito da consolidação óssea; ou algum outro processo desconhecido. A osteotomia dupla do ombro é um procedimento operatório simples e barato que requer uma permanência curta no hospital. As complicações são poucas, e a operação não impede a colocação de uma prótese total posteriormente. Em sete grupos totalizando 120 ombros, 103 (86%) tiveram um alívio significativo da dor, e a maioria obteve um aumento vantajoso na amplitude de movimento.

Referências

1. Nissen K: The rationale of early osteotomy for idiopathic coxarthrosis. Clin Orthop 77:98-104, 1971
2. Taylor AR, Haroon M: The role of partial double osteotomy of the shoulder. Paper presented at Royal Society of Medicine, Registrar's meeting, 1991
3. Benjamin A, Hischowitz D, Arden GP: The treatment of arthritis of the shoulder | y double osteotomy. Int Orthop (SICOT) 3:211-6, 1979
4. Jaffe R, Learmonth ID: Benjamin double osteotomy for arthritis of the gleno-humeral joint. pp. 52-9. In: Rheumatology. Karger, Basel, 1989
5. Gschwend N: Surgical Treatment of Rheumatoid Arthritis. Thieme 1980
6. Widhalm von R, Wanivenhaus A, Markowski HP, Hackel H: Studie der Fruhergebnisse der Doppelosteotomie des Schultergelenks. Orthopadische Praxis. pp. 484-6. Sonderdruck aus Heft 6, 1982

Literaturas Sugeridas

Benjamin A: Doppelosteotomie am Schultergelenk. Orthopade 10:123, 1981

Benjamin A: Double osteotomy of the shoulder. Scand J Rheumatol 3:65, 1974

Benjamin A, Helal B: Double osteotomy of the shoulder. pp. 100-5. In: Surgical Repair and Reconstruction in Rheumatoid Disease. Macmillan, London, 1980

Gschwend N, Kentsh A: Surgery of the Rheumatoid Shoulder, Double osteotomy. pp. 277-8. In Bateman, Welsh (eds): Surgery of the Shoulder. Mosby, London, 1984

17

Artroplastia Total do Ombro

Indicações

A substituição total do ombro está indicada para dois grupos diagnósticos principais:

1. Artrite reumatóide
2. Osteoartrite (primária e secundária)

Entre as causas de osteoartrite secundária estão os efeitos de um trauma antigo, artropatia pós-luxação, artropatia da ruptura do manguito, displasia congênita, os efeitos de sepse antiga e osteonecrose. Mais raramente, a cirurgia é indicada para tumores e para cirurgias malsucedidas (incluindo a revisão da prótese anterior). Qualquer que seja a causa do processo destrutivo na superfície articular, o resultado global permanece o mesmo, que é dor crescente e rigidez. A indicação irrefutável para cirurgia é dor incontrolável com perda da função. As expectativas para a substituição do ombro são melhores que para as substituições da articulação do membro inferior. Se no joelho e no quadril a articulação ficar estável e sem dor, com dois terços de extensão do movimento, este é considerado um excelente resultado. No ombro, entretanto, estar estável e sem dor não é o suficiente. Esta é a articulação mais móvel no corpo, e conseqüentemente é esperada uma amplitude de mobilidade muito maior. Os resultados da substituição do ombro dependem quase inteiramente da adequação dos tecidos moles e da musculatura, e da restauração da geometria anatômica da articulação. Isto não é tão facilmente alcançado no ombro como no quadril ou no joelho. Durante a avaliação de um ombro, antes da substituição, freqüentemente pensa-se que há uma perda completa do manguito rotatório. Realmente pode haver perda da função do manguito rotatório, mas isto não implica a sua descontinuidade. Freqüentemente, devido a grande erosão nas superfícies da articulação, o centro de rotação é medializado e conseqüentemente o manguito rotatório perde a função. Se o manguito rotatório tiver perdido sua ação, o deltóide não oposto então tem sua resolução de forças direcionada superiormente, e conseqüentemente ocorre uma subluxação direcionada para cima na cabeça humoral. Se este processo puder ser revertido através da lateralização do centro de rotação pelo retensionamento tanto do manguito quanto do deltóide, uma restauração da função pode ser esperada. Infelizmente, na maioria das articulações gravemente afetadas, ocorrem alterações adaptativas devido ao tempo prolongado, ou seja, o encurtamento dos músculos do manguito rotatório; entretanto, a restauração completa da geometria através da lateralização do centro de rotação não é possível, pois os tecidos moles não podem ser alongados adequadamente até a posição anatômica.

Em casos mais graves, a perda do manguito rotatório poderá realmente ser verdadeira e completa. Nesta situação, poderá ser sensato considerar apenas uma hemiartroplastia porque a incidência de frouxidão do glenóide em face da perda completa do manguito rotatório é maior. Isto pode ser conjeturado apenas numa base mecânica. Se o manguito rotatório não estiver presente, a cabeça umeral deverá sofrer subluxação superiormente. Se a substituição do glenóide for feito então na posição anatômica, um movimento descoordenado ou oscilante aumenta a chance de frouxidão. Os resultados de hemiartroplastia em relação ao reposicionamento total não são muito diferentes, o que é muito interessante. Entretanto, foi mostrado que a hemiartroplastia por si só não alivia completamente a dor, o que é obtido através da substituição total.

Todas as substituições de ombro, de qualquer tipo, necessitam de uma boa reserva óssea para a fixação do componente glenóide. Se uma erosão medial do glenóide tiver ocorrido de forma que a erosão alcança a base do coracóide, é improvável então que a acomodação adequada do componente glenóide seja obtida, e poderá ser melhor aceita nesta situação apenas a hemiartroplastia.

Contra-indicações

As contra-indicações são muito similares àquelas para substituição de uma articulação em qualquer local.

1. *Sepse.* Se houver qualquer foco séptico persistente, este deverá ser tratado antes de ser realizada a cirurgia. Se tiver havido qualquer problema de infecção óssea profunda devido a uma cirurgia prévia, o cirurgião deverá estar certo de que esta foi erradicada.
2. *Articulação instável.* Se a articulação estiver instável antes da substituição do ombro, quase certamente permanecerá instável após a substituição. Por exemplo, uma subluxação dolorosa secundária a uma paralisia do plexo braquial poderia ser melhor resolvida por artrodese
3. *Articulação tipo Charcot.* Se houver perda sensorial dentro da articulação, tal como ocorre na siringomielia, a proporção de falência a longo prazo e afrouxamento da articulação poderá ser inaceitavelmente alta.

Substituição do Ombro Tipo Neer

Charles Neer contribuiu em grande escala para o trabalho pioneiro de artroplastia de substituição do ombro, e a maior série relatada na literatura é sem dúvida sua série pessoal com o acompanhamento mais longo.[1,2] Muitos outros modelos de próteses de ombro foram produzidos com modificações relativamente pequenas. As variações mais comuns incluem modularidade da fixação da cabeça umeral com base cimentada e fixação sem cimento do componente umeral, modularidade do componente glenóide e muitas variações diferentes de fixação do glenóide. Uma instrumentação cada vez mais sofisticada está disponível tanto para o alinhamento do componente umeral quanto do glenóide. Deve ser feita referência a uma literatura mais específica para técnicas de implantação individual em cada modelo. A seguir está descrita a técnica operatória de prótese tipo Neer básica.

Investigação Pré-Operatória

Radiografias de boa qualidade são essenciais para avaliar a disponibilidade da reserva óssea. Deverá ser obtida pelo menos uma visualização ântero-posterior e uma visualização axilar. Se quaisquer outras investigações mais sofisticadas estiverem disponíveis, serão úteis. Por exemplo, se o grau de erosão do glenóide não estiver claro, uma tomografia computadorizada (TC) é muito útil para avaliar a extensão de disponibilidade óssea para a fixação do glenóide e para visualizar o grau de erosão posterior e anterior. É útil ter avaliado a articulação acromioclavicular para saber se esta é uma fonte de qualquer fração de dor em volta do complexo do ombro. Se os testes anestésicos locais indicarem que esta é a fonte do problema, uma artroplastia de excisão da articulação acromioclavicular poderá ser considerada ao mesmo tempo.

Posição do Paciente

A posição semi-sentado de cadeira de praia com o ponto do ombro se estendendo sobre o canto da mesa é usada. Toalhas dobradas são colocadas sob a escápula ipsolateral para segurá-la para frente. A mesa é ajustada para a posição semi-sentada com a parte superior do corpo elevada 30 a 40 graus e os joelhos elevados o suficiente para evitar que o paciente caia da mesa. Uma prancha de braço curto é presa do lado da mesa no nível do ombro, o que vai permitir a hiperextenção do braço para fora do lado da mesa durante a preparação para a inserção do componente umeral.

Técnica

O acesso deitopeitoral anterior estendido é usado como descrito no Capítulo 1.

O deltóide é retraído lateralmente, o peitoral é retraído medialmente e a fáscia clavipeitoral é incisada a partir do ligamento coracoacromial, se estendendo para baixo (Fig. 17-1). O espaço subacromial é desobstruído e a superfície inferior do deltóide é mobilizada de forma que esta possa ser elevada póstero-lateralmente com uma alavanca "como se estivesse tirando a capa do ombro". A parte lateral da inserção do músculo do coracóide pode ser dividida para aumentar o acesso.

Antes da abertura do ombro, a rotação externa máxima é alcançada pelo alongamento do subescapular na rotação externa do braço. Antes da abertura do subescapular, deve-se pensar sobre o eventual fechamento. Como previamente estabelecido, a articulação poderá se desgastar medialmente, e conseqüentemente o subescapular poderá ser adaptativamente encurtado. Se houver uma perda acentuada da rotação externa, então a subescapular poderá ser aumentado em comprimento durante a exposição para facilitar o fechamento com a rotação externa.

O subescapular é dividido aproximadamente 2 cm medialmente em relação ao sulco do bíceps (Fig. 17-2).

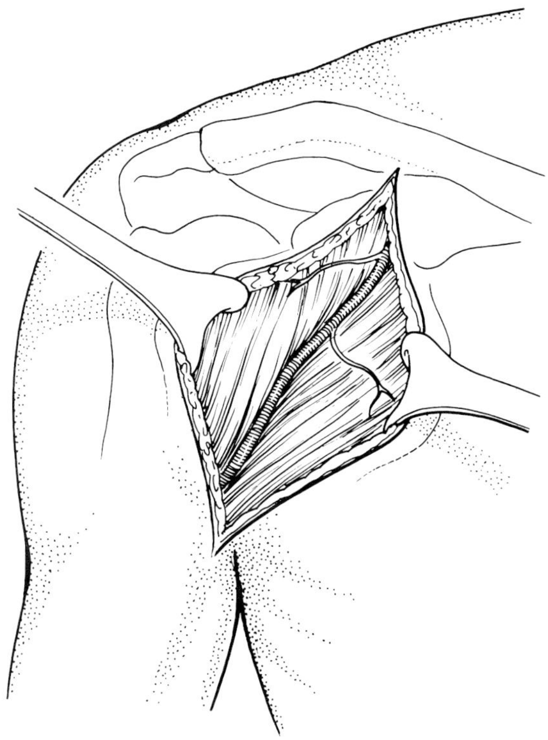

Fig. 17-1

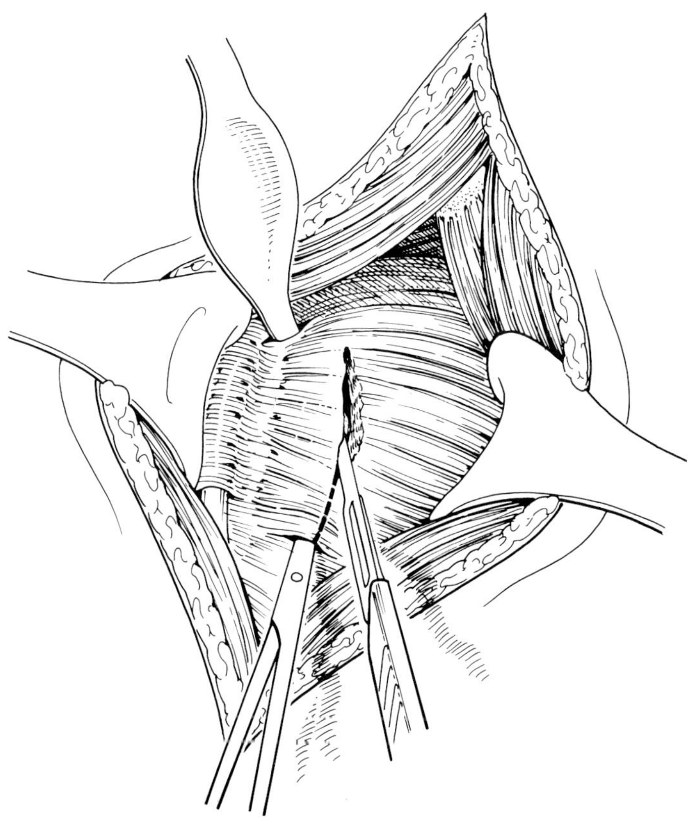

Fig. 17-2

Este complexo muscular pode ser aumentado em comprimento por uma incisão em forma de Z ou por uma incisão oblíqua do músculo (Fig. 17-3). As bordas musculares são seguradas com suturas de reparo, e a articulação é luxada anteriormente usando um deslizador de Bankart (Fig. 17-4). A divisão extensiva da cápsula inferiormente poderá ser necessária para que isto aconteça. Um elevador rombo deverá ser usado para proteger o nervo axilar inferiormente. A luxação anterior é auxiliada por uma rotação externa forçada do braço, mas particularmente num paciente reumatóide, isto deverá ser feito gentilmente para evitar a fratura do úmero. Os osteófitos são desbastados a partir da cabeça umeral para conseguir observar o colo anatômico do úmero.

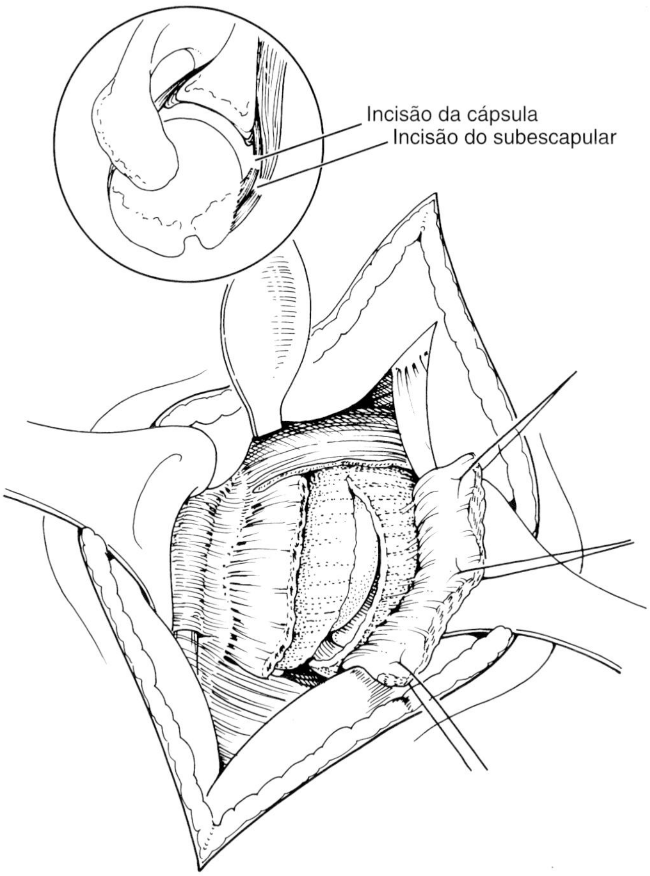

Fig. 17-3

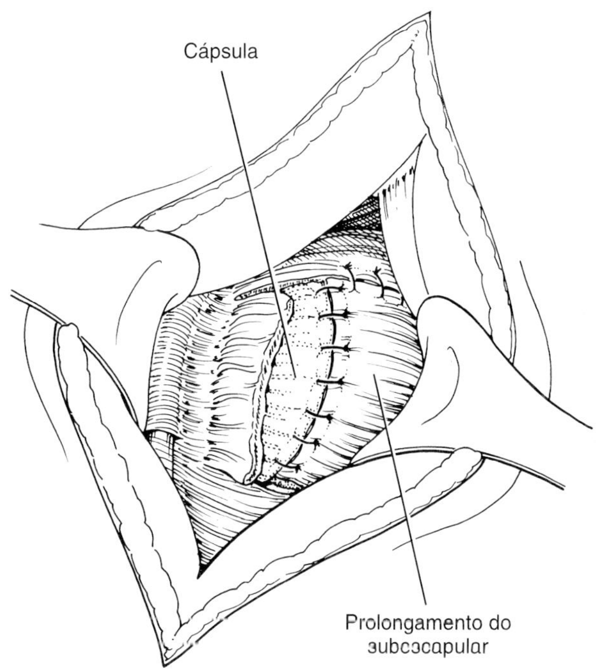

Fig. 17-4

Uma prótese de tentativa é usada para determinar o nível apropriado da osteotomia da cabeça umeral (Fig. 17-5). Porque uma erosão significativa da cabeça umeral poderá ter ocorrido, uma quantidade surpreendentemente pequena de osso poderá precisar ser removida. A cabeça protética deverá se estender levemente acima do nível da tuberosidade maior (é muito importante manter este comprimento); o grau de retroversão é medido pelo uso do antebraço com o cotovelo flexionado em ângulo reto como se fosse um goniômetro. A osteotomia deverá ser feita com 35 graus de retroversão em relação a diáfise (Fig. 17-6).

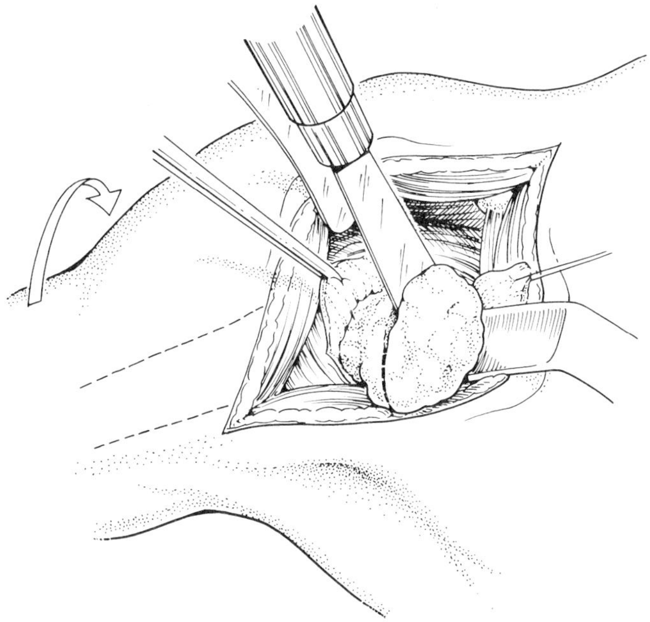

Fig. 17-5

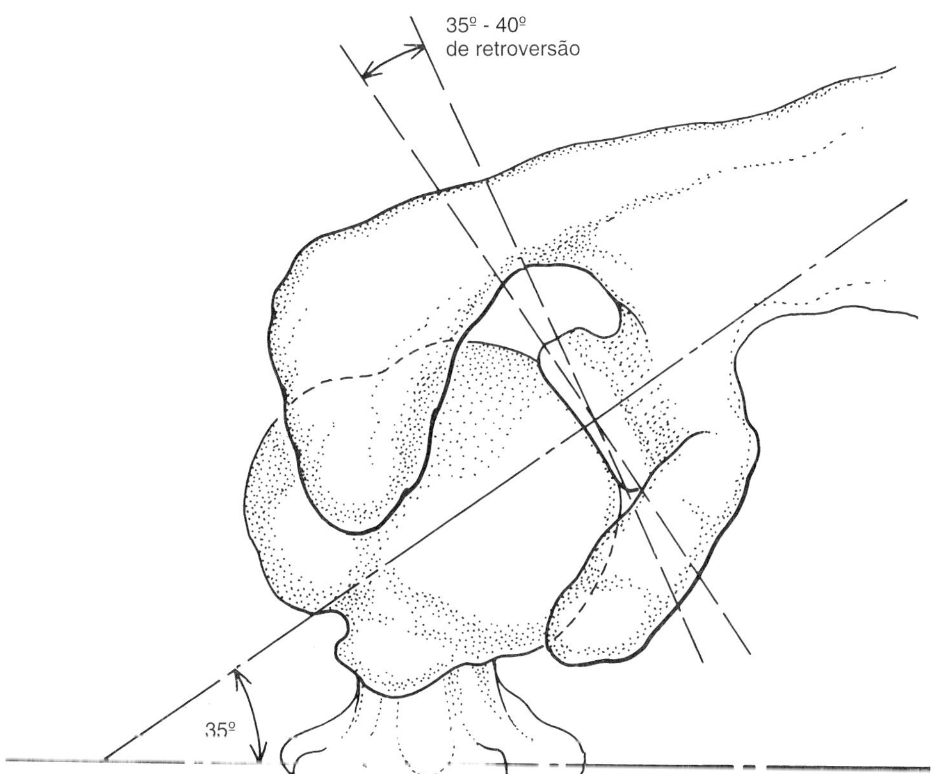

Fig. 17-6

O canal medular é preparado com presas dilatadoras e uma prótese de tentativa é inserida. O ombro é reduzido para avaliar a altura da prótese, articulação estabilizada, e a espessura da cabeça da prótese (Figs. 17-7 e 17-8).

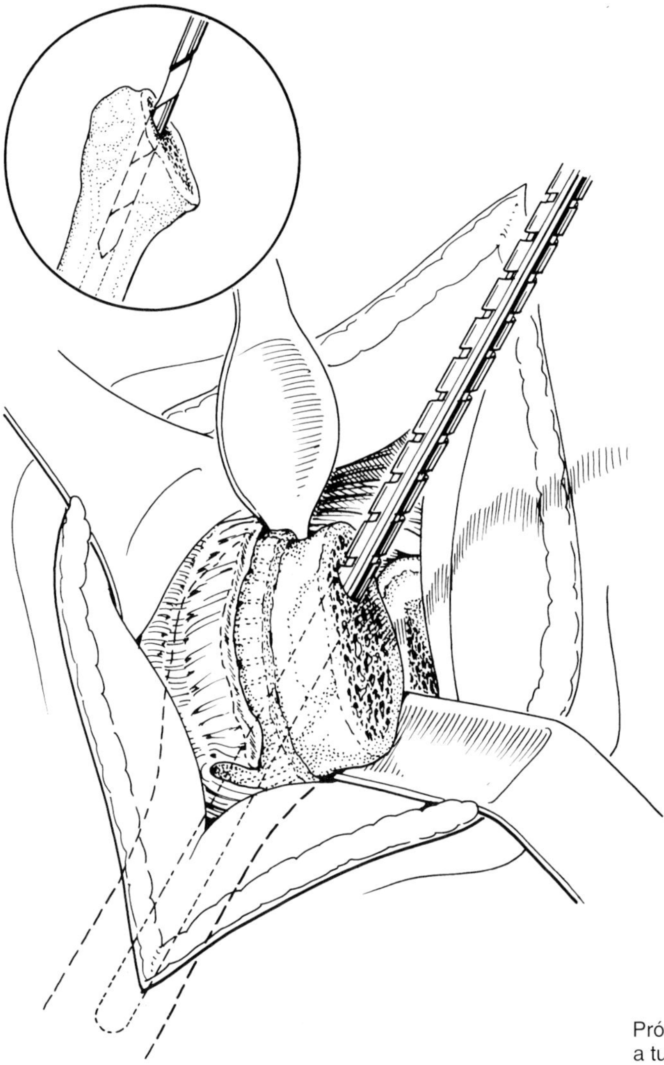

Fig. 17-7

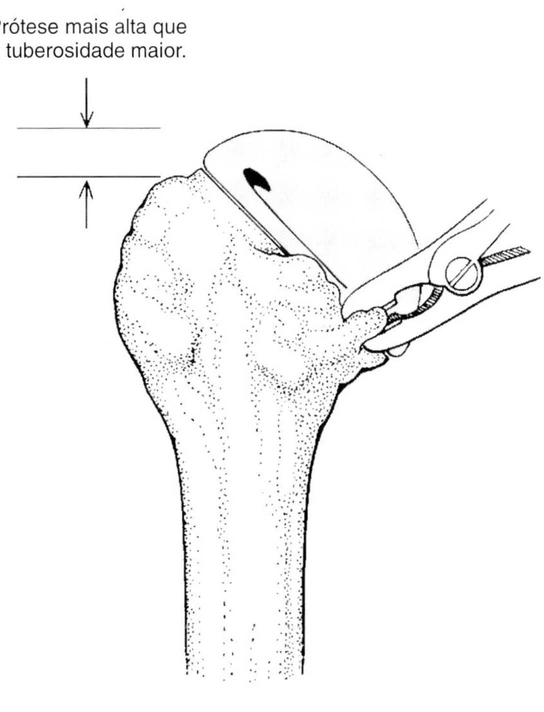

Fig. 17-8

Deve-se agora direcionar a atenção para a preparação do componente glenóide. O braço deve sofrer abdução e ser sustentado por um saco de areia colocado na prancha curta de braço. A extremidade proximal do úmero sofre subluxação posteriormente com um deslizador de Bankart ou com um retrator de Fukuda. Qualquer tecido mole remanescente ao redor do lábio poderá ser excisado. Uma fenda vertical central é marcada usando um gabarito de glenóide (Fig. 17-9). Uma fenda do tamanho da nervura central do glenóide é cortada então dentro do glenóide usando uma broca dentária e uma cureta angulada pequena. A prótese-teste é usada para ver se um assentamento firme e adequado poderá ser obtido (Fig. 17-10). O componente não deverá ficar afrouxado ou inclinado e a superfície articular do glenóide deverá ser esculpida para sustentar o componente. A técnica de cimentação do componente glenóide é de importância extrema. A lavagem pulsada é usada para limpar o osso e remover os fragmentos soltos da fenda no glenóide, e então *swab* pequeno é colocado profundamente no glenóide para manter a superfície esponjosa seca. Se houver dificuldade na manutenção deste *swab*, o cimento do glenóide poderá ser posto em duas fases. A primeira fase é para prevenir o sangramento e a fase secundária é para fixação do componente glenóide. Depois que o cimento foi inserido e o componente do glenóide foi empurrado para o lugar, o cimento pode ser deixado endurecer e o glenóide avaliado quanto a segurança.

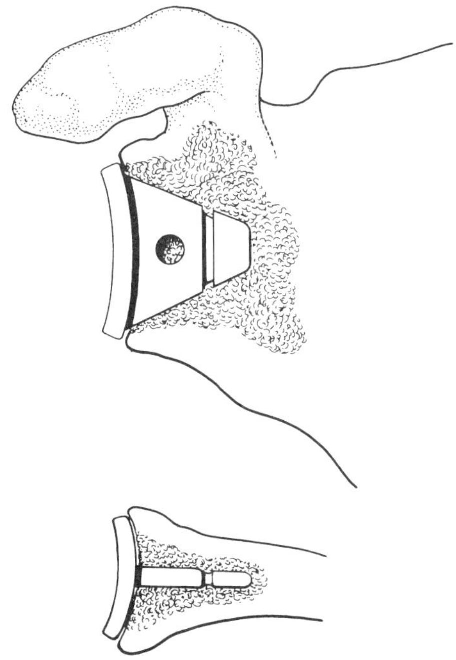

Componente glenóide de suporte não-metálico HDP

Fig. 17-10

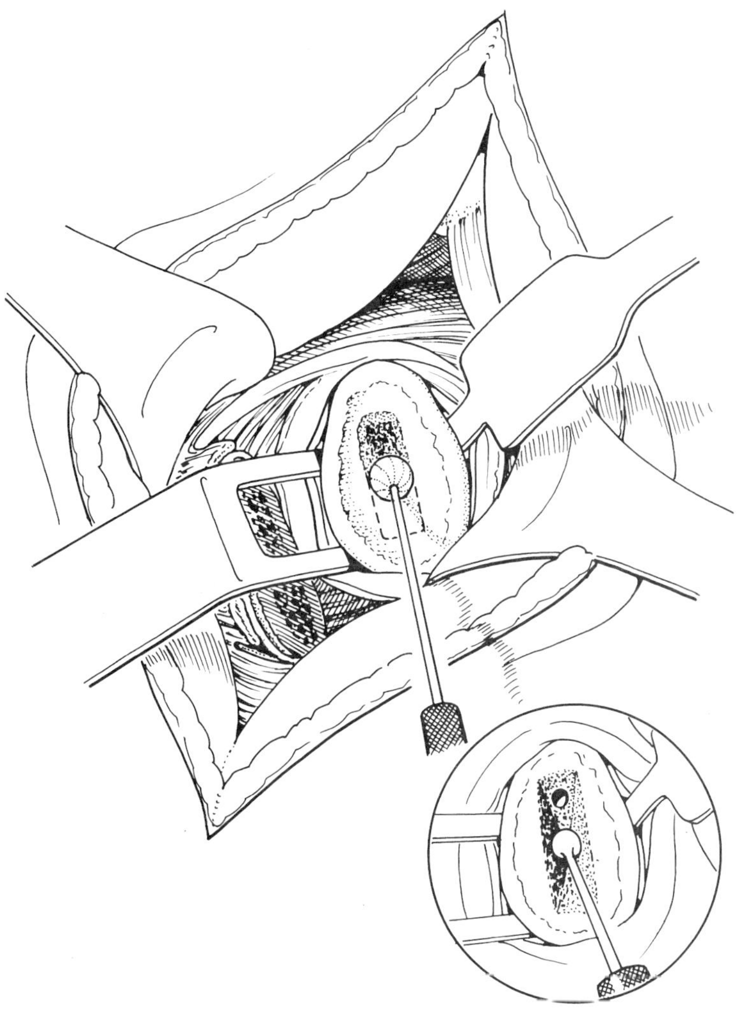

Fig. 17-9

O componente umeral deverá ser sempre cimentado. Não se deve somente confiar no encaixe por pressão, embora algumas vezes este possa parecer ser adequado. Uma tentativa de redução é feita neste momento com o componente umeral (Fig. 17-11). O componente correto é escolhido nesse estágio. A espessura do componente da cabeça umeral deverá permitir o fechamento adequado do subescapular com algum grau de rotação externa possível. O componente é acimentado com 35 graus de retroversão e novamente avaliado com referência nos epicôndilos umerais e no antebraço com o cotovelo flexionado. Novamente, deve-se notar que o componente deverá se encontrar levemente superior ao nível das tuberosidades maiores para evitar um impingimento da tuberosidade contra o acrômio. Uma vez que o cimento foi endurecido, a articulação é reduzida e a reconstrução do tecido mole é feita. Este é o aspecto mais importante da operação. Neste estágio, pode-se determinar se há necessidade de uma acromioplastia ou artroplastia por excisão da articulação acromioclavicular. O manguito rotatório deverá neste momento ser reconstruído por completo se possível, e o subescapular deverá ser fechado. Uma vez que o subescapular foi suturado, a avaliação do movimento deverá ser feita na mesa de forma que pelo menos 20 graus de rotação externa sejam alcançados. Se a rotação externa não for alcançada na mesa, não será alcançada também no programa de exercício de reabilitação pós-operatória e esta é essencial para a mobilidade da articulação. Um dreno de sucção é inserido, e a ferida é fechada da maneira usual.

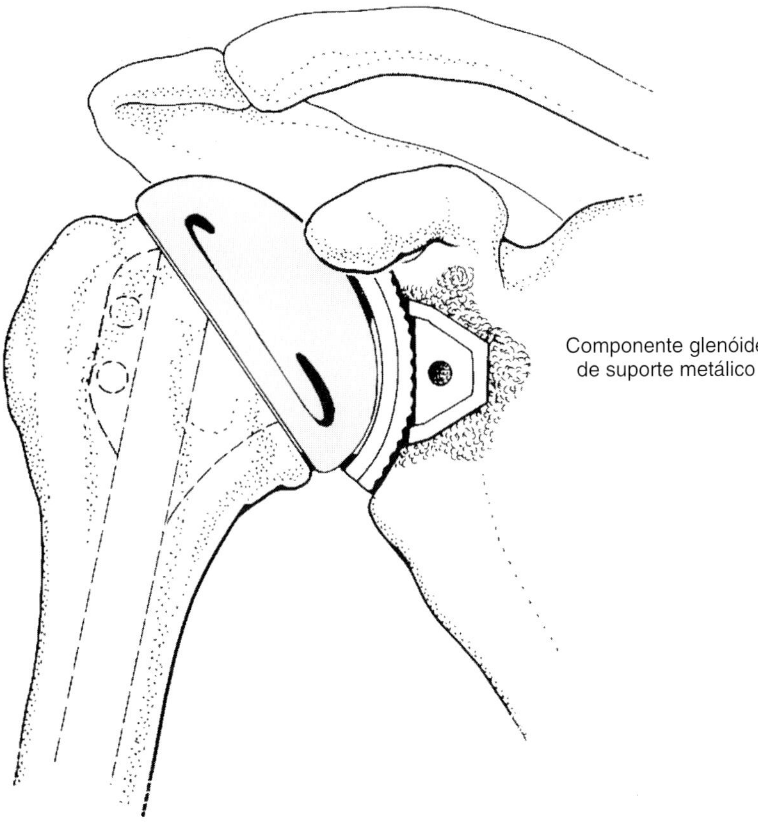

Fig. 17-11

Controle Pós-Operatório

O regime pós-operatório deverá ser personalizado para o paciente e discutido com o fisioterapeuta, pois somente o cirurgião sabe a adequação do reparo de tecido mole, o estado do manguito rotatório, a segurança do reparo do subescapular e assim por diante. Um regime pós-operatório detalhado foi descrito por Neer e Hughes[7] e dividido em três fases. A primeira fase inclui um movimento assistido gentil ativo ou passivo no dia após a cirurgia, para evitar adesões. Movimentos pendulares no plano de extensão de flexão são indicados. Durante a terceira semana pós-operatória, são introduzidos exercícios isométricos para os rotadores externos, rotadores internos, extensores, flexores e abdutores. A segunda fase consiste de um programa de exercício mais ativo, que começa em 4-6 semanas pós-operatoriamente. Isto inclui elevação ântero-posterior para frente, elevação para frente numa posição em pé ajudada pela outra extremidade e continuação dos exercícios rotacionais com a adição de alguns elementos de auto-alongamento controlado. Exercícios de fortalecimento podem ser convertidos de exercícios de isométricos de resistência usando tubos elásticos de várias graduações. Após 3 meses, as deficiências residuais e a extensão de movimento e força podem ser tratadas através de alongamento e de programa contínuo de fortalecimento. É indicado ao paciente manter este alongamento por tempo prolongado e o programa de fortalecimento por um ano após a cirurgia, porque os benefícios podem advir deste período. Posteriormente, o alongamento e a suspensão com o auxílio de um armário alto ou uma porta são particularmente úteis.

Substituição Total do Ombro

Artroplastia de Substituição de Superfície (Tipo Copeland)

A artroplastia de substituição de superfície (tipo Copeland)[3-5] foi desenvolvida primariamente para aplicação em um ombro pouco destruído, de forma que o máximo possível de osso é retido, o mínimo removido e a fixação é feita sem cimento. Com este modelo, a diáfise umeral não é violada, e, portanto, não há efeito de concentração de estresse da ponta da prótese. Modelos com haste de substituição do ombro podem sofrer fraturas mais facilmente na ponta da prótese, dificultando o tratamento da fratura da diáfise umeral. Isto está se tornando mais comum nas pessoas de idade avançada e nos pacientes reumatóides debilitados. Uma vantagem adicional é que a cabeça umeral pode estar mais centralizada na cabeça umeral anatômica do que no alinhamento da haste umeral. Roberts *et al.*[6] mostraram que a cabeça umeral não está centralizada no alinhamento da diáfise umeral, e sim translocada posteriormente na média de 4,6 mm; sendo assim, qualquer modelo de prótese com diáfise que não for feita especificamente para o ombro esquerdo ou direito não poderá mimetizar perfeitamente a anatomia. Isto pode ser apenas de importância teórica, mas parece razoável tentar mimetizar a geometria anatômica tanto quanto for possível.

Indicações

A indicação ideal para artroplastia de substituição de superfície é uma articulação umeral que foi degastada, mas a geometria óssea básica permanece intacta, e o manguito rotatório também permaneceu intacto. Entretanto, este procedimento foi usado em ombros quase totalmente destruídos com altos graus de erosão no lado umeral e glenóide e com ausência de manguito rotatório. Se o manguito rotatório estiver rompido de tal forma que não possa ser reparado, somente uma hemiartroplastia umeral poderá ser usada para evitar o possível aumento na incidência de afrouxamento tardio do glenóide. Por outro lado as indicações são as mesmas para qualquer substituição da articulação no ombro, ou seja, artrite reumatóide e osteoartrite tanto primária quanto secundária.

Contra-Indicações

Se a erosão da cabeça umeral for tão grande que não reste nada na cabeça umeral, a artroplastia de superfície será obviamente impossível e uma prótese de substituição da cabeça umeral deverá ser usada (i.e., do tipo Neer). Se a erosão do glenóide ocorrer de forma que o glenóide tenha sido degastado além da base do coracóide, não terá então reserva óssea suficiente para a fixação do componente glenóide, e uma hemiartroplastia poderá ser usada.

Investigação Pré-Operatória

Radiografias simples, ântero-posterior e lateral axilar geralmente são adequadas. Gabaritos de radiografias estão disponíveis para estimar o tamanho da prótese de ambos os componentes umeral e glenóide. Se houver qualquer dúvida a respeito da adequação da reserva óssea no lado glenóide, uma varredura de TC é útil. Investigações específicas para detectar a integridade do manguito rotatório não são necessárias, porque isto será visto no momento da operação e a decisão feita na hora de realizar ou uma hemiartroplastia ou o substituição total.

Posição do Paciente

O paciente é colocado na posição tipo cadeira de praia com um suporte para cabeça neurocirúrgico e uma prancha de braço curta presa à mesa de operação com um saco de areia sob a borda medial da escápula forçando o ombro para frente (Fig. 17-12). O paciente é colocado próximo da extremidade da mesa com a tábua de braço presa e o pescoço flexionado lateralmente para longe do lado afetado (deve-se tomar cuidado com o paciente reumatóide).

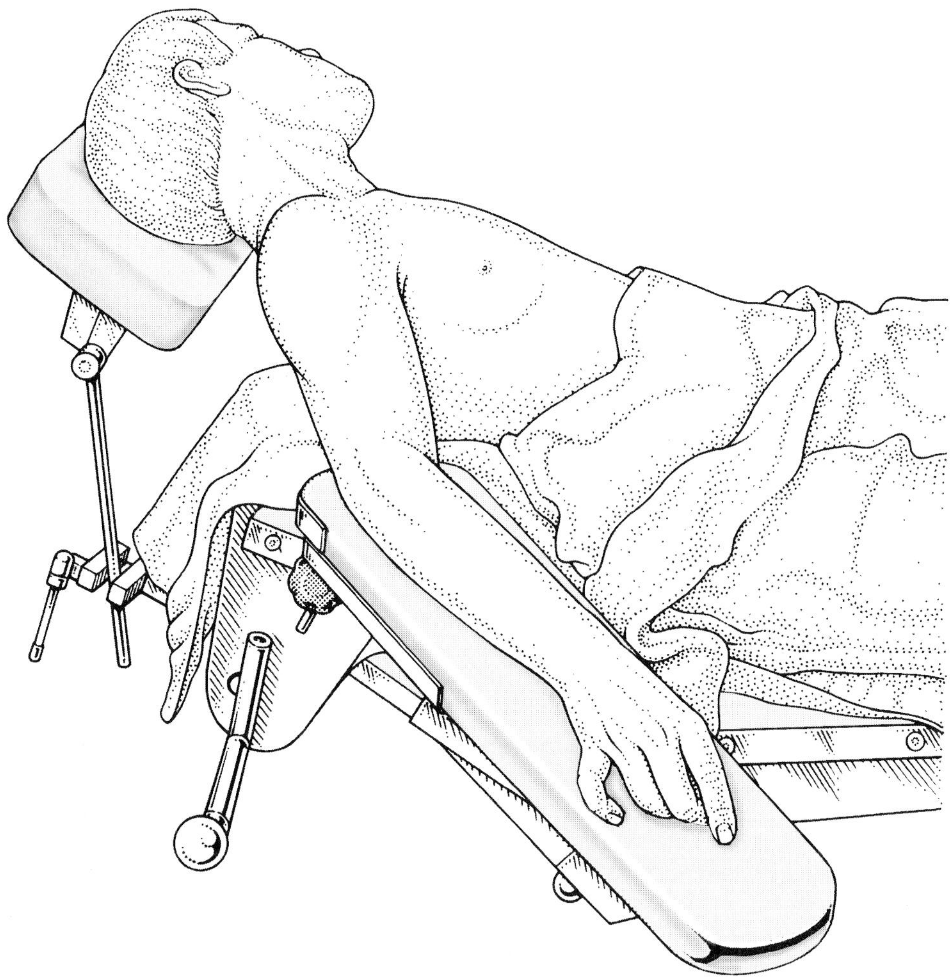

Fig. 17-12

Técnica

O acesso deltopeitoral anterior estendido (Fig. 17-13) é descrito na seção anterior no Cap. 1. O acesso ântero-superior (MacKenzie) poderá também ser usado porque melhora a visualização do lado glenóide. Deve-se notar que nesse estágio a exposição é mais difícil com esta prótese porque a cabeça umeral não está sendo removida e poderá ser difícil conseguir uma visualização adequada da superfície do glenóide e havendo assim necessidade de mais exposição e mobilização que a prótese padrão. Durante a fase inicial da exposição, o braço é segurado em rotação externa para alongar o subescapular e a cápsula anterior.

Se a rotação externa estiver significativamente limitada, um alongamento do subescapular deverá então ser considerado (Fig. 17-14) o subescapular deverá ser alongado durante a exposição de forma que possa ser reparado com o alongamento no momento em que o ferimento estiver sendo fechado (Fig. 17-15). O método de prolongamento do subescapular está detalhado na seção anterior, na artroplastia de Neer.

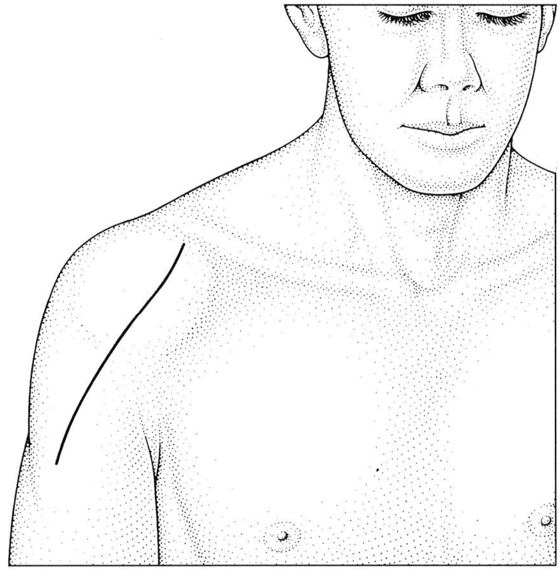

Fig. 17-13

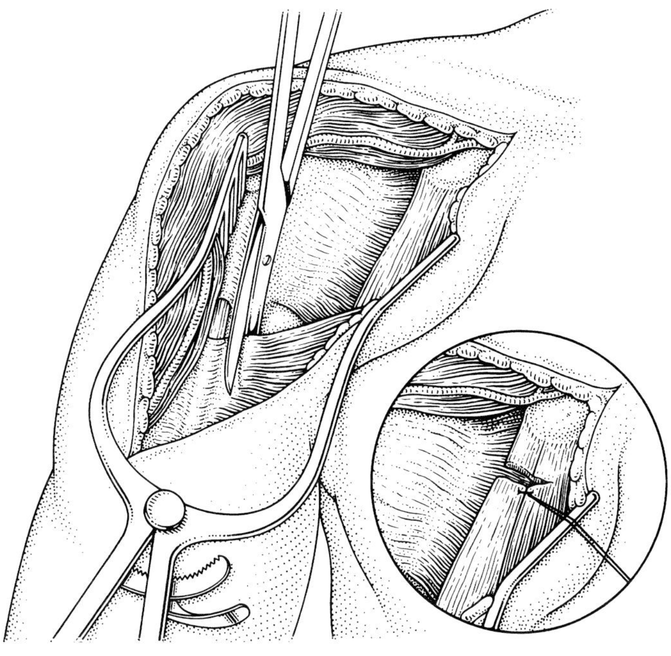

Fig. 17-14

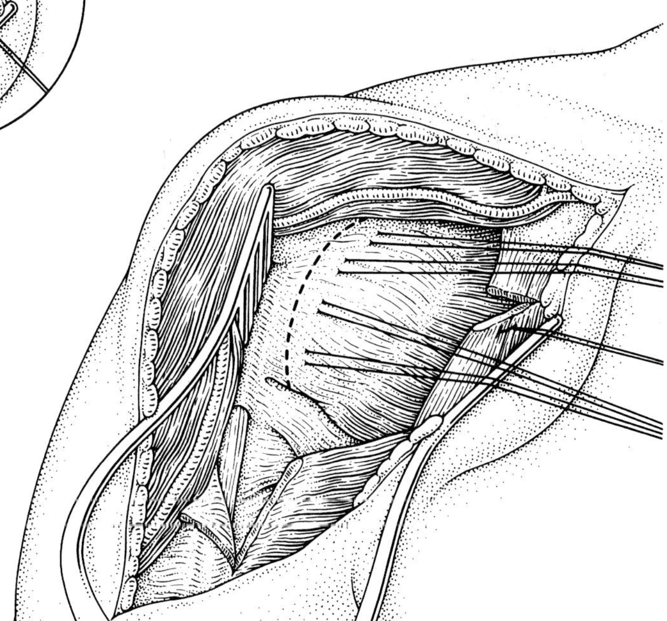

Fig. 17-15

Uma vez que a articulação foi aberta, a cabeça umeral é apresentada na ferida por uma manobra de extensão, rotação externa e adução. Neste estágio, poderá haver a necessidade de afastar o braço da extremidade proximal da prancha de braço curta no lado da mesa de operação. Uma vez que a cabeça umeral está totalmente exposta, os osteófitos são removidos para determinar o colo anatômico verdadeiro do úmero (Fig. 17-16). A remoção destes osteófitos pode ser extensa, pois eles podem alterar enganosamente a forma da cabeça umeral; até que eles sejam removidos, não deve ser feita a avaliação a respeito da colocação da cabeça umeral protética.

Um guia de broca umeral é colocado na cabeça umeral para medir o centro da superfície. A extremidade livre da taça do guia deve passar paralelamente ao colo anatômico do úmero. Um fio de K é passado através da parte canulada do guia, e este é usado para determinar os 35 graus de retroversão requeridos. Isto é avaliado em relação aos epicôndilos umerais, usando o antebraço como um goniômetro. Um modo fácil de avaliar isto é colocar a primeira capa umeral com um arame em K em ângulo reto ao antebraço, e então com a capa umeral segura, girar o braço externamente em 35 graus. Isto deverá fazer com que o fio de K (eixo da cabeça umeral) aponte na direção do lábio posterior do sulco do bíceps e deverá também estar no centro anatomicamente na cabeça umeral.

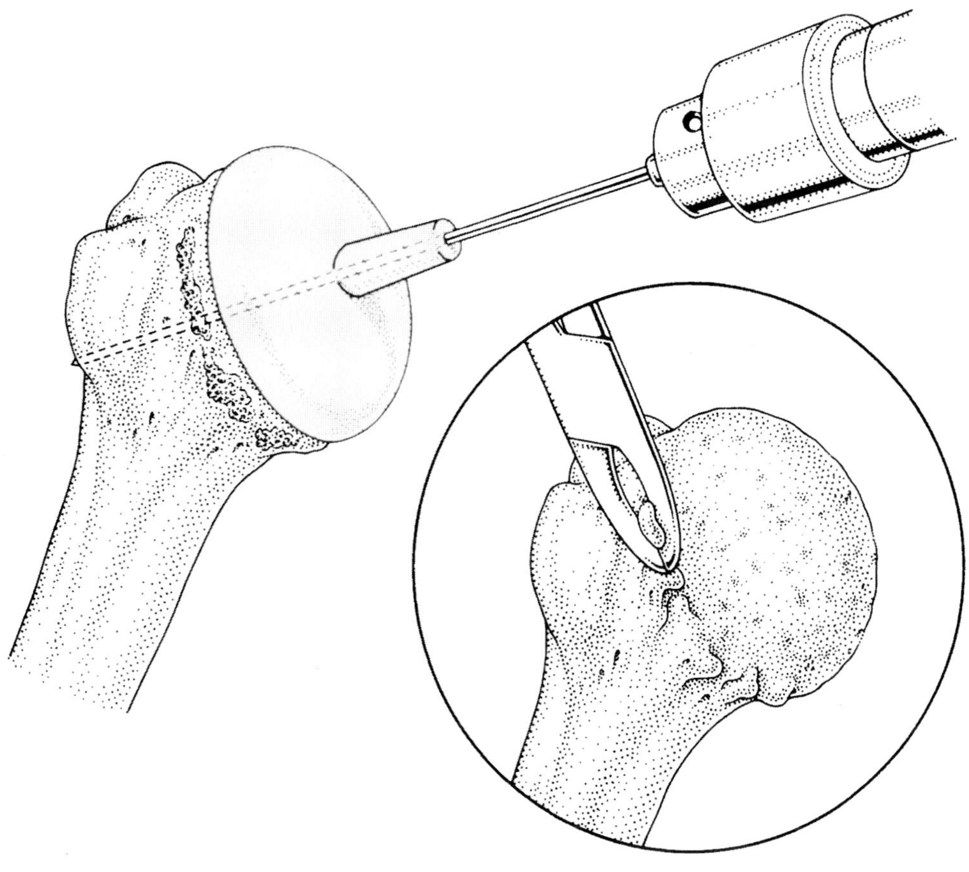

Fig. 17-16

Uma vez que a capa umeral esteja satisfatoriamente centralizada, o cirurgião perfura a cabeça com o fio de K, com auxílio de uma broca, para atingir a cortical lateral do úmero. A capa guia umeral é então removida. O cortador de orifício da haste umeral é então perfurado sobre o arame-guia, e um orifício central é feito pela broca (este é o mais longo dos dois cortadores de orifício). O cortador de superfície umeral é usado para modelar a cabeça umeral, colocando o parafuso central no orifício piloto (Figs. 17-17 a 17-19). Continua-se a modelagem até o osso salientar-se através de todos os orifícios do cortador perfurado.

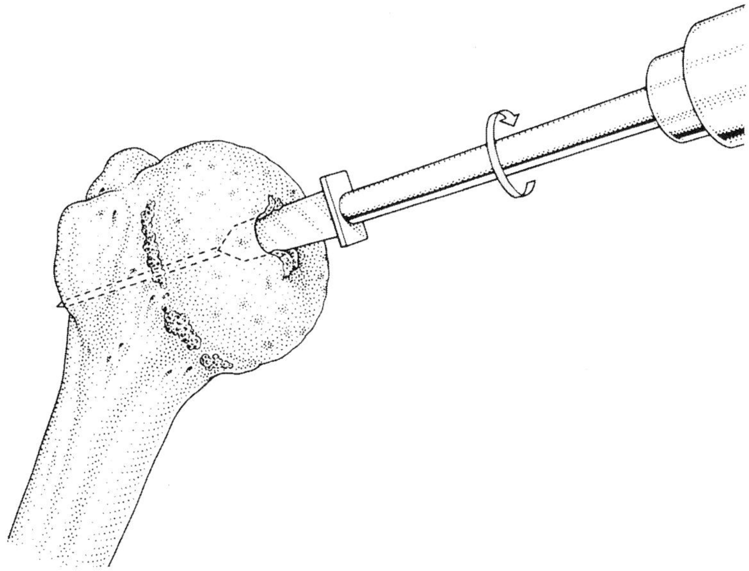

Fig. 17-17

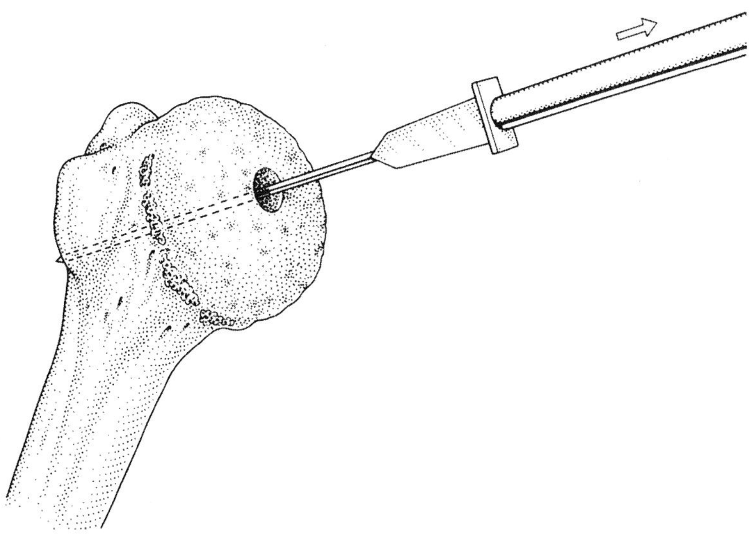

Fig. 17-18

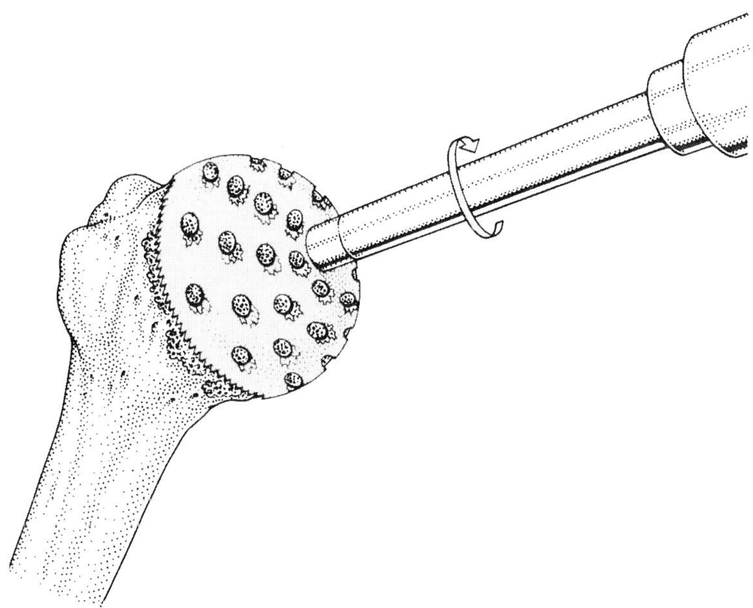

Fig. 17-19

A prótese umeral teste é inserida neste momento para verificar se o encaixe está adequado. Se o encaixe estiver adequado, a atenção será direcionada então para a preparação do glenóide. A cabeça protética é deixada *in situ* para evitar que os retratores distorçam a superfície da cabeça umeral (Fig. 17-20). Um deslizador de Bankart ou um retrator de Fukuda é usado para empurrar a cabeça umeral posteriormente se um acesso deltopeitoral anterior foi usado, ou inferiormente se um acesso ântero-superior foi usado.

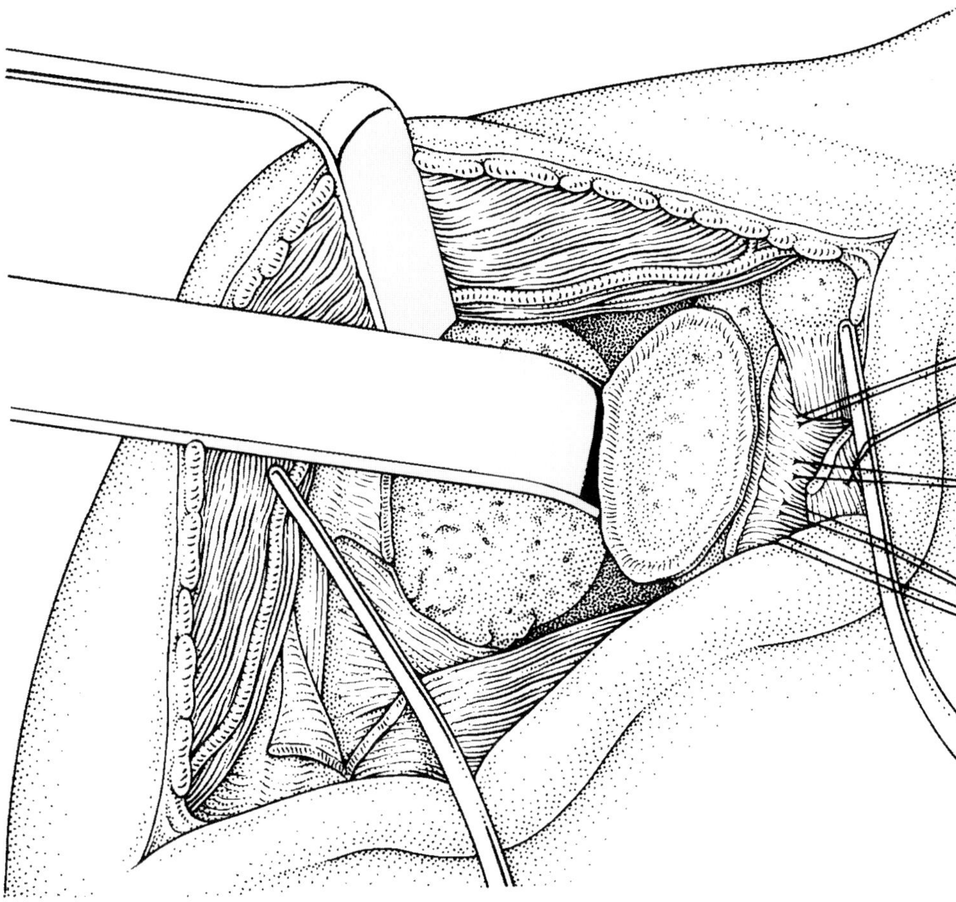

Fig. 17-20

Uma exposição em face do glenóide deverá ser obtida. Pode ser complicado realizar esta exposição, mas ela sempre é possível através da incisão da cápsula exterior, circunscrevendo em seguida o glenóide por completo para permitir esta translocação posterior ou inferior. O centro do glenóide é encontrado usando um guia de broca do glenóide, a mais curta das duas brocas afiladas canuladas é passada sobre o fio-guia, e um orifício central é feito (Figs. 17-21 a 17-23). O cortador de superfície de glenóide é passado então dentro do orifício-piloto central, e a superfície é moldada para encontrar a superfície posterior da prótese do glenóide. Algumas vezes este passo não é necessário, e são feitos apenas orifícios de brocas finos na superfície do glenóide para permitir o sangramento da superfície óssea e a remodelagem da superfície posterior da prótese. Um glenóide-teste é agora implantado e feita uma redução-teste.

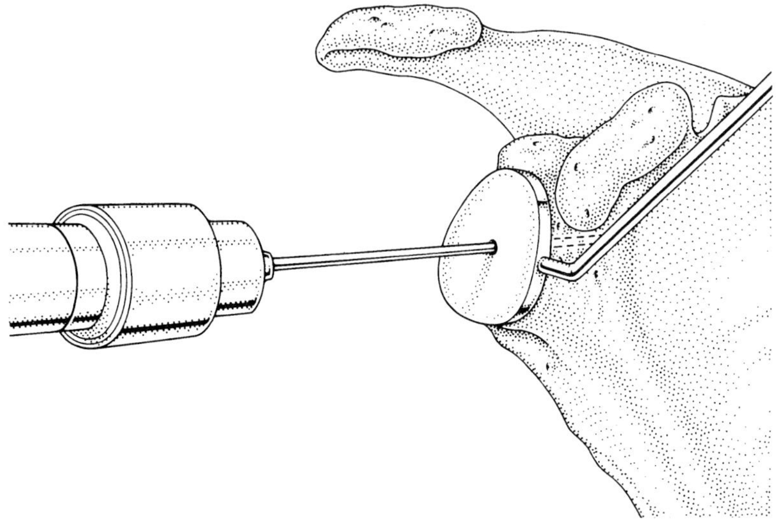

Fig. 17-21

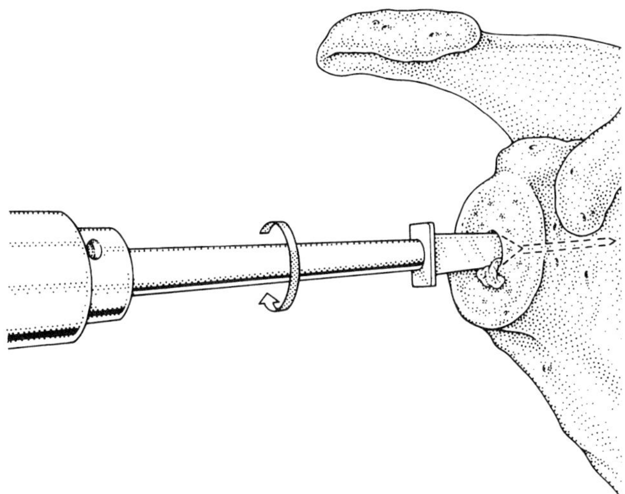

Fig. 17-22

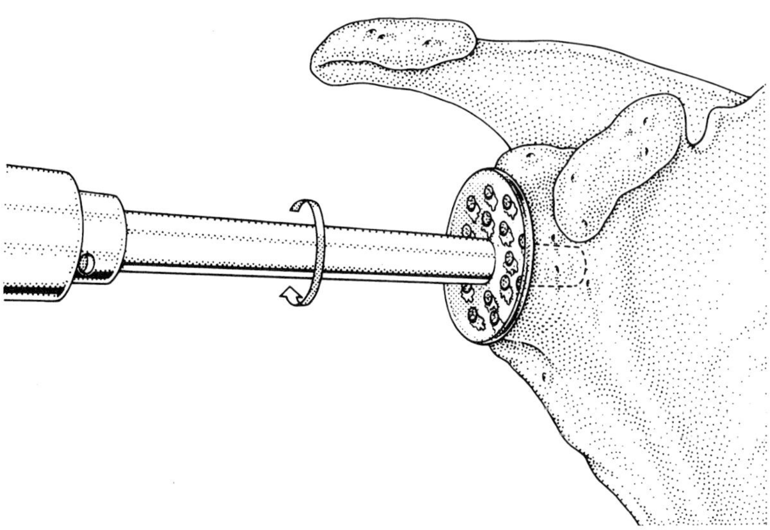

Fig. 17-23

Neste estágio, a adequação do fechamento de tecido mole é avaliada. O subescapular deverá ser fechado para permitir pelo menos 20 graus de rotação externa. Se a rotação não for obtida na mesa de operação, é improvável que ela seja obtida posteriormente durante a fase de reabilitação (Figs. 17-24 e 17-25). Neste estágio, é tentada uma lateralização do centro de rotação para a posição anatômica usando diferentes espessuras da cabeça e do glenóide disponíveis.

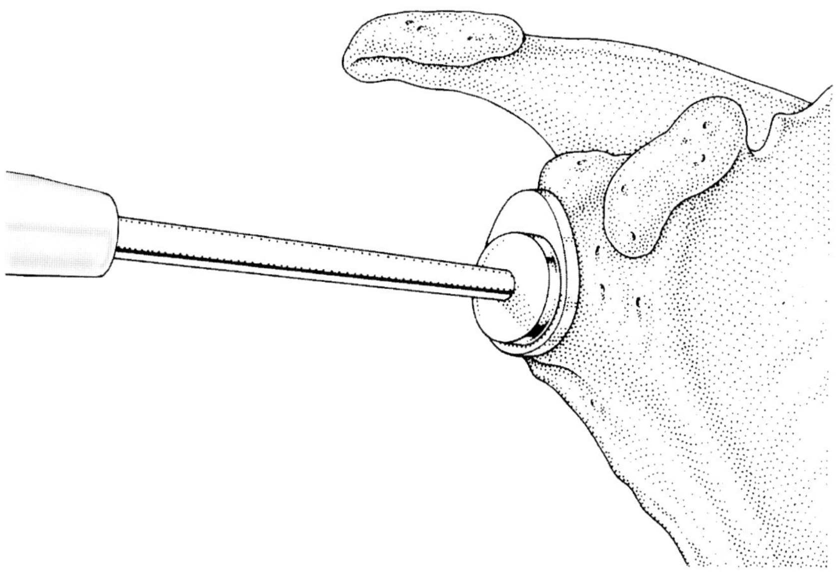

Fig. 17-24

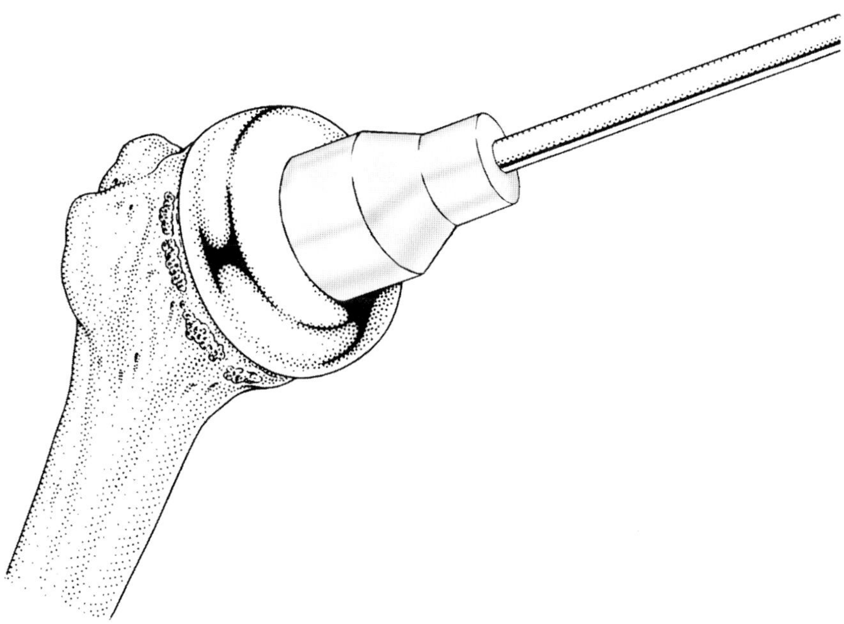

Fig. 17-25

Em termos práticos, em articulações gravemente desgastadas, freqüentemente ocorre um equilíbrio entre a anatomia e a adequação do fechamento do tecido mole. Se a articulação estiver mecanicamente muito lateralizada, o subescapular e o manguito rotatório não poderão então ser fechados (Fig. 17-26).

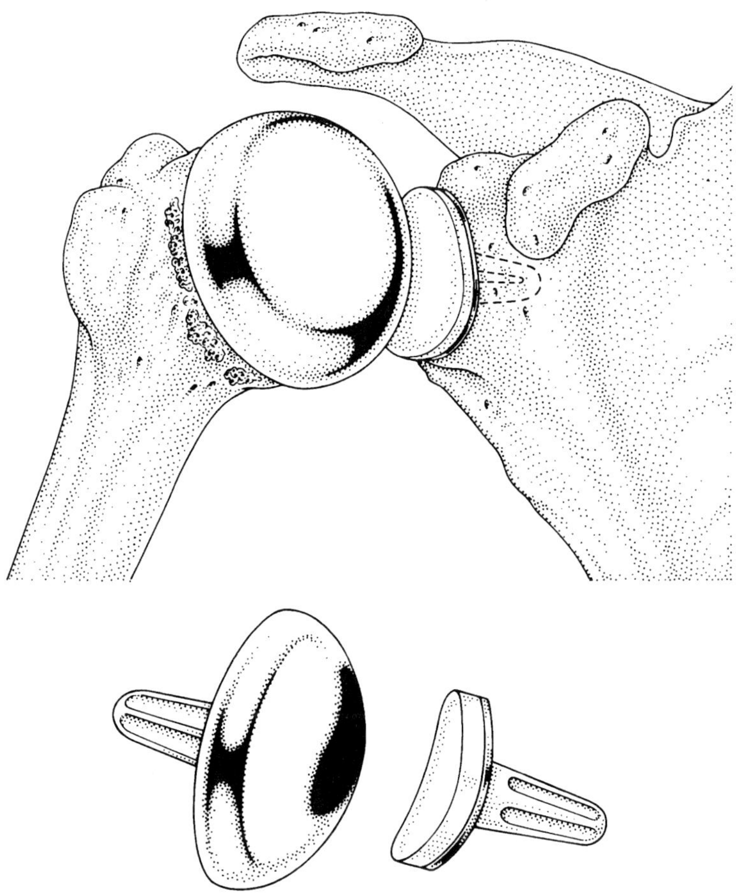

Fig. 17-26

A articulação definitiva é implantada então por impactação direta sem cimento. Três pancadas pontuais com um bastão asseguram a fixação. Neste estágio, se qualquer defeito do rotador estiver presente, será fechado por transferências musculares locais, se isto for possível (Fig. 17-27). A ferida é então fechada com drenagem de sucção.

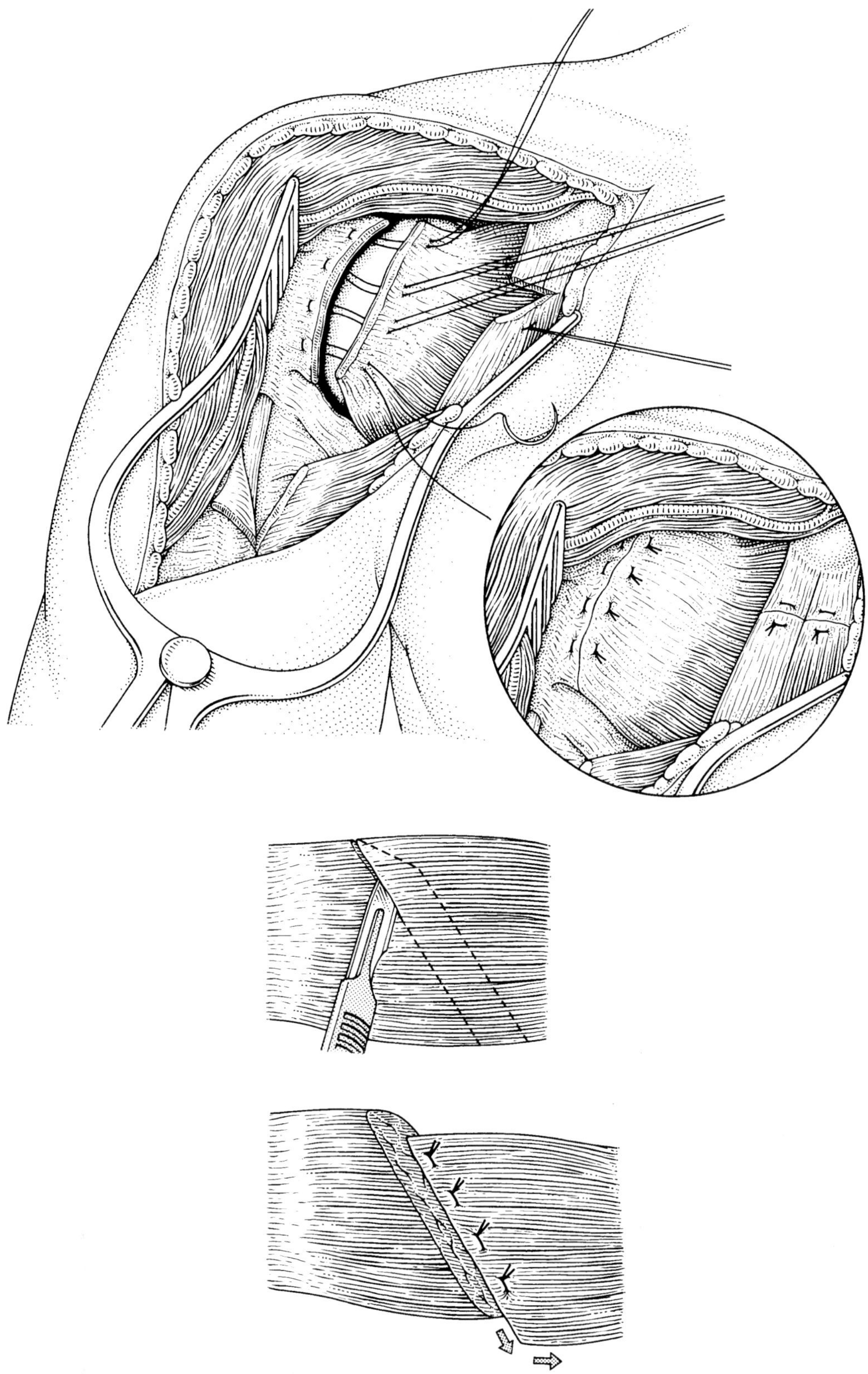

Fig. 17-27

Tratamento Pós-Operatório

Um bloqueio interescaleno é útil para o controle da dor pós-operatória durante as primeiras 12 a 16 horas após a cirurgia (Fig. 17-28). Um regime de antibiótico intravenoso de três doses é usado rotineiramente, e os curativos são trocadas em 24 horas. No primeiro dia pós-operatório, os dedos, o punho, o cotovelo os movimentos de pêndulo preliminares são iniciados. O fisioterapeuta auxilia a flexão-extensão passiva no plano escapular, sem a permissão de rotação externa neste estágio. Uma tipóia é colocada no paciente, que geralmente recebe alta ou por volta do quinto dia ou quando o controle da dor está adequado para um regime de mobilização passiva preliminar. Movimentos de pêndulo e a flexão-extensão passiva são mantidos até a terceira semana, quando exercícios assistidos ativos e de alongamento são iniciados. Em seis semanas, o programa de fortalecimento é começado e continua-se com o programa de alongamento. Orienta-se os pacientes que os movimentos devem continuar melhorando por pelo menos um ano após a cirurgia e é fortemente aconselhável manter este programa de alongamento a longo prazo. Todos os pacientes necessitam de ajuda e orientação de um fisioterapeuta durante os estágios preliminares, mas dependendo da motivação, podem continuar sozinhos, com monitoração durante as visitas clínicas. Os pacientes são relutantes em continuar o regime de alongamento e fortalecimento após terem alcançado uma amplitude de movimento funcional indolor mas devem ser fortemente encorajados a manter o regime, caso contrário, não será obtido o melhor resultado no ombro.

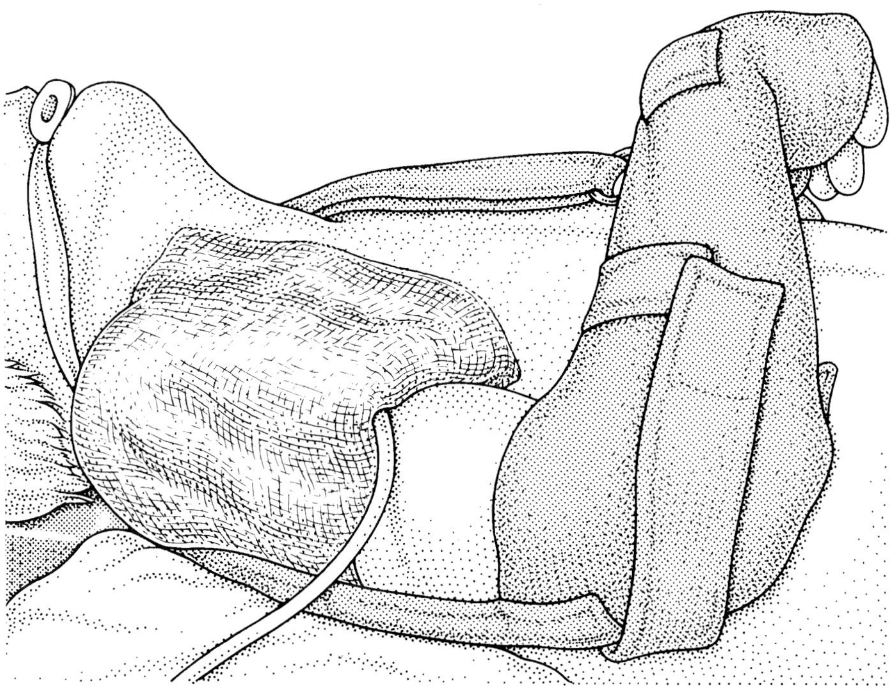

Fig. 17-28

Referências

1. Neer CS (ed): Gleno-humeral arthroplasty in shoulder reconstruction. WB Saunders, Philadelphia, 1990
2. Neer, CS, Watson KC, Stanton FJ: A recent experience of total shoulder replacement. J Bone Joint Surg [Am] 64:319, 1982
3. Copeland SA: Cementless shoulder replacement: a new design. Bone Joint Surg [Br], suppl. 1, 75:42, 1993
4. Copeland SA: Cementless total shoulder replacement. In Post M, Morrey BF, Hawkins RJ (eds): Surgery of the Shoulder Mosby Year Book, St. Louis, 1990
5. Copeland SA: Total Shoulder Surgical Technique: Zimmer, 1991.
6. Roberts S, Foley A, Swallow H et al: The geometry of the humeral head and the design of prostheses. J Bone Joint Surg [Br] 73:647-50, 1991
7. Neer CJ, Hughes M: Gleno-humeral joint replacement and postoperative rehabilitation physical therapy. 55:850, 1975

Literaturas Sugeridas

Bell S, Gschwend N: Clinical experience with total arthroplasty and hemiarthroplasty of the shoulder using the Neer prosthesis. Int Orthop 10:217-22, 1986

Figgie HE, Inglis AE, Goldberg VM et al: Analysis of factors affecting the long term results of total shoulder arthroplasty in inflammatory arthritis. J Arthroplasty 3:123-30, 1988

Wilde AH: Shoulder arthroplasty—what is it good for and how good is it? In Matsen FA, Fu FH, Hawkins RJ (eds): The Shoulder, a Balance of Mobility and Stability. American Academy of orthopaedic Surgeons Symposium, September 1992

18

Hemiartroplastia para Fratura (Tipo Neer)

Neer desenvolveu um sistema de classificação de quatro segmentos, para fraturas do terço superior do úmero que ainda é o padrão para a avaliação e tratamento dessas lesões. Um fragmento deslocado é definido como aquele com um deslocamento de mais de 1 cm ou angulação de mais 45 graus (Fig. 18-1). As radiografias deverão ser adequadas para identificar o local preciso da tuberosidade menor, tuberosidade maior, diáfise umeral e segmentos da cabeça umeral. Estes podem ser observados geralmente em três incidências padrões: ântero-posterior, escapular lateral e visualização axilar, que são denominadas série de trauma. Se houver qualquer dúvida a respeito da localização destes fragmentos — algumas vezes pode haver dificuldade em pessoas de idade avançada osteoporóticas ou em pacientes obesos — a varredura por tomografia computadorizada (TC) pode ser extremamente útil. Considera-se que uma cabeça umeral destituída de inserção muscular (i.e., através das tuberosidades) também se encontra destituída de suprimento sangüíneo e conseqüentemente tem uma alta chance de desenvolver necrose avascular.

Muitos métodos de fixação interna das fraturas umerais proximais foram descritas, mas geralmente as técnicas aqui apresentadas são otimamente usadas quando uma tuberosidade não-fraturada residual ou o tecido mole estão adequados para permitir que o cirurgião determine que o suprimento sangüíneo restante da cabeça umeral está adequado. A superfície articular da cabeça umeral pode estar envolvida na anatomia da fratura (i.é., fratura por divisão da cabeça) ou pode estar separada do seu suprimento de sangue como ocorre na fratura de quatro partes. Ocasionalmente, o osso pode ser de qualidade tão insatisfatória que uma fixação interna rígida é impossível, e pode-se melhor fazer a reconstrução da fratura proximal em volta de um esqueleto protético rígido. Nos pacientes mais jovens, deve-se sempre arriscar mesmo quando em dúvida: se parecer haver qualquer possibilidade da cabeça ter um suprimento de sangue adequado, deve-se levar em consideração esta dúvida, e a fixação interna e a reconstrução do úmero proximal deverão ser feitas sem a substituição protética. Entretanto, se houver uma dúvida razoável acerca da viabilidade da cabeça, uma fixação protética primária fornecerá resultados mais confiáveis em termos de função e alívio da dor. Outro fator a ser considerado é que a melhor operação é sempre a primeira. Se a primeira operação for feita para reconstrução e a cabeça umeral sofrer uma necrose avascular, uma segunda operação será necessária para realizar um substituição protética. Os resultados da segunda operação nunca serão tão bons quanto os da primeira.

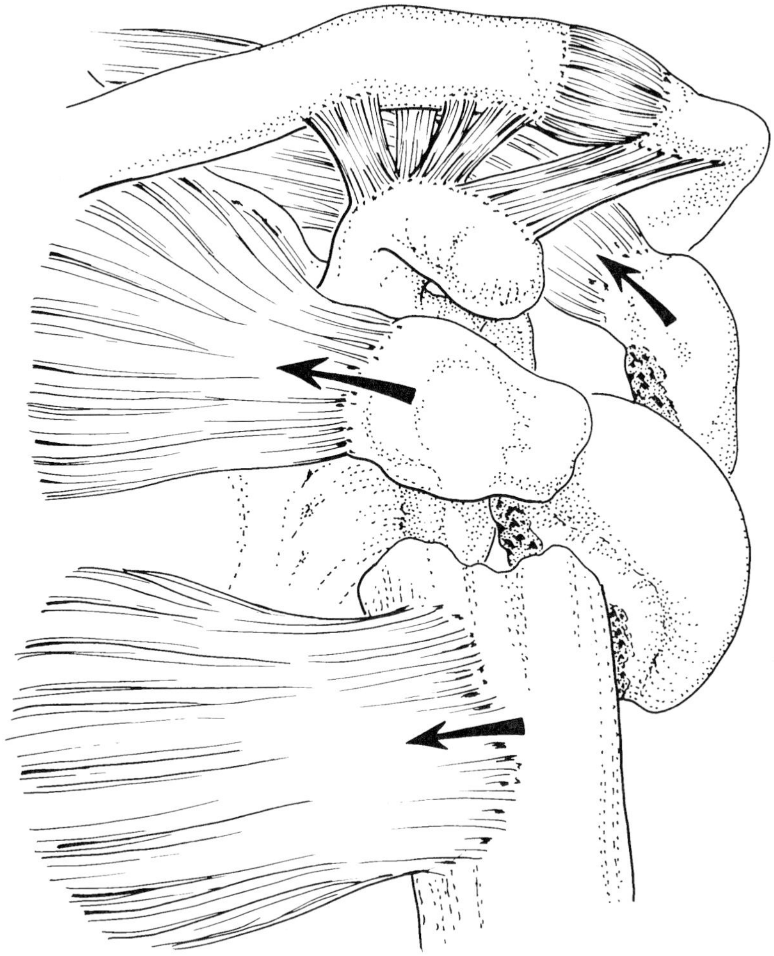

Fig. 18-1

Indicações

Fratura de Quatro Partes e com Luxação

As indicações primárias para substituição protética são fraturas de quatro partes e fratura com luxação. As tuberosidades juntamente com os seus músculos são deslocados da diáfise e do fragmento da cabeça. Além disso o fragmento da diáfise é deslocado pelo peitoral maior, sendo puxado pelo mesmo. Uma redução acurada e a fixação destes fragmentos é difícil e a incidência tardia relatada de necrose vascular é de 80 a 90%.[1] Realmente existe preocupação sobre com o tratamento de pacientes mais jovens com artroplastia protética primária, mas os resultados parecem ser melhores com a substituição protética que com a técnica de fixação interna.[2]

Fraturas com Divisão da Cabeça

As fraturas com divisão da cabeça, com um degrau importante na superfície articular e que causam incongruência da articulação com reserva óssea de qualidade insatisfatória para fixação, podem tornar impraticáveis a redução operatória e a fixação dos fragmentos articulares. Particularmente quando estas fraturas estão associadas com um elemento de esmagamento da cabeça umeral, uma substituição protética poderá ser a melhor opção.

Grande Deformidade por Lesão Tipo Hill-Sachs

A lesão de Hill-Sachs com luxação glenoumeral anterior traumática poderá estar associada com fratura por impactação significativa da cabeça umeral na margem anterior do glenóide, se mais de 50% da cabeça umeral estiverem envolvidos. Sob estas circunstâncias, a obtenção de estabilidade da articulação poderá ser difícil sem a substituição da cabeça umeral por uma prótese.

Fraturas de Três Partes com Luxação

Em pacientes com luxação e fratura de três partes, uma tuberosidade permanece inserida ao fragmento da cabeça umeral. A inserção vascular do tecido mole poderá ser adequada para manter a viabilidade da cabeça umeral. Entretanto, este padrão de fratura é comumente observado em pessoas de idade avançada, o suprimento de sangue pode não ser adequado e uma necrose avascular poderá ocorrer. Além disso, a reserva óssea poderá ser insatisfatória, causando dificuldade na obtenção de uma fixação interna rígida o suficiente para permitir a mobilização precoce. Uma fixação melhor e desse modo uma mobilização mais precoce, poderão ser obtidas através da substituição protética da cabeça umeral.

Investigação Pré-Operatória

Os pacientes mais jovens que sofrem de fratura de quatro partes com luxação, freqüentemente sofreram trauma grave e múltiplo. Sua condição geral pode não permitir a operação até que outras lesões de risco vital tenham sido tratadas. Uma lesão neurovascular deverá ser excluída antes da cirurgia. Uma avaliação acurada do padrão da fratura deverá ser obtida antes da cirurgia por radiografias da série de trauma; se isto não for adequado, uma varredura de TC poderá ser útil.

Posição do Paciente

A posição tipo cadeira de praia padrão é usada. O paciente é colocado sob anestesia geral com um saco de areia sobre o ombro afetado e uma prancha de braço presa à mesa que suporta o braço.

Técnica

O acesso deltopeitoral anterior estendido é usado.

O deltóide e os músculos peitorais são retraídos, e a fáscia clavipeitoral é incisada acima do nível do ligamento coracoacromial. Algumas vezes a fáscia pode ter sido rompida pelo fragmento da fratura (Fig. 18-2). Os músculos fixados ao processo coracóide não precisam ser separados, apenas retraídos medialmente (Fig. 18-3). Se o acesso for difícil, uma porção pequena da inserção do deltóide poderá ser separada da diáfise do úmero ou da origem da clavícula, mas deverá ser reinserida ao término do procedimento. Um retrator é então colocado sob o deltóide, superficialmente aos músculos do manguito e as fraturas são apalpadas. O tendão do bíceps é um ponto de referência muito útil porque geralmente se mantém intacto e funciona como um guia para o intervalo entre o subescapular e o supra-espinhal, ou seja, para o delineamento das tuberosidades maior e menor. Os segmentos das tuberosidades podem ser fragmentados e retraídos mas deverão ser localizados e fixados com suturas de reparo. O subescapular é elevado com a tuberosidade menor, a articulação é explorada, e o fragmento da cabeça é removido. Algumas vezes isto pode ser difícil em fraturas associadas com uma luxação posterior porque o fragmento da cabeça poderá estar preso póstero-inferiormente. Os fragmentos soltos são removidos da articulação, uma vez que as tuberosidades tenham sido retraídas.

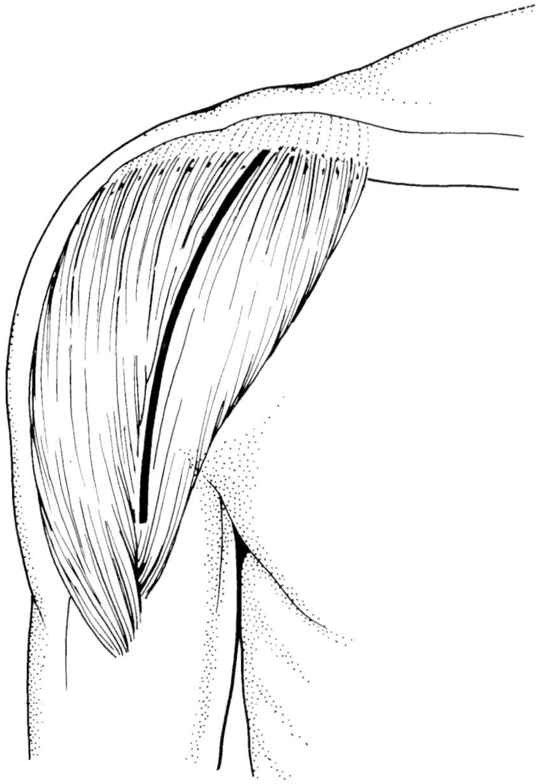

Fig. 18-2

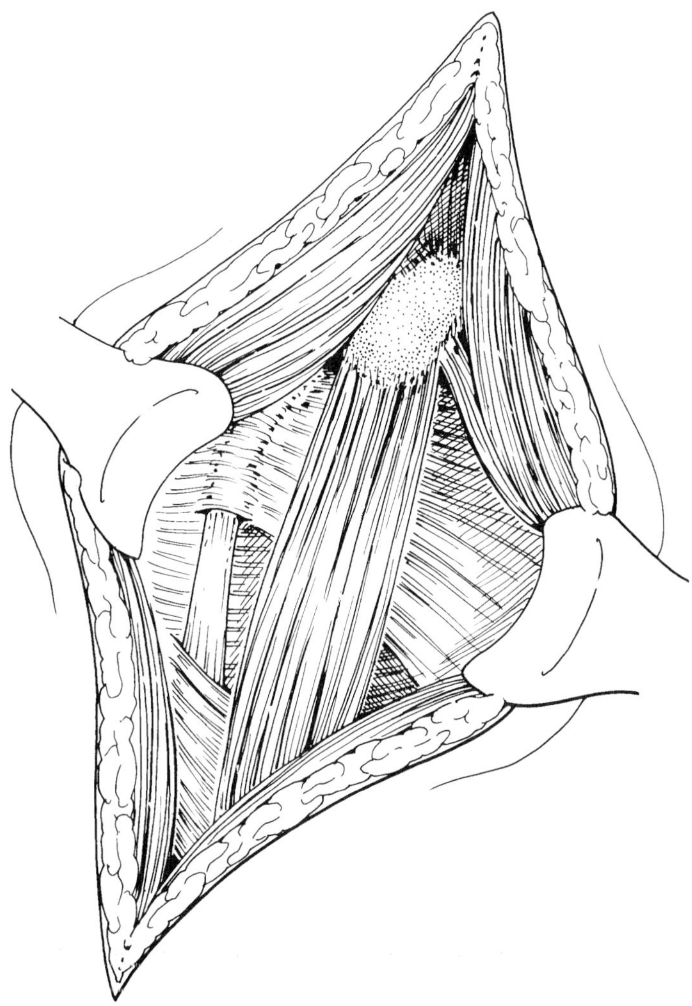

Fig. 18-3

A cabeça umeral é preservada como uma possível fonte de enxerto ósseo. Uma vez removida a cabeça umeral, o segmento da diáfise é apresentado dentro do ferimento por uma extensão do braço sobre a extremidade da prancha curta de braço no lado da mesa de operação. Se quaisquer fragmentos ósseos forem removidos, são mantidos cuidadosamente de forma que o comprimento da diáfise umeral possa ser estimado. É de extrema importância colocar o centro da cabeça umeral protética ao nível do centro da cabeça umeral anatômica (Fig. 18-4). O erro mais comum é colocar a prótese muito distalmente usando o osso remanescente como ponto de apoio para o colo da prótese. E isto causará um efeito de encurtamento da diáfise umeral e um alongamento relativo na musculatura que se encontra ao redor. Conseqüentemente haverá instabilidade e nunca haverá novamente a obtenção de um arco de movimento razoável.

A diáfise umeral é então preparada usando dilatadores ou fresas em T manuais e graduados. O tamanho da haste é então selecionado, sendo da maior largura que a diáfise umeral puder acomodar. A avaliação do tamanho da cabeça é feita usando a cabeça umeral fraturada retirada como um modelo. Uma redução-teste é feita e as tuberosidades com suas suturas de reparo são trazidas para próximo do colo da prótese para avaliar a facilidade de redução e a tensão do manguito rotatório. Este pode ser temporariamente fixado com pinça de campo em volta da nervura do implante. Os dois passos mais essenciais no procedimento são o estabelecimento da tensão correta do manguito rotatório e da altura correta da prótese dentro da diáfise umeral. Em termos gerais, seleciona-se a cabeça mais larga que permitir o fechamento do manguito rotatório e das tuberosidades em volta da nervura.

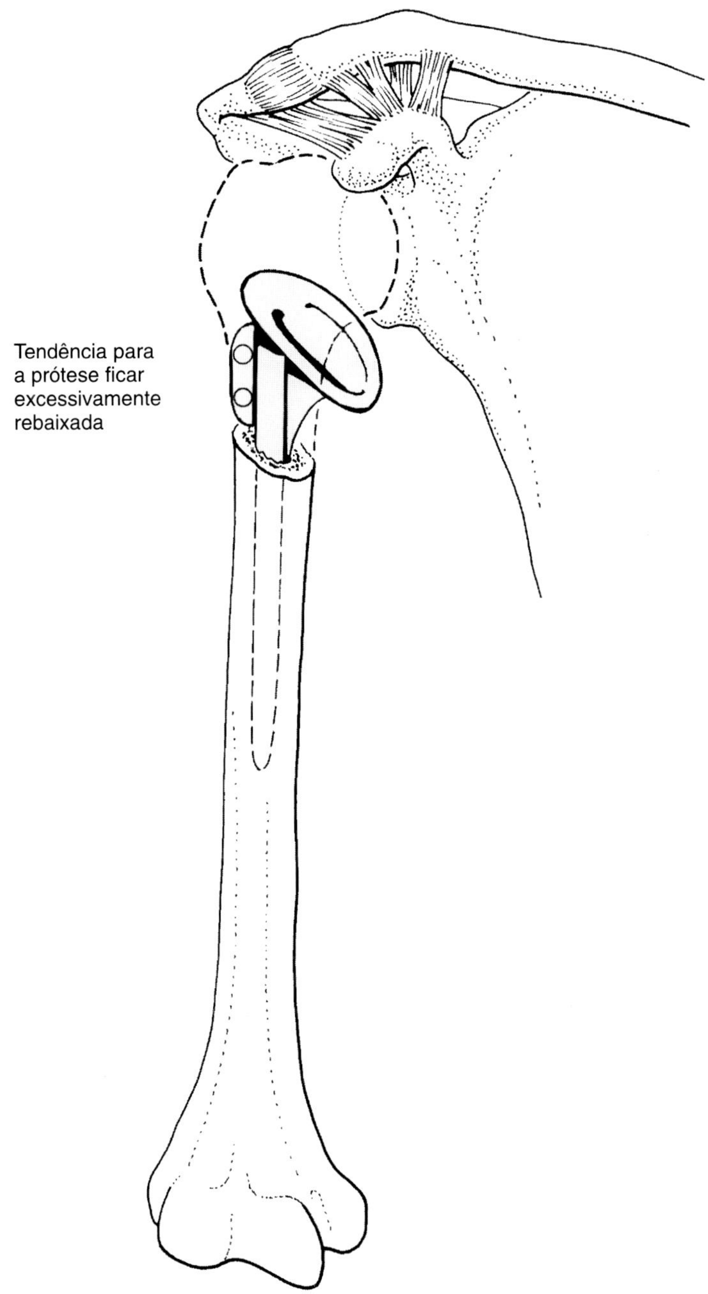

Fig. 18-4

Ângulo de Retroversão

O ângulo correto de retroversão é de aproximadamente 35 graus, e pode ser estimado de várias maneiras. A prótese é inserida na diáfise, e com o cotovelo flexionado em ângulo reto, o antebraço é usado como goniômetro (Fig. 18-5). Se a prótese for colocada primeiro em 90 graus em relação ao antebraço e o antebraço for então girado externamente em relação a prótese, o ângulo de retroversão correto será obtido (Fig. 18-6). Isto é verificado olhando-se de cima para baixo ao longo da diáfise umeral. Se a prótese for colocada corretamente, esta deverá deixar a nervura da prótese apontando na direção do lábio posterior do sulco do bíceps. Finalmente, uma redução-teste é feita, e a amplitude de movimento é avaliada.

Fixação da Prótese

Cimento é usado invariavelmente e raramente o encaixe por pressão é confiável. É de vital importância que a prótese seja colocada no nível correto na diáfise, e é improvável que este nível seja exatamente correspondente ao nível do encaixe obtido por pressão. A diáfise umeral é preparada da forma usual com lavagem pulsada, a diáfise é seca e pelo menos dois orifícios proximais de broca são feitos, passando-se suturas através destes para prender às tuberosidades. As suturas são deixadas no local enquanto o cimento é inserido embaixo da diáfise. A prótese é então inserida, e o ângulo de retroversão é checado. As tuberosidades são levemente empurradas em volta do colo umeral e colocadas na posição anatômica de forma que a altura da prótese possa ser avaliada. A altura correta é indicada a seguir:

1. As tuberosidades se encaixam como um quebra-cabeça, sem perda óssea.
2. A tensão no tendão do bíceps é adequada e a tensão no manguito rotatório anatômica.
3. Se o braço for empurrado distalmente, a cabeça umeral não deverá ser capaz de sofrer subluxação em mais que um terço em relação ao glenóide.

Se todas estas estiverem corretas, é permitido que o cimento fique no seu estado sólido.

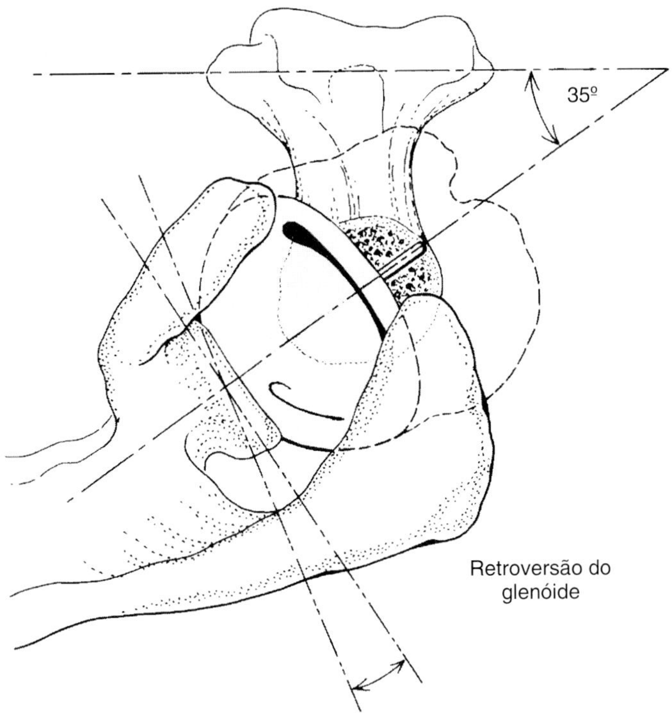

Fig. 18-5

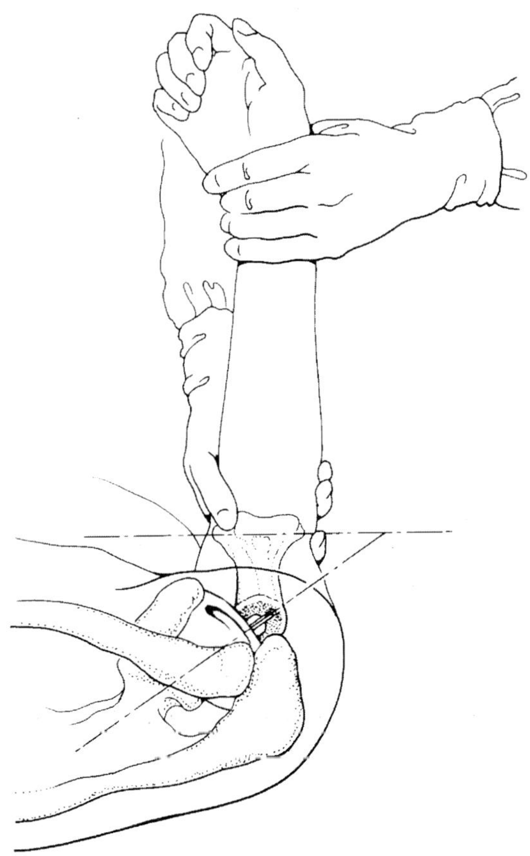

Fig. 18-6

Reconstrução das Tuberosidades

Se um deslocamento tardio das tuberosidades tiver de ser prevenido, é essencial que elas consolidem tanto em relação a haste umeral quanto entre si. Pode ser necessário preparar e esculpir as tuberosidades de forma que elas se encaixem bem juntas e confortavelmente contra a haste protética (Fig. 18-7). São feitos orifícios com uma broca em cada uma das tuberosidades maior e menor, e uma sutura pesada é usada para assegurar as tuberosidades uma em relação a outra e em relação à ranhura da prótese. As suturas previamente passadas através dos orifícios na diáfise umeral são agora passadas através dos orifícios inferiores na tuberosidade e amarradas de forma que as tuberosidades são seguradas abaixo na diáfise e uma em relação a outra (Fig. 18-8).

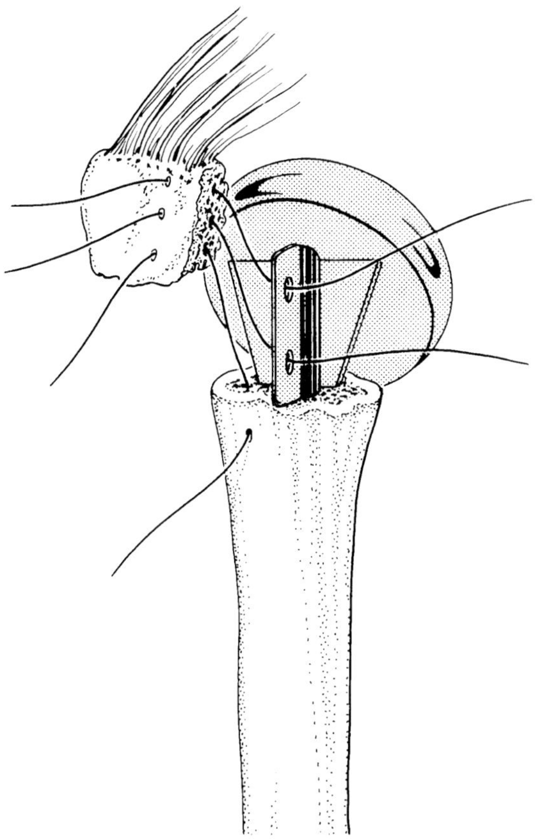

Fig. 18-7

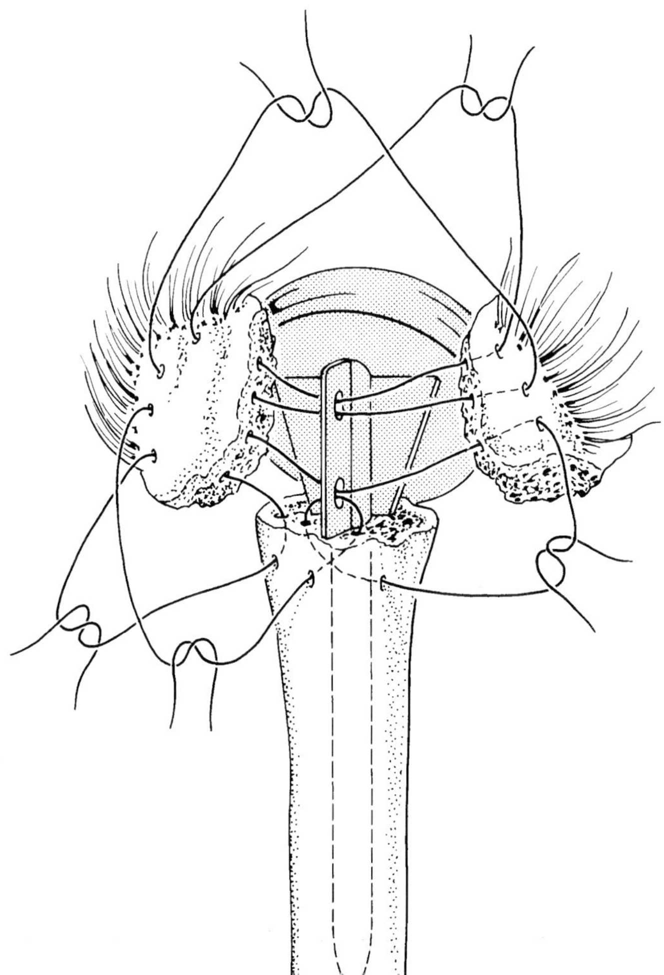

Fig. 18-8

Quando as suturas tiverem sido amarradas à ranhura da prótese, o enxerto ósseo da cabeça umeral é colocado abaixo da tuberosidade, entre a tuberosidade maior e a diáfise umeral antes de fixar as suturas (Fig. 18-9). O intervalo rotatório entre o tendão supra-espinhal e o subescapular é fechado então com uma sutura, completando o reparo da tuberosidade e do manguito ao redor da prótese (Fig. 18-10). Neste estágio a reconstrução inteira deverá estar sólida o suficiente para permitir uma mobilização precoce com segurança.

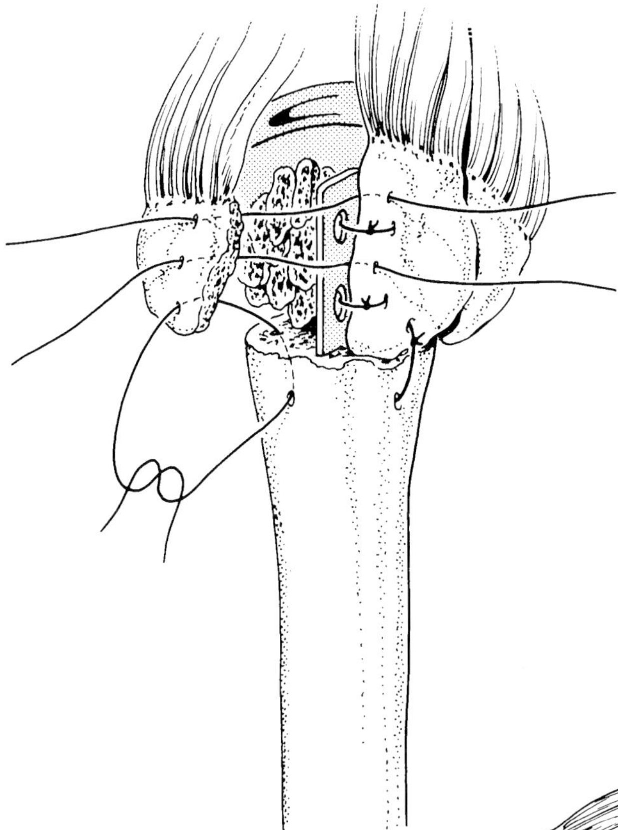

Fig. 18-9

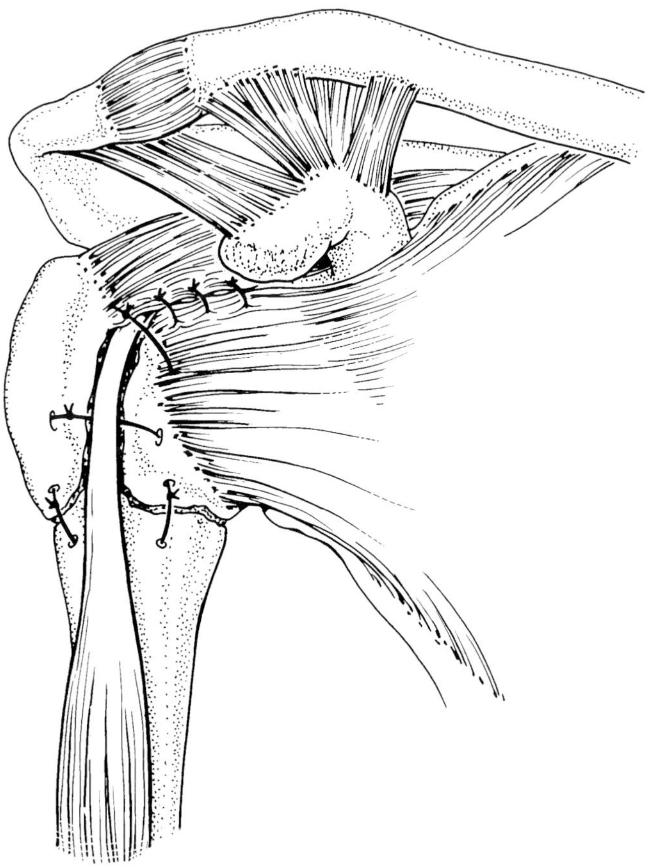

Fig. 18-10

Uma acromioplastia anterior deverá ser considerada se houver quaisquer alterações degenerativas na superfície inferior do acrômio, ou se houver suspeita que um impingimento será é um problema (Fig. 18-11). Finalmente, uma drenagem de sucção é colocada abaixo do músculo deltóide, o ferimento é fechado e uma tipóia é aplicada.

Tratamento Pós-Operatório

Ao término do procedimento operatório, o cirurgião deverá verificar a amplitude de movimentos que o ombro pode realizar facilmente sem claramente colocar um esforço nas tuberosidades reparadas. O programa de reabilitação dependerá de vários fatores. O grau de fragmentação das tuberosidades e da qualidade do osso disponível para o reparo são fatores preponderantes na qualidade da fixação alcançada. Em suma, um bom resultado depende da consolidação da fratura — ambas as tuberosidades se unindo uma à outra e à diáfise umeral. A mobilização, entretanto, não poderá esperar então até que ocorra a união da fratura; se isso for esperado uma rigidez irreversível ocorrerá. Para evitar uma ruptura do reparo, o fortalecimento muscular começará apenas quando a união óssea tiver ocorrido. Tendo em vista estes fatores, o cirurgião deverá traçar o plano de reabilitação pós-operatório durante as observações operatórias. Assumindo que uma fixação segura das tuberosidades e dos tecidos moles tenha sido alcançada, o controle pós-operatório poderá evoluir como a seguir:

Dia 1. Exercícios de amplitude de movimento ativos e passivos são iniciados para o cotovelo, punho e mão e movimentos de flexão-extensão passiva no plano da escápula para o ombro. Estes deverão estar inicialmente dentro de limites de conforto e certamente dentro dos limites definidos no momento da cirurgia.

Dia 5. A abdução passiva e a rotação interna são iniciadas com pacientes em decúbito dorsal. Exercícios de pêndulo podem ser iniciados neste estágio.

Dia 10. A flexão para frente assistida é iniciada com uso de roldanas usando o braço não-operado para elevar e abaixar o braço operado.

Dia 15. Com o paciente em decúbito dorsal, a rotação externa passiva é iniciada usando um bastão móvel mantendo ambos os cotovelos dobrados no lado do braço não-operado empurrando o braço operado para rotação externa.

Dia 21. Um exercício muscular do deltóide anterior estático é iniciado. Os exercícios de fortalecimento de rotação externa ou interna não podem ser iniciados até que as tuberosidades estejam cicatrizadas.

6 a 8 semanas. Exercícios de fortalecimento musculares isométricos são iniciados para rotação externa e interna do úmero. A flexão para frente, alongamento da rotação externa-interna são continuados com o paciente em decúbito dorsal.

10 semanas. Exercícios de resistência para o deltóide e exercícios de rotação externa-interna com resistência são iniciados usando elásticos graduados de Theraband para resistência. Orienta-se os pacientes de que os movimentos continuarão melhorando durante um ano a 18 meses após a cirurgia e que eles deverão continuar o programa de alongamento durante este período.

Após 3 meses. Os pacientes são indicados a realizar passivamente o alongamento, ou seja, alcançar e empurrar seu braço acima da altura da porta, e então deixar cair o corpo, alongando passivamente o ombro para frente e para cima.

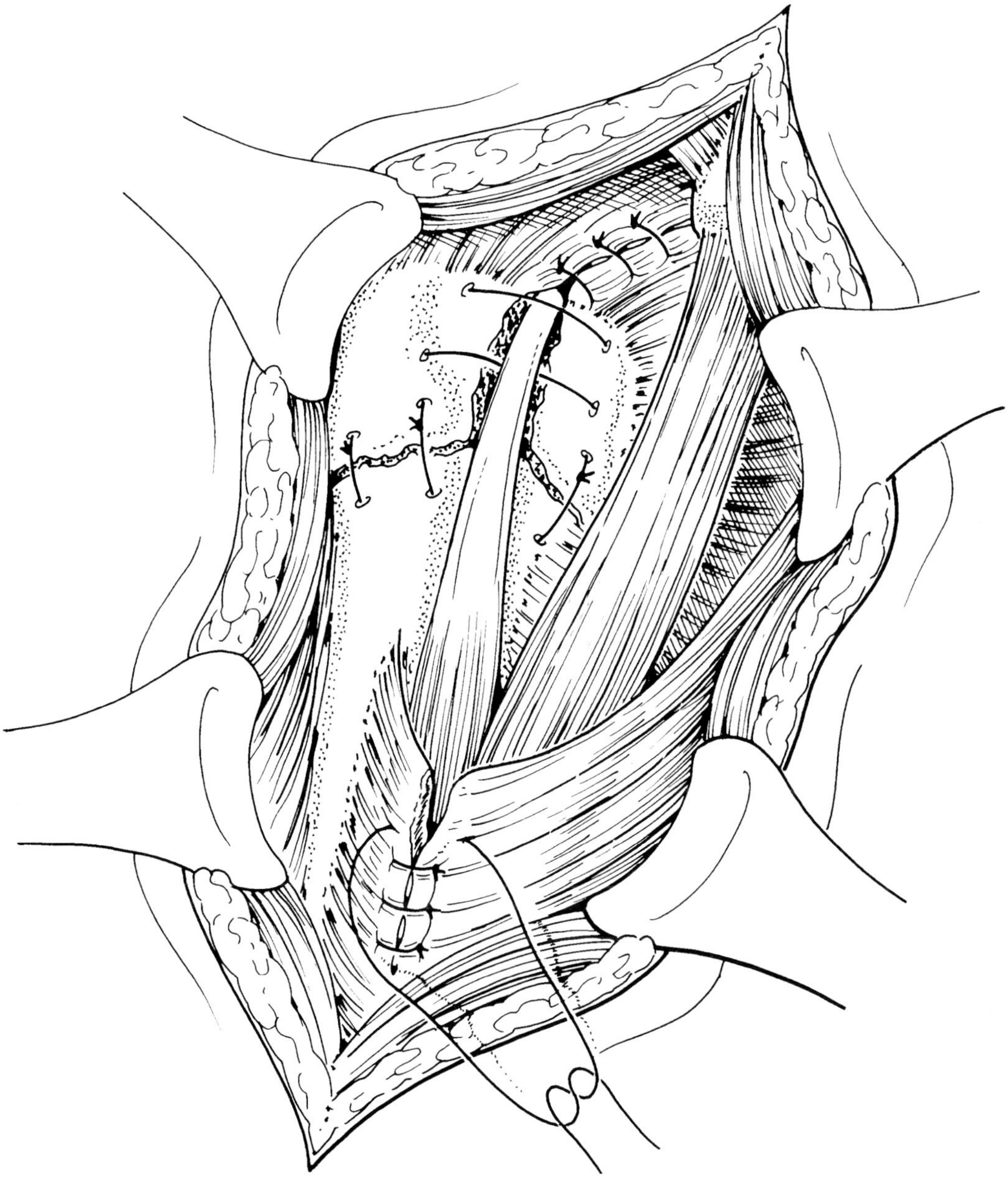

Fig. 18-11

Resultados

A hemiartroplastia para fratura é uma operação muito dependente do operador. É necessária experiência para avaliar a posição e o tensionamento dos tecidos moles no momento da cirurgia e para obtenção de uma fixação óssea, que deve ser forte o suficiente para permitir um programa de reabilitação pós-operacional rigoroso. A substituição protética poderá fornecer uma alívio satisfatório da dor, mas amplitude de movimento poderá ser variável. Os resultados mais satisfatórios são encontrados naqueles pacientes sem quaisquer complicações. Se os problemas com o manguito rotatório, deslocamento das tuberosidades e reabilitação insatisfatória puderem ser evitados, a amplitude de movimento em geral é bastante aceitável.[3] Uma amplitude de movimento próxima do normal poderá ser obtida, mas a força depende da adequação dos tecidos moles, da técnica cirúrgica e da adequação da reabilitação pós-operatória.

Os problemas com osso osteoporótico, deslocamento da tuberosidade, problemas tardios no manguito rotatório e reabilitação inadequada poderão limitar o resultado funcional. Entretanto, com atenção aos detalhes cirúrgicos, uma fixação segura das tuberosidades e um programa de reabilitação individualizado parece ser o tratamento de escolha para a fratura de quatro partes permitindo obter os melhores resultados para a restauração do movimento, da função e da força.

Referências

1. Neer CS: Displaced proximal humeral fractures. Part II. Treatment of three and four part displacement. J Bone Joint Surg [Am] 52:1090-1103, 1970
2. Stableforth PG: Four part fracture of the neck of the humerus. J Bone Joint Surg Br 66:104-8, 1984
3. Cofield RH: Commuted fracture of the proximal humerus. Clin Orthop 230:49-57, 1988

Literaturas Sugeridas

Green A, Lloyd-Barnard W, Limbird RS: Humeral head replacement for acute four part proximal humerus fractures. J Shoulder Elbow Surg 2:249-54, 1993

Tanner MW, Cofield, RH: Prosthetic arthroplasty for fractures and fracture dislocations of the proximal humerus. Clin Orthop 179:116-28, 1983

19

Artrodese Glenoumeral

Embora as indicações para artrodese estejam diminuindo, este ainda é um método valioso e extremamente importante no tratamento do ombro quando indicado. Tem suportado o teste do tempo e pode ser um método confiável para restaurar uma função do ombro com amplitude de movimento limitada mas sem dor. Sua indicação primária anteriormente era a dor, mas o desenvolvimento da substituição total do ombro, raramente é feito, agora por razões degenerativas primárias. Ainda há controvérsias sobre qual a melhor posição para a fusão. Pelo fato de haver tendência a ser usada quando todas as outras tentativas tiverem fracassado, cada procedimento poderá ser personalizado para levar em consideração a cirurgia anterior, a fibrose, a infecção, a perda de reserva óssea e as necessidades específicas do paciente.

Indicações

Paralisia

O ombro com perda de força muscular causada por qualquer motivo é uma indicação para artrodese. Até décadas recentes, no mundo ocidental, a poliomielite anterior era a causa mais comum de um ombro enfraquecido. Entretanto, à medida que os problemas de pólio têm diminuído, os problemas do trânsito têm aumentado e as lesões graves da raiz proximal e do tronco superior do plexo braquial são uma indicação comum de artrodese do ombro. Estes pacientes podem ter uma boa função no cotovelo e mão, mas são incapazes de usá-lo devido a inabilidade em colocar a mão no espaço. Se houver um bom controle escapular (i.e., boa função do trapézio, elevador da escápula e serrátil anterior) uma artrodese do ombro permitirá então a estabilização adequada para permitir uma função efetiva da mão. Além da perda de função, o ombro enfraquecido poderá desenvolver uma subluxação inferior, que é puramente devido ao peso do braço. Isto causa uma dor grave, fazendo com que o paciente se sinta confortável apenas com uma tipóia. Esta dor é aliviada pela fusão do ombro.

Ressecção Pós-Tumor

A ressecção de tumores do tecido mole ao redor do ombro poderá requerer a remoção do manguito rotatório e do deltóide, o que torna a reconstrução com artroplastia difícil por causa da instabilidade. Quando o tecido mole e o osso forem removidos, poderão ser necessárias técnicas especializadas, incluindo enxertos ósseos, enxertos ósseos vascularizados e aloenxertos maciços.[1]

Artroplastia do Ombro Malsucedida

Devido à fibrose intensa e à fibrose induzida por uma possível substituição do ombro com infecção ou afrouxamento da prótese, a remoção da prótese por si só poderá fornecer surpreendentemente uma boa função.[2] Entretanto, se esta pseudo-artrose fibrosa não for adequada para o alívio da dor, uma artrodese poderá então ser uma alternativa razoável, embora as dificuldades cirúrgicas na obtenção da artrodese nesta situação possam ser grandes.

Instabilidade

Infelizmente, uma porcentagem muito pequena de pacientes que foram submetidos a uma estabilização de tecido mole devido a uma luxação recidivante do ombro não conseguem obter a estabilidade permanente através de repetidos procedimentos . Algumas vezes, embora apenas raramente, é necessário garantir uma estabilidade óssea através da artrodese. Em alguns destes pacientes, a personalidade assim como o ombro poderão estar instável, e uma avaliação pré-operatória cuidadosa é necessária. O paciente que foi submetido a uma artrodese bem sucedida devido a uma luxação posterior recidivente múltipla ainda estava convencido que seu ombro estava luxando, mesmo quando era mostrada uma prova radiográfica da fusão óssea!

Consolidação Viciosa de Fratura

O ideal é que a maioria destes pacientes fosse tratada por algum procedimento reconstrutivo ou artroplastia glenoumeral. Algumas vezes, entretanto, a geometria óssea está tão destruída que a artrodese é a única alternativa sensata.

A perda isolada mas total da função do nervo axilar parece causar uma impotência variável. Na presença de um manguito rotatório intacto e com sua função também intacta, esta impotência poderá ser mínima. Se a impotência funcional for o problema principal, entretanto, a escolha deverá ser entre a fusão glenoumeral e transferências musculares múltiplas. É melhor reservar estas transferências musculares para uma paralisia parcial do nervo axilar; a artrodese glenoumeral poderá representar um método mais confiável de restauração da função se os sintomas do paciente justificarem seu uso.

Ombro e Cotovelo com Fraqueza Muscular

Realizar apenas uma flexorplastia do cotovelo na presença de um ombro com enfraquecimento muscular poderá causar decepções, pois uma tentativa de flexão do cotovelo poderá resultar mais em uma extensão do ombro do que na flexão do cotovelo. A fusão do ombro em combinação com uma plástica do flexor resulta num braço mais útil.

Infecção

Antigamente, a artrite proveniente de uma infecção tuberculosa era a indicação mais comum para artrodese do ombro. Embora este ainda seja um problema disseminado pelo mundo ocidental, felizmente tornou-se raro. A artrite piogênica ainda ocorre e pode destruir a articulação do ombro. Entretanto, a causa mais comum de infecção nos dias atuais infelizmente é a iatrogênica, secundária a uma cirurgia prévia, como por exemplo a infecção em uma cirurgia com fixação interna para fraturas ao redor do ombro. Um histórico recente de infecção é uma contra-indicação absoluta para artroplastia, embora esta possa ser considerada, quando um episódio infectivo tiver ocorrido anos antes e sem o aparecimento de episódios de recidivas desde o evento inicial. Sendo assim, a artrodese poderá representar a alternativa bastante satisfatória.

Contra-Indicações

Os pacientes que não forem capazes de cooperar com um período extenso de reabilitação após a cirurgia representam uma contra-indicação para artrodese glenoumeral. Outras contra-indicações são a impossibilidade de ser aplicado um aparelho de gesso toracobraquial por alguma razão, como por exemplo problemas de pele e desordens neurológicas progressivas. A artrodese de ombro depende do trapézio, do elevador da escápula e do serrátil anterior para promover a função para o ombro após a fusão. Se estes estiverem significativamente enfraquecidos, a função será consideravelmente diminuída à medida que a doença progredir.

Preparação Pré-Operatória

É aconselhável fazer o gesso toracobraquial antes da operação, devido a diversas vantagens distintas. (1) A concha poderá ser bivalvulada, podendo ser facilmente aplicada ainda sob anestésico no momento da operação. (2) O aparelho gessado não causará um choque muito grande aos pacientes, de forma que eles poderão usa-lo pré-operatoriamente por algum tempo para se acostumar com o seu uso. Independentemente desta medida prévia, este gesso pré-operatório raramente será o aparelho definitivo ao longo dos meses, e uma troca de aparelho gessado ou o ajuste da posição será necessário em 1-2 semanas.

Posição do Paciente

Muitas posições ótimas diferentes foram descritas na literatura, e o debate ainda continua. Em 1942, o *Research Committee of the American Orthopaedic Committee* recomendou a posição de continência, mas pensava-se que esta posição causava um grau desnecessário de abdução e flexão para frente; então, quando o braço era abaixado para o lado do corpo, ocorria a instalação de uma escápula alada fixa, causando uma tensão desconfortável dos músculos escapulotorácicos. Rowe and Zarins[3], no *Fourth International Conference on Surgery of the Shoulder,* em 1989, defenderam uma modificação adicional, que foi largamente aceita (Fig. 19-1).

Rowe and Zarins[3] recomendaram que o ombro deveria sofrer artrodese com abdução suficiente para desobstruir a axila; rotação interna o suficiente para alcançar a linha média do corpo, tanto anterior quanto posteriormente; e flexão para frente o suficiente para alcançar a face e a cabeça.

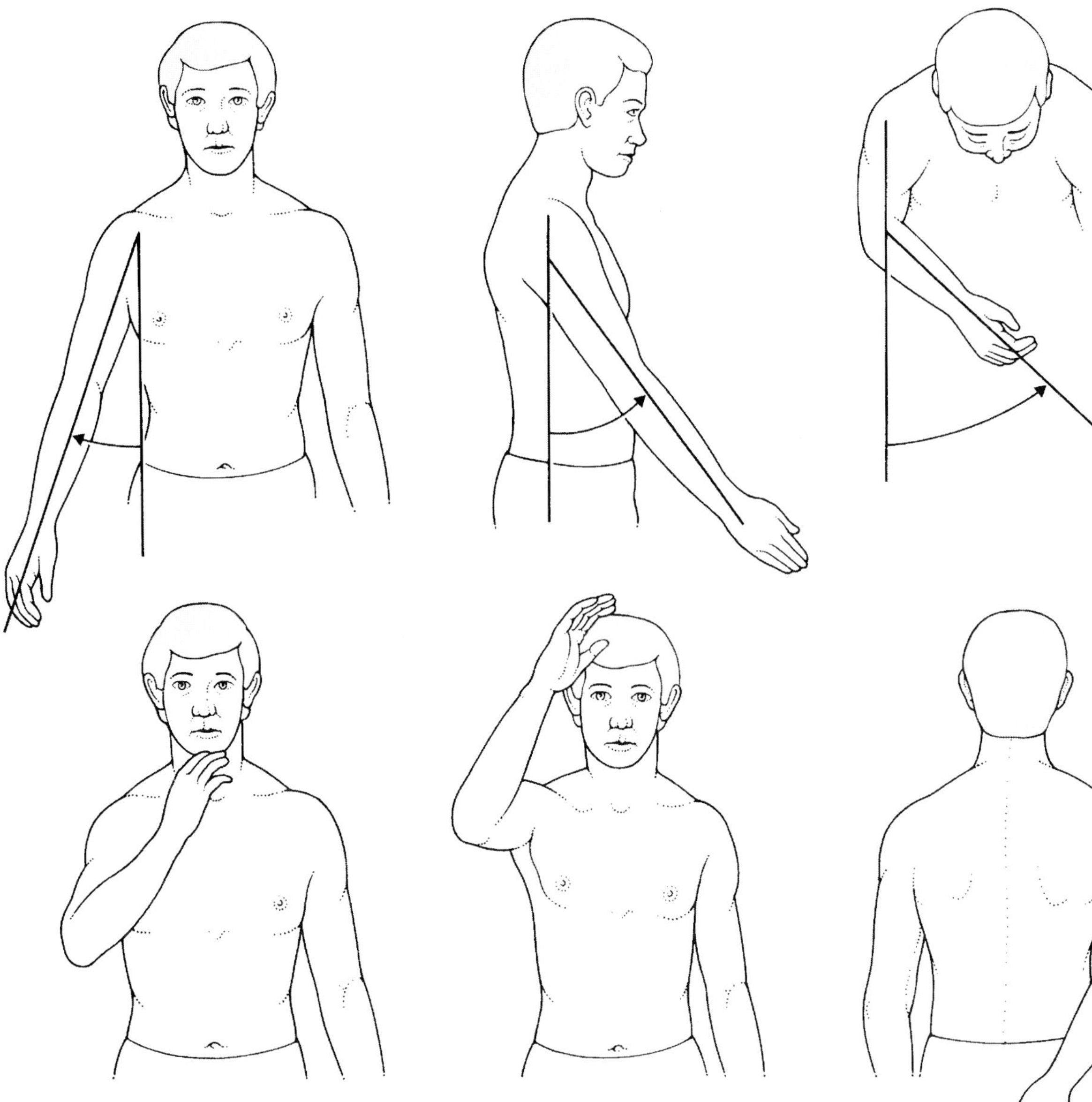

Fig. 19-1

Após a abdução excessiva ter sido eliminada, os pacientes podem alcançar, os bolsos traseiros e do lado, a área glútea e pés, e com o deslizamento da escápula para frente na parede torácica, podem elevar o braço bem acima da cabeça. Os pontos abaixo são enfatizados:

1. A elevação do braço não é obtida pela abdução do braço contra a escápula fixada, e sim pela flexão para frente usando o deslizamento normal para frente da escápula ao longo da parede torácica.
2. Quando a abdução do braço é eliminada, o fulcro de elevação se encontra central em relação ao corpo, com a escápula na posição neutra. Descobriu-se que a elevação é mais forte e mais confortável, pois a alavancagem do braço não funciona contra uma escápula que se encontra rotacionada ou alada.
3. Cosmeticamente, a escápula, com o braço ao lado do corpo se encontra achatada na parede torácica e não alada. O paciente não tem a sensação de que o seu braço está fora do caminho.
4. A posição ao dormir é muito mais confortável. O mais importante é que o paciente pode dormir em paz no lado do braço que sofreu a artrodese.

O paciente é colocado na posição sentada, e o braço é preparado para ser manipulado separadamente ao serem colocado os campos cirúrgicos.

Técnica

A incisão se estende da espinha da escápula ao acrômio anterior e abaixo do aspecto anterior da haste do úmero.

O deltóide é separado do acrômio anterior, e suas fibras são divididas distalmente. O manguito rotatório é ressectado. As superfícies anteriores do acrômio, a fossa glenóide e a cabeça umeral são descorticadas. Devido ao fato de que a fossa glenóide dispõe de uma área muito pequena para a fusão com a cabeça umeral, é feita uma tentativa para obter a artrodese entre o acrômio e a cabeça umeral através da subluxação para cima da cabeça umeral. É importante não fraturar o acrômio para deslocá-lo para baixo a fim de fazer contacto com a cabeça do úmero, pois isto causa um distúrbio significativo na "linha do céu" do ombro; isto poderá ser cosmeticamente inaceitável em mulheres e causar dificuldade ao vestir roupas, pois as alças de ombro se arrastam para baixo e escorregam. Uma placa de reconstrução pélvica de 4,5 mm com 10 orifícios é usada. A cabeça umeral é trazida proximalmente para justapor a superfície inferior descorticada do acrômio (Figs. 19-2 e 19-3). Quando o úmero sofre abdução e flexão, a posição é mantida pelo suporte do braço com campos estéreis dobrados e pede-se ao assistente para manter esta posição durante o restante do procedimento. A posição ótima é avaliada clinicamente, pois foi mostrado que esta é acurada com no máximo 10 graus.[4]

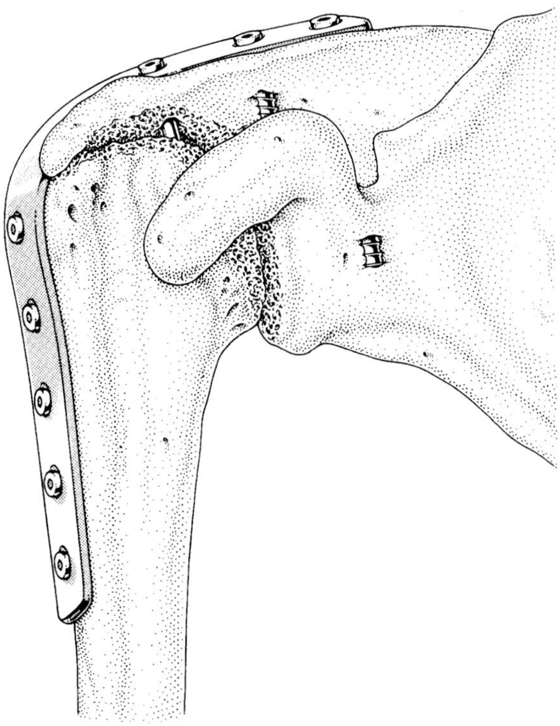

Fig. 19-2

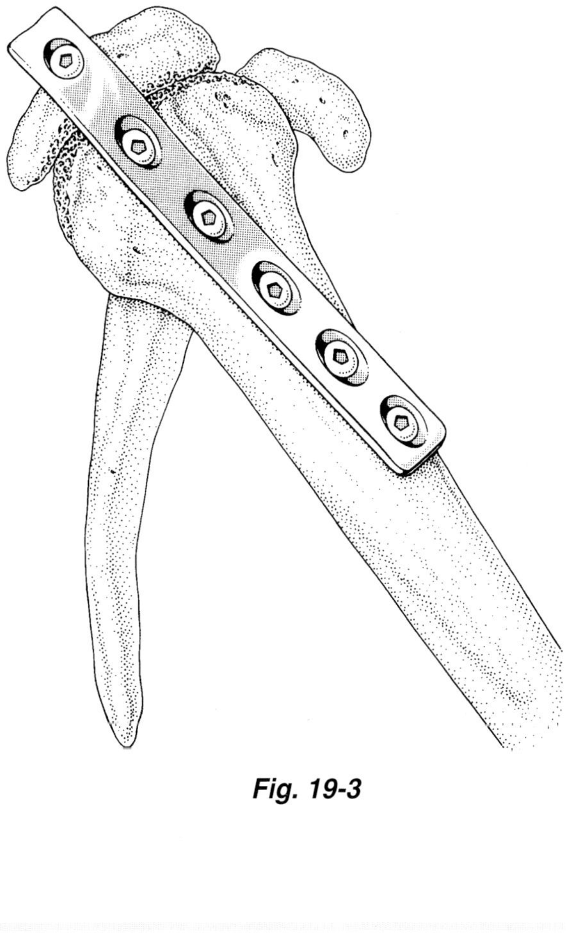

Fig. 19-3

Radiografias intra-operatórias não são usadas rotineiramente. A placa é contornada utilizando ferramenta para dobrar placas manualmente. A placa é passada ao longo da espinha da escápula e sobre o acrômio e para baixo é aplicada a diáfise do úmero. Os três parafusos que passam através da placa para dentro da cabeça umeral e para dentro da fossa glenóide são inseridos primeiro. Estes parafusos comprimem o local da artrodese. O parafuso cortical deverá ser aplicado a seguir, direcionado da espinha da escápula para a base do processo coracóide. Um parafuso esponjoso adicional é colocado através do local de fusão acromioumeral, e os orifícios restantes da placa são seguros com parafusos. Um aparelho toracobraquial de plástico bivalvado é aplicado sob anestesia na mesa de operação. Um *brace* mantendo abdução fixa do ombro poderá ser usado (Figs. 19-4 a 19-6).

Tratamento Pós-Operatório

O conforto impõe a troca do aparelho de gesso, e normalmente isto ocorre em cerca de 2 semanas. Se em 8 semanas pós-operatoriamente não houver sinal radiográfico de afrouxamento da fixação interna, o aparelho de gesso é removido e o paciente é colocado em uma tipóia. Um programa de exercícios com arco de movimento pequenos é permitido até que evidência radiográfica da união seja finalmente alcançada. É difícil saber quando realmente ocorre a fusão, pois a fixação rígida origina um calo ósseo muito pequeno; mas 4 meses é o tempo médio para que a fusão ocorra.

Devido ao fato de que duas artrodeses de ombro não são iguais, a adequação da fixação deverá avaliada no momento da operação. Se houver dúvida que a fusão óssea irá ocorrer facilmente, um enxerto corticoesponjoso da crista ilíaca é adicionado.

Complicações

Pseudo-Artrose

As estatísticas publicadas de pseudo-artrose são tão variáveis quanto são as indicações para cirurgia. É raro observar uma não união quando a indicação para fusão tiver sido lesão do plexo braquial. Normalmente, nesta situação, a geometria óssea é mantida. Poderá ter ocorrido uma pequena cirurgia óssea prévia e uma cicatrização pequena dentro da própria articulação. Entretanto, as proporções de não união aumentam de acordo com a presença e extensão de infecção e perda óssea. Num estudo de Cofield and Briggs,[5] numa série de 71 artrodeses, somente 3 resultaram em não união. Esses três foram fusionados com sucesso após um segundo procedimento operatório.

Má Posição

A hiperabdução é a má posição mais comum na cirurgia. Os pacientes adultos têm uma grande dificuldade na adaptação de posições com mais de 45 graus de abdução. Se tiver sido incorporada uma grande extensão de rotação interna, o paciente não poderá trazer facilmente sua mão até a boca ou alcançar o bolso da frente ou o de trás, e uma osteotomia rotacional corretiva poderá ser necessária.

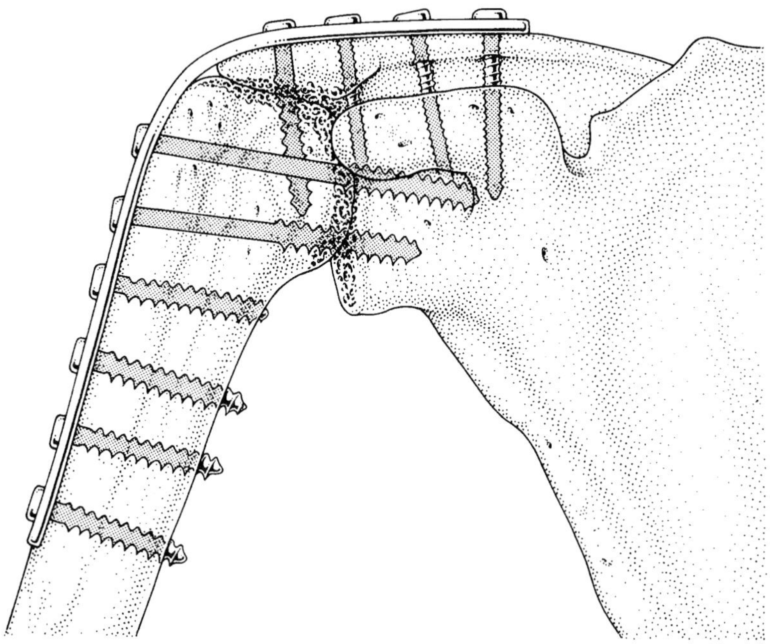

Fig. 19-4

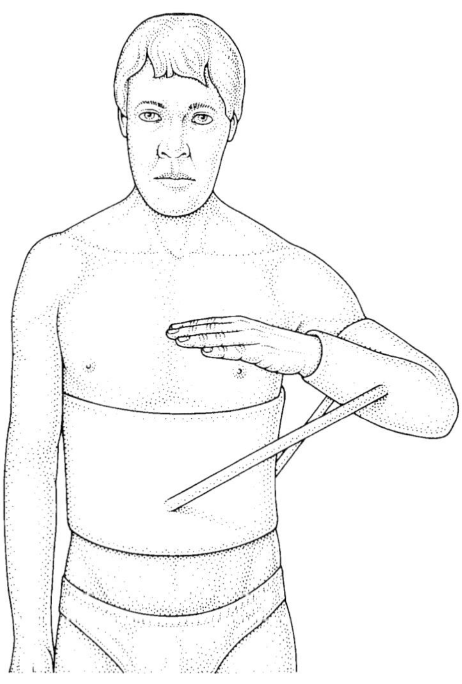

Fig. 19-5

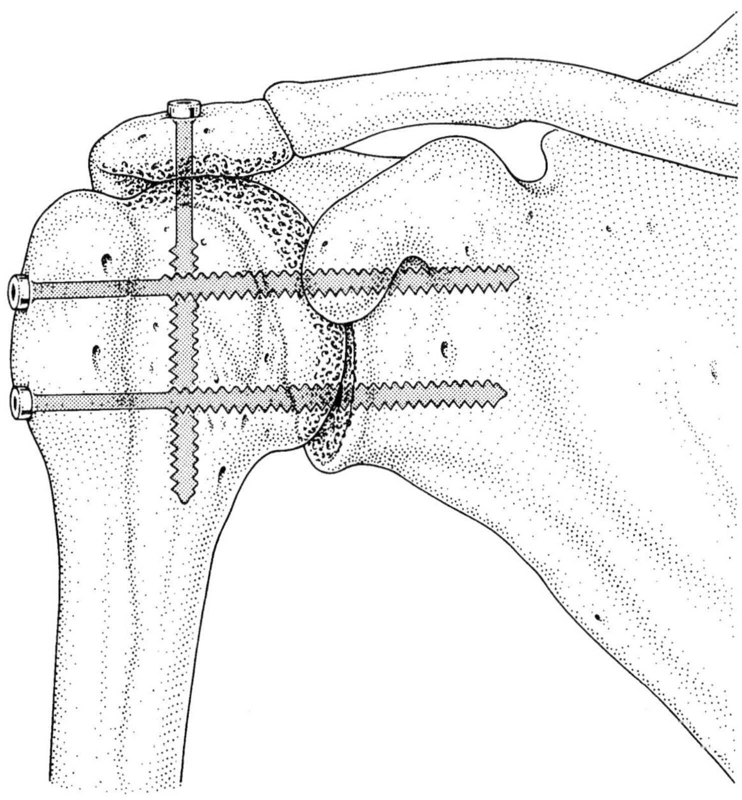

Fig. 19-6

Proeminência do Dispositivo de Fixação Interna

Por causa da perda de massa muscular grande e da atrofia ao redor do ombro em muitos dos pacientes que estão necessitando de artrodese, a placa de fixação interna poderá ficar numa posição muito subcutânea nos pacientes magros. Isto poderá ser inoportuno, requerendo remoção.

Fratura do Úmero

O Grupo AO recomenda a colocação de um enxerto ósseo profilaticamente devido a incidência de fratura na extremidade distal do dispositivo de fixação interna. Cofield and Briggs[5] também confirmaram que 10 dos seus 71 pacientes apresentaram uma fratura na extremidade fusionada. Não se sabe se a remoção profilática da placa de fixação interna pode reduzir a incidência de fratura.

Amplitude de Movimento Insuficiente

O fato de que a amplitude de movimento após a artrodese glenoumeral poderia ser melhorada e o seu desconforto diminuído por uma artroplastia de excisão da articulação acromioclavicular, no momento da operação, foi defendido. Esta não foi a minha experiência. Constatei o contrário: uma recessão feia da pele sobre o local de artroplastia de excisão foi um problema nos pacientes que tiveram que se submeter a esta técnica. Eu não realizo a ressecção da articulação acromioclavicular rotineiramente e não tenho motivos para me arrepender disto.

Técnicas Alternativas

Se a reserva óssea for particularmente boa, podem ser usados apenas parafusos, mas o uso de um aparelho de toracobraquial plástico para dar proteção deverá ser usado continuamente por aproximadamente 4 meses pós-operatoriamente. Pacientes muito magros não podem ser considerados bons candidatos para fixação de placa e parafuso devido a possibilidade de erosão do metal através dos tecidos moles finos. Para evitar o uso de um aparelho toracobraquial, um fixador externo de Hoffman poderá ser usado, combinado com fixação interna com dois parafusos esponjosos de 6.5 mm.[6] A fixação externa isoladamente também foi usada. Esta tem a vantagem da possibilidade de alteração da posição da artrodese após a cirurgia. Sendo assim, no período pós-operatório preliminar, se o paciente achar que não consegue funcionar bem com a posição selecionada, ela poderá ser reposicionada pelo afrouxamento do fixador externo e reapertando-o.

Referências

1. McDonald W, Thrum CB, Hamilton SGL: Designing an implant by CT scanning and solid modeling: arthrodesis of the shoulder after excision of the upper humerus. J Bone Joint Surg [Br] 68: 208-12, 1986
2. Copeland SA, Lettin AW, Scales JT: The Stanmore total shoulder replacement. J Bone Joint Surg [Br] 64:47-51, 1982
3. Rowe CR, Zarins B: Improvements in arthrodesis of the shoulder. In Post M, Morrey B, Hawkins R (eds): Surgery of the Shoulder. p. 353. CV Mosby, St. Louis, 1989
4. Richards RR, Kostuik JP: Shoulder arthrodesis. p. 453. In Watson M (ed): Indications and Techniques in Surgical Disorders of the Shoulder. Churchill Livingstone, New York, 1991
5. Cofield RH, Briggs BT: Gleno-humeral arthrodesis. J Bone Joint Surg [Am] 61:668-77, 1979
6. Kocialkowski A, Wallace WA: Shoulder arthrodesis using external fixator. J Bone Joint Surg [Br] 73:180, 1991

Literaturas Sugeridas

Copeland SA, Howard RC: Thoraco-scapular fusion for facioscapulo-humeral dystrophy. J Bone Joint Surg [Br] 60:547-51, 1978

Dewar FP, Harris RI: Restoration of function of the shoulder following paralysis of the trapezius by facial sling fixation and transplantation of the levator scapulae. Ann Surg 132:1111-15, 1950

Rinaldi F: Terapia chirugica nella forma "facio-scapulo-omerale" della distrofia muscolare primitiva. Clin Ortope 16:233-43, 1964

20

Osteotomia Escapular para Ombro de Sprengel (Elevação Congênita da Escápula)

Indicações

A elevação congênita da escápula é uma deformidade congênita rara primeiramente descrita por Eulenburg[1] em 1863. Foi Sprengel[2] quem percebeu que a deformidade era causada pela falência da escápula em descer. A escápula girada e alta causa uma deformidade estética de má aparência com um alargamento da base do pescoço.

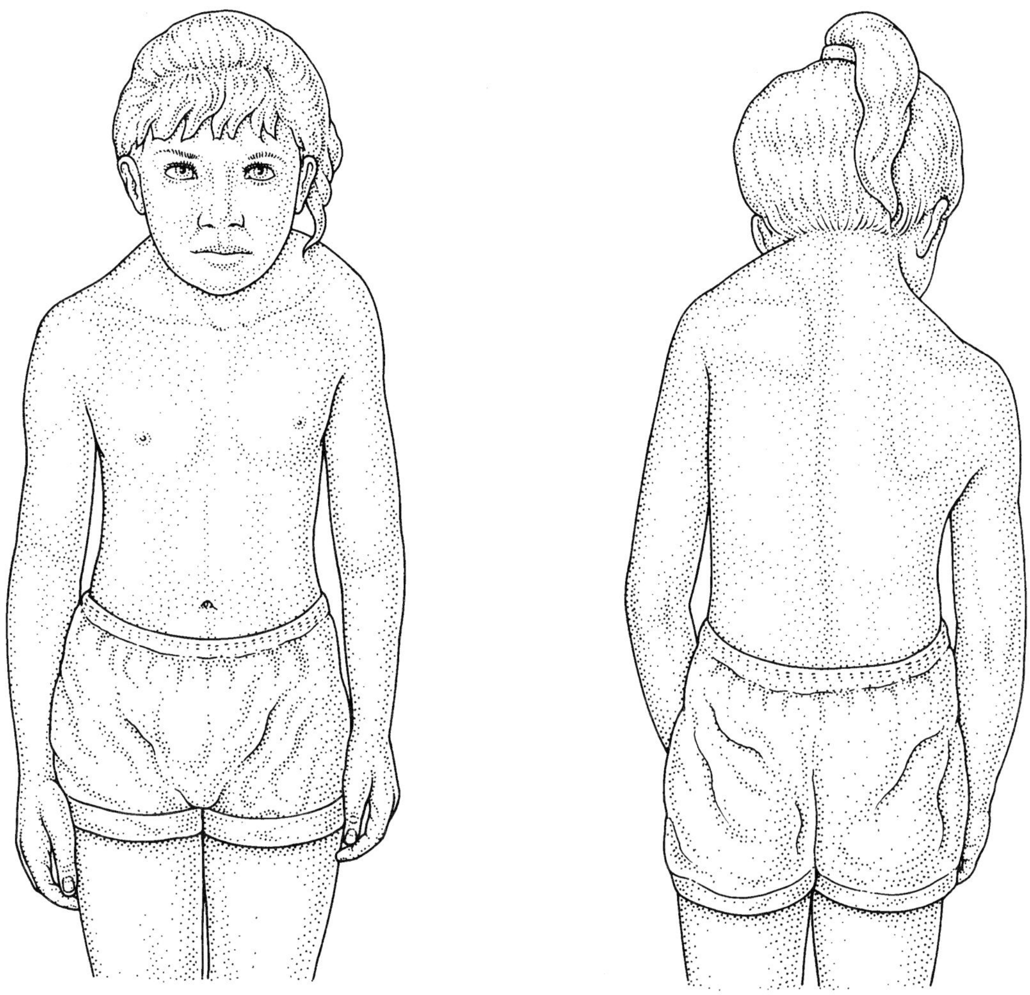

Fig. 20-1

A boda súpero-medial da escápula girada causa uma protuberância na base do pescoço. Pode-se também observar uma diminuição na abdução. Esta deformidade está muito freqüentemente associada com escoliose e síndrome de Klippel-Feil, que poderão aumentar esta deformidade. Normalmente a escápula está hipoplástica e girada de forma que o pólo inferior se apóia nos processos espinhosos torácicos. Usualmente isto está associado com uma clavícula muito reta, e um osso omovertebral está presente em mais de 50% dos pacientes e pode ser apalpado mais como uma barra condroóssea do que como um cordão fibroso, estando presente em 25% dos pacientes. O movimento escapulotorácico é limitado por bandas fibrosas abaixo do subescapular, que estão associadas com deficiências musculares. O movimento genoumeral é normal, mas a rotação escapular está limitada, de forma que a face do glenóide está virada para baixo e conseqüentemente limita a abdução (Figs. 20-1 a 20-3).

Como o problema é essencialmente estético, as indicações para cirurgia são principalmente estéticas e a perda de abdução raramente é uma perda funcional importante. O idade ideal para cirurgia está entre 3 a 8 anos de idade, embora certamente a cirurgia possa ser realizada após este período, mas com resultados menos satisfatórios.

Investigação Pré-Operatória

Devido ao fato de que o ombro de Sprengel é essencialmente uma anomalia da cintura escapular com deformidades congênitas associadas, radiografias da espinha cervicotorácica deverão estar disponíveis para avaliar a escoliose e a extensão da síndrome de Klippel-Feil. O desfiladeiro torácico deverá ser avaliado porque uma anomalia associada poderá ser a primeira costela deformada e em posição alta que, em associação com a clavícula reta, poderá facilmente causar uma compressão do plexo braquial ou da veia subclávia após a recolocação da escápula.

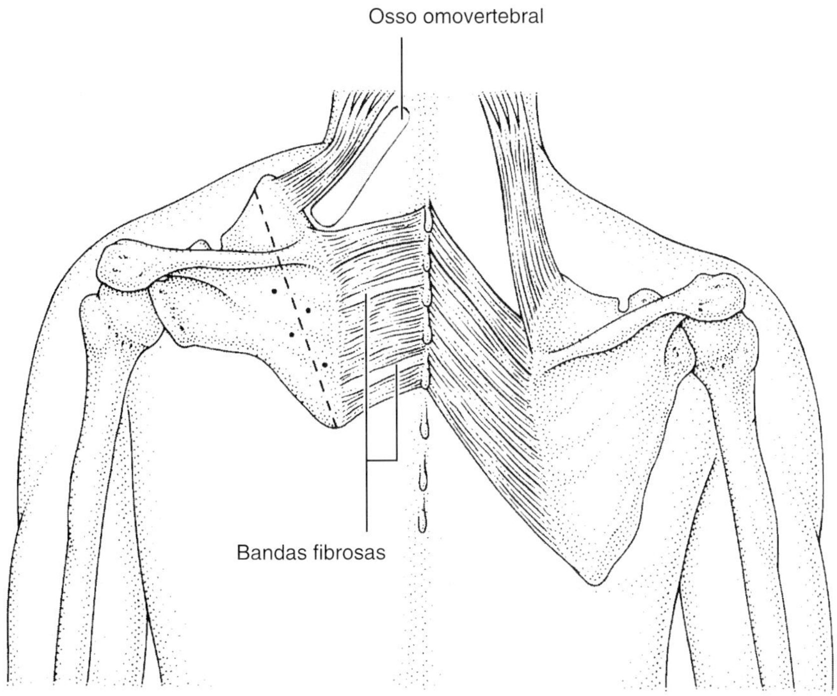

Fig. 20-2

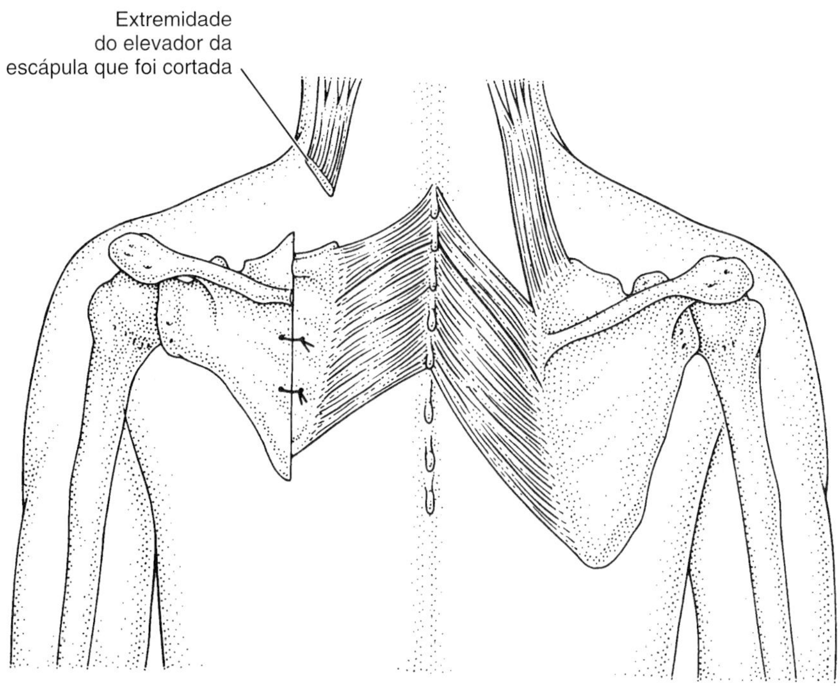

Fig. 20-3

Técnica

Estágio I

Com o paciente em decúbito dorsal na mesa de operação, uma incisão transversal de 2 cm é feita sobre o aspecto anterior do terço médio da clavícula (Figs. 20-4 e 20-5).

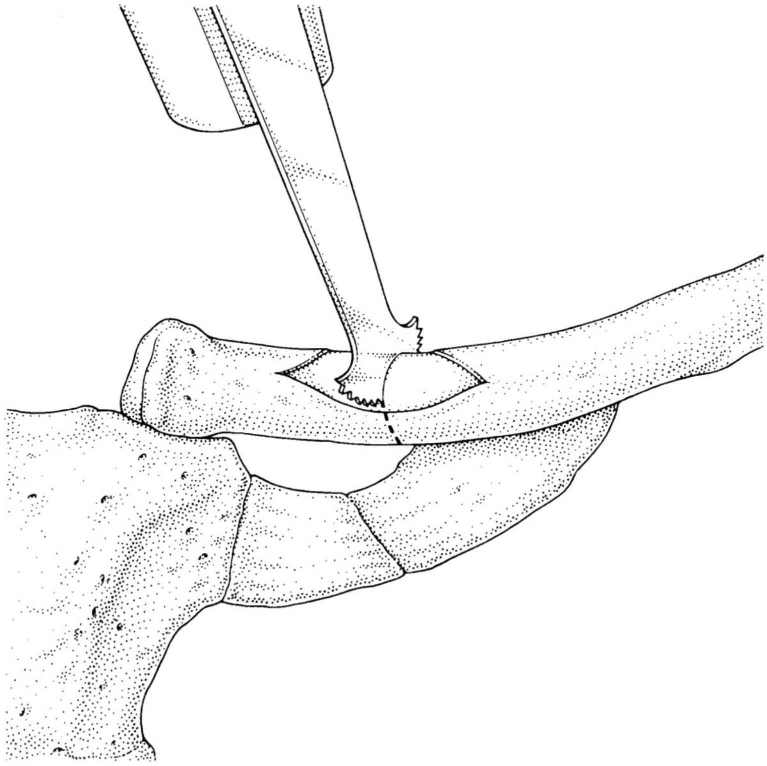

Fig. 20-4

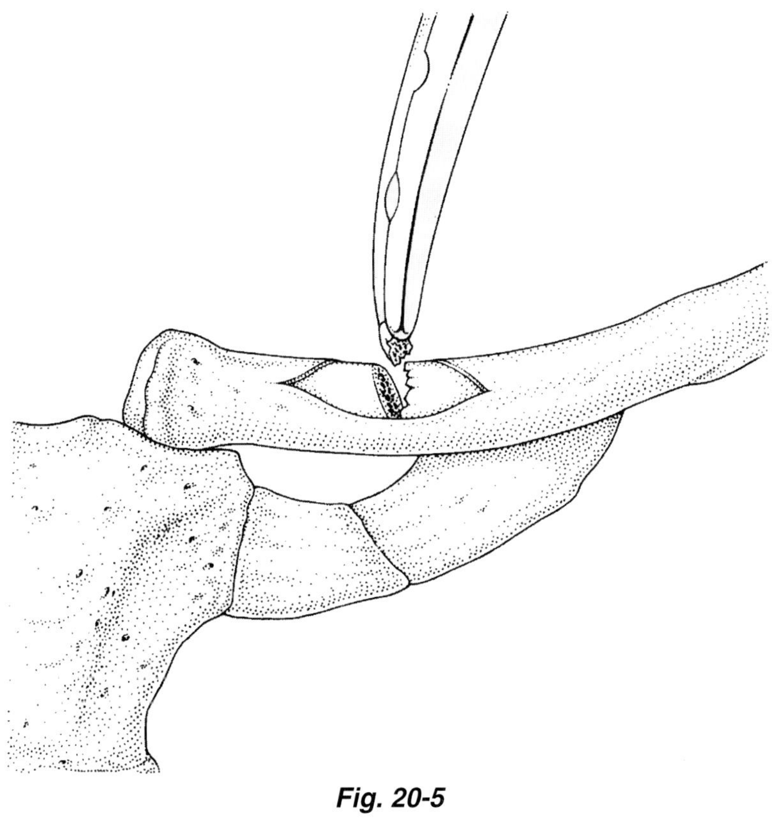

Fig. 20-5

A clavícula é exposta subposterialmente e uma osteotomia oblíqua é realizada.

As extremidades do osso são então fragmentadas com cortadores de osso, e o osso é deixado *in situ* (Fig. 20-6). A manga periosteal é então fechada, e o ferimento é suturado (Fig. 20-7).

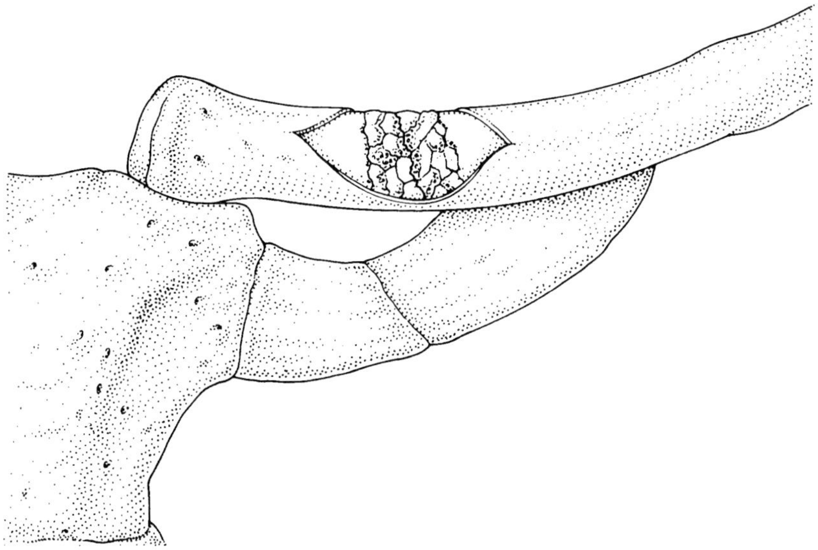

Fig. 20-6

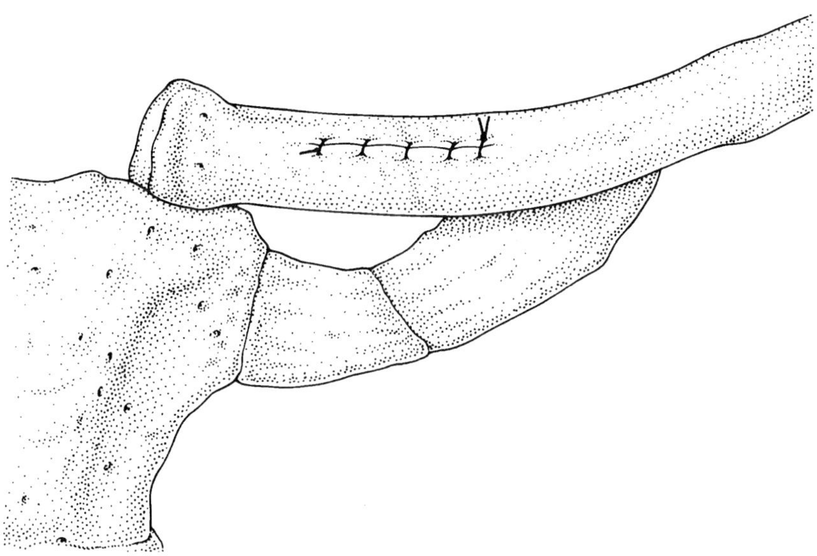

Fig. 20-7

Estágio II

O paciente é colocado na posição de semipronação na mesa de operação com o lado afetado para cima. O braço é preparado separadamente com campos cirúrgicos para permitir a manipulação durante o procedimento (Fig. 20-8).

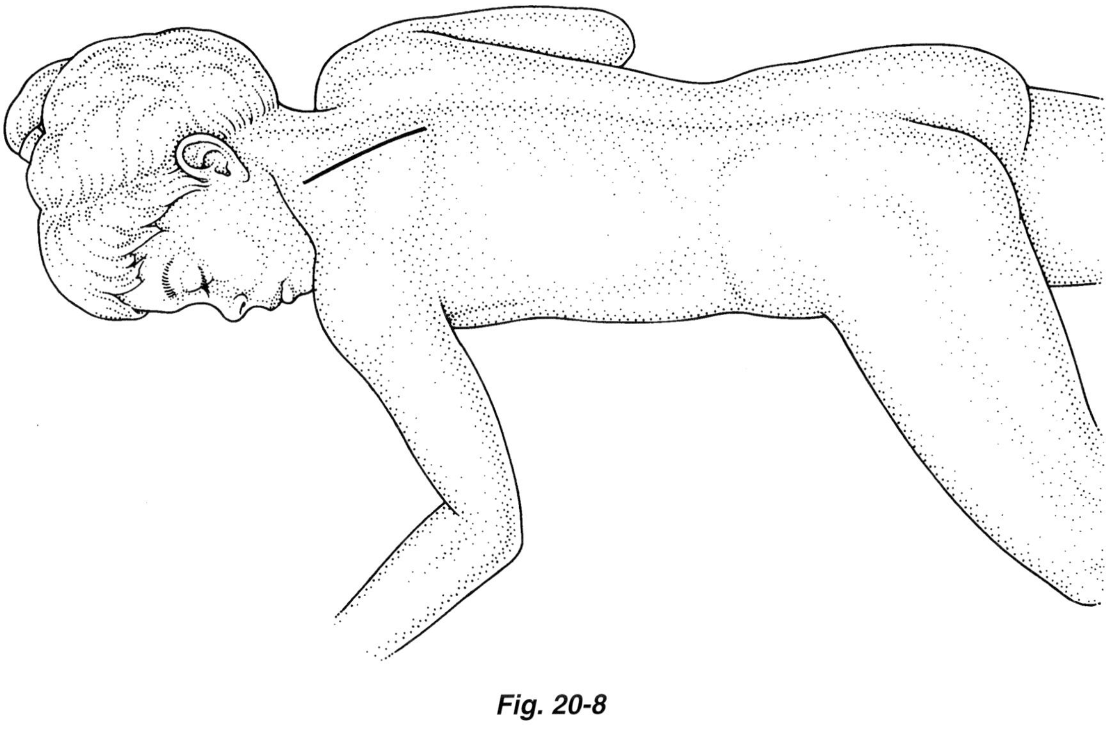

Fig. 20-8

Uma incisão vertical é feita sobre a borda medial da escápula.

O acesso é aprofundado para expor a borda medial da escápula, e o periósteo é incisado na origem do supra-espinhal e do infra-espinhal. Estes músculos são tracionados lateralmente com uma rugina por 2 cm (Fig. 20-9). Uma osteotomia é feita 1 cm a partir da borda vertebral com uma serra oscilatória (Fig. 20-10). A linha de osteotomia passa na base da espinha e se estende através da fossa supra-espinhal. Neste estágio será observado que a porção lateral da escápula será muito mais móvel que a faixa medial fina que é deixada com as fibras que fazem a sua fixação às estruturas mediais.

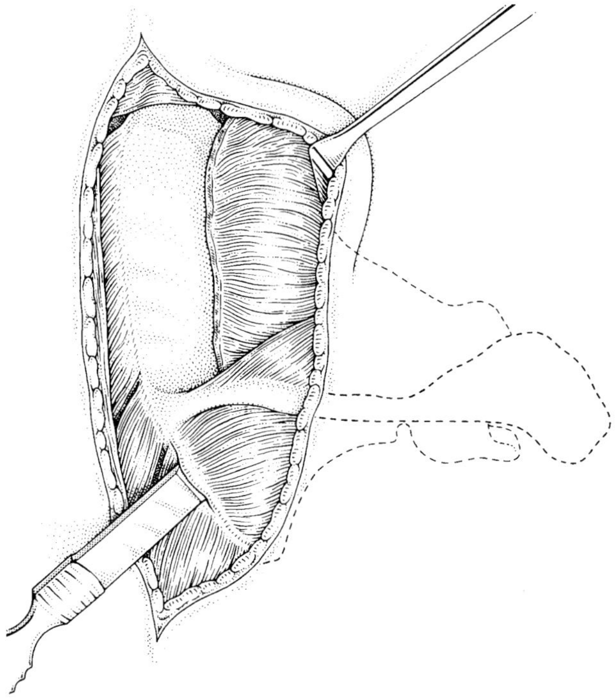

Fig. 20-9

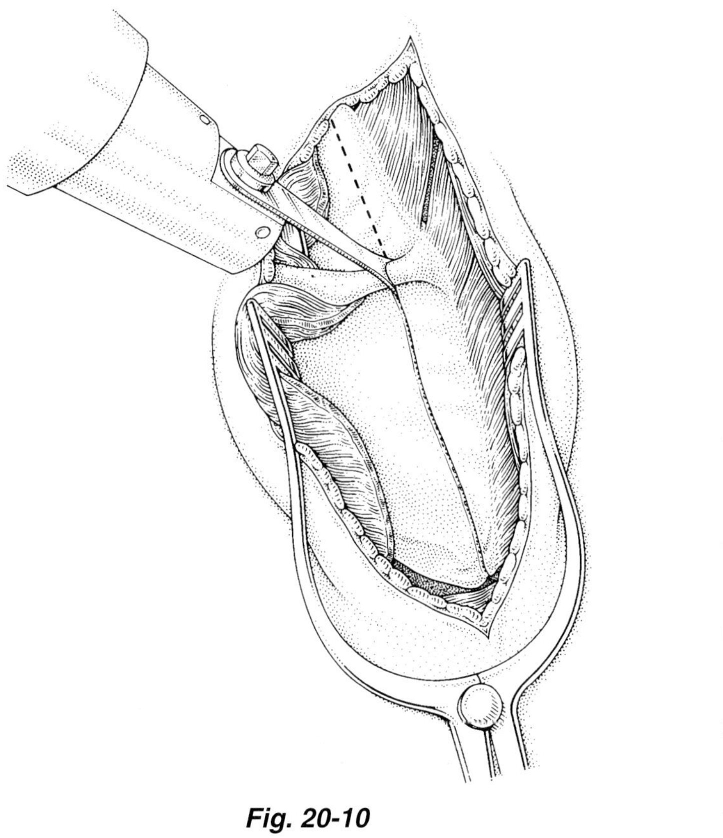

Fig. 20-10

O terço superior da tira medial é removido neste momento em toda a sua extensão com suas bandas fibrosas e qualquer osso omovertebral que possa estar presente (Fig. 20-11). Se quaisquer bandas fibrosas claramente esticadas permanecerem na faixa inferior da escápula medial, também serão divididas. A parte lateral da escápula é agora protraída e empurrada para longe da parede torácica e um dedo é passado entre o subescapular e as costelas subjacentes. Quaisquer adesões com bandas fibrosas são divididas para permitir a mobilidade completa da escápula (Fig. 20-12).

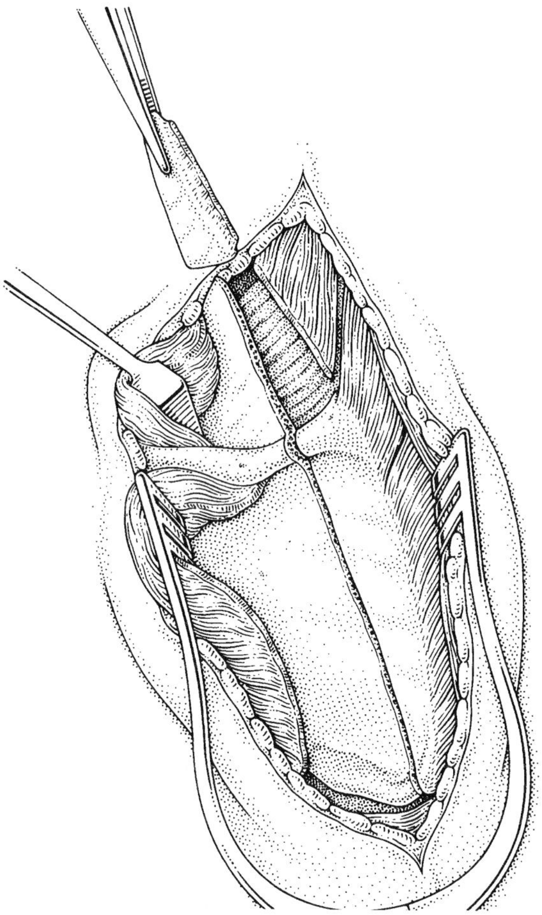

Fig. 20-11

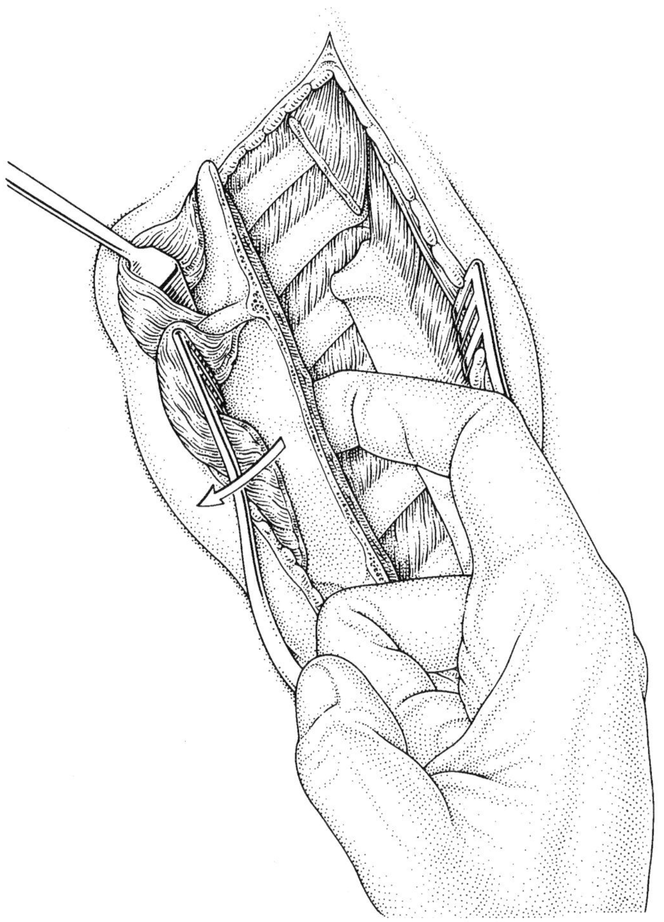

Fig. 20-12

A porção lateral é agora girada para baixo e estabilizada com suturas, que passam do periósteo e do osso para a tira medial remanescente (Figs. 20-13 e 20-14). Uma tentativa de trazer o ângulo inferior da porção principal da escápula para baixo, ao nível do lado normal não é feita, pois a lâmina escapular é menor e isto aumenta o risco de haver uma correção excessiva, levando a uma possível compressão do plexo braquial. O objetivo é equilibrar as espinhas da escápula e nivelar os ombros para efeito estético. A ferida é fechada e o braço é colocado em uma tipóia para suporte.

Tratamento Pós-Operatório

No primeiro dia pós-operatório, uma mobilização passiva gentil é iniciada assim que a dor permitir. As suturas são removidas em 10 dias. A fisioterapia ativa é iniciada quando ocorrer a regeneração dos tecidos moles, mas a tipóia é mantida por aproximadamente 6 semanas quando então movimentos ativos são permitidos.

Complicações

A principal complicação é o risco de compressão do desfiladeiro torácico devido a anomalias associadas da clavícula e da primeira costela. Originalmente pensava-se que as complicações neurológicas que surgem a partir deste procedimento eram causadas por tração no plexo braquial. Robinson *et al.*,[3] entretanto, mostraram que a rotação escapular na presença de anomalias da clavícula e da primeira costela podem causar obstrução mecânica direta do desfiladeiro torácico, e conseqüentemente, recomenda-se a realização da osteotomia clavicular e fragmentação. Estas técnicas são altamente recomendadas para prevenir esta séria complicação.

O sucesso da operação deverá ser mensurado em termos estéticos. Sendo assim, deve ser mostrado ao paciente as expectativas reais, se a parte principal da deformidade estética for ou a síndrome de Klippel-Feil ou uma escoliose associada, porque a rotação escapular não melhorará em nenhuma extensão estes aspectos.

A grande maioria dos pais e pacientes ficam igualmente muito felizes com a melhora após a cirurgia se a explicação pré-operatória tiver sido dada de forma realista.[4]

A remoção do osso omovertebral é melhor realizada extraperiostealmente. Uma rugina cortadora de osso pode ser usada para remover o osso do ângulo escapular e da sua conexão à espinha cervical. Se este passo for realizado susperiosticamente este osso poderá recidivar. O nervo acessório espinhal na superfície inferior do trapézio e ao longo da borda vertebral da escápula deverá ser protegido neste estágio da cirurgia.

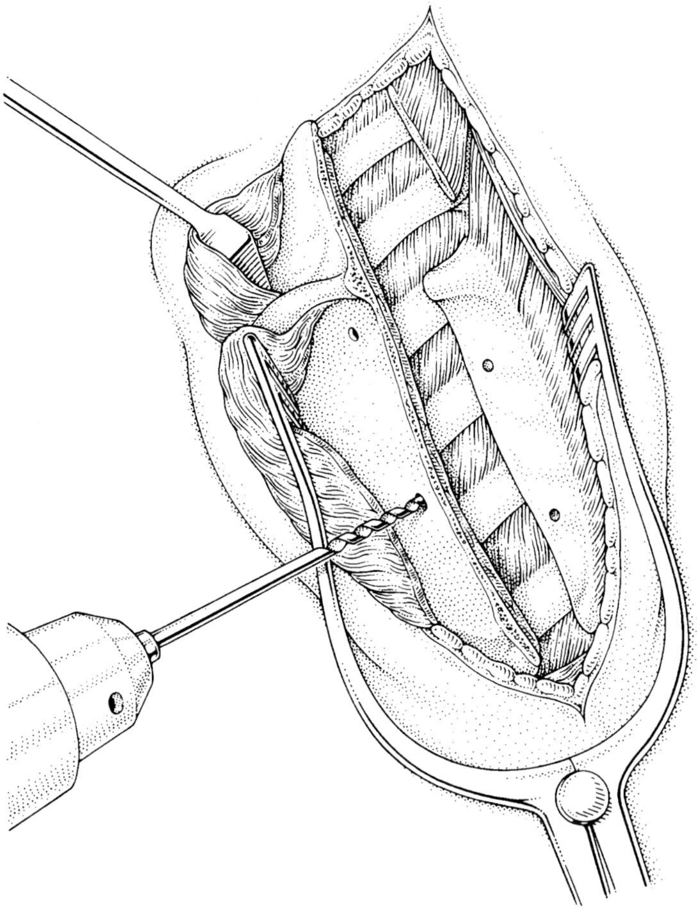

Fig. 20-13

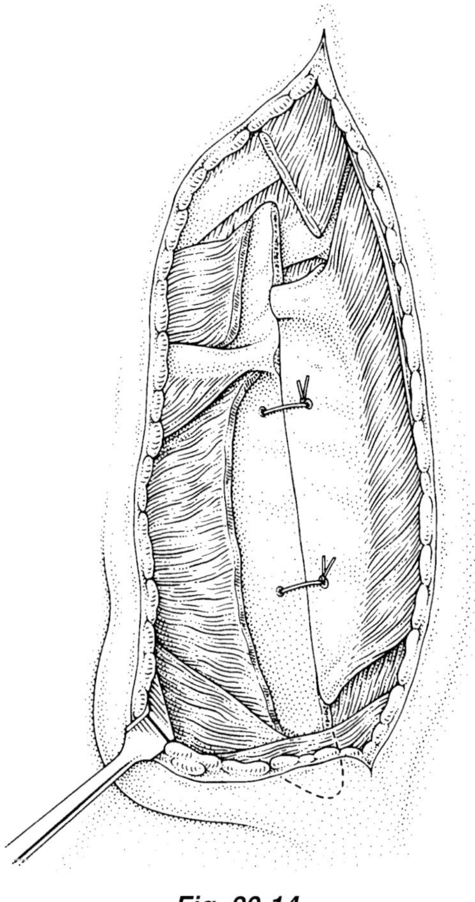

Fig. 20-14

Discussão

Na maioria dos procedimentos descritos, uma transferência escapular é tentada através da divisão e prolongamento das estruturas de tecidos moles, algumas vezes associados com transposição de origem muscular, como por exemplo o procedimento de Woodward,[5] mas isto envolve um grande risco de dano aos nervos motores. Quando apenas a transferência é tentada com uma ressecção subperiosteal da parte superior da escápula, a reincidência da deformidade é alta. A liberação extraperiosteal pura envolve uma ampla dissecção de tecido mole, o que pode levar a uma hemorragia disseminada e contraturas da cicatriz. Acessos mais tradicionais que se limitam a realizar à excisão da porção súpero-mediana da escápula têm tendência a não melhorar a abdução do ombro. A osteotomia como descrito é um procedimento mais simples, reduzindo o risco de dano ao nervo e produzindo resultados estéticos e funcionais excelentes.

Referências

1. Eulenburg M: Casuistische. Mittheilungen aus dem Begiete der Orthopadie. Arch Klin Chir 4:301, 1863
2. Sprengel RD: Die angeloorene Verschiebung des Schulterblattes nach Oben. Arch Klin Chir 42:545, 1891
3. Robinson A, Braun RM, Mack P, Zadek R: The surgical importance of the clavicular component of Sprengel's deformity. J Bone Joint Surg [Am] 49:1481, 1967
4. Wilkinson JA, Campbell D: Scapular osteotomy for Sprengel's shoulder. J Bone Joint Surg [Br] 62:486-90, 1980
5. Woodward JW: Congenital elevation of the scapula. Correction by release and transplantation of muscle origins. J Bone Joint Surg [Am] 43:219-28, 1961

21

Fusão Toracoescapular

A formação de asas da escápula normalmente ocorre devido a uma disfunção do nervo torácico longo resultando numa paralisia muscular serrátil. Isto pode ser causado por um único episódio traumático, um trauma repetitivo, amiotrofia neurálgica, poliomielite e destrofias musculares, particularmente a distrofia facioescapuloumeral.

A fusão toracoescapular é indicada quando o deltóide e outras unidades motoras glenoumerais estão intactas, mas os músculos de estabilização da escápula estão permanentemente sem funcionamento. Esta situação surge mais comumente na distrofia facioescapuloumeral. Nesta distrofia peculiar, o músculo deltóide está sempre envergado ou apenas parcialmente envolvido na distrofia. Sem a sua origem de estabilidade, o deltóide perde sua vantagem mecânica e na tentativa de uma abdução, a escápula gira, e a abdução e flexão ativas são gravemente limitadas (Fig. 21-1). Se a escápula puder ser estabilizada, o deltóide poderá então exercer uma ação poderosa no úmero.

Vários métodos foram descritos para alcançar a estabilidade da escápula. Putti[1] descreveu uma fixação interescapular que aparentemente causou a compressão dos vasos sob a clavícula. Rinaldi[2] fixou a escápula ao tórax utilizando uma faixa fascial retirada da fáscia lata, passando-a em volta dos processos espinhosos, da segunda a sexta vértebra torácica e através de um orifício na espinha da escápula. Esta era uma modificação da técnica usada por Whitman[3] e Dewar e Harris.[4] Eles consideraram esta técnica necessária para a retenção de um pouco do movimento toracoescapular. Embora os resultados iniciais sejam satisfatórios, as tipóias fasciais tendem a se alongar, e a deste modo a função deteriora. A fusão permanente da escápula à parede torácica poderá ser obtida usando enxertos corticoesponjosos e parafusos.[5]

Indicações

A fusão toracoescapular é indicada para perda de força. A formação de asa da escápula normalmente é uma condição indolor, mas pode estar acompanhada por fadiga ou dor durante a tentativa prolongada de abdução ou flexão. Nenhuma atividade poderá ser realizada acima da altura do ombro, na frente do paciente, e o braço apenas cai solto pelo lado.

A cosmese é uma outra indicação. A formação de asa da escápula em grande extensão poderá ser uma deformidade extremamente feia, e particularmente as pacientes do sexo feminino fazem com que esta seja a principal indicação para a cirurgia. As faixas de ombro e as roupas tendem a escapar do ombro, para baixo do braço.

A fusão toracoescapular também é indicada para perda de equilíbrio. Numa distrofia muscular progressiva, particularmente, o início poderá ser assimétrico, de forma que o primeiro ombro poderá começar a formar uma asa vários anos antes do outro ombro. O paciente poderá claramente sentir um desequilíbrio até que a estabilidade escapular seja restaurada.

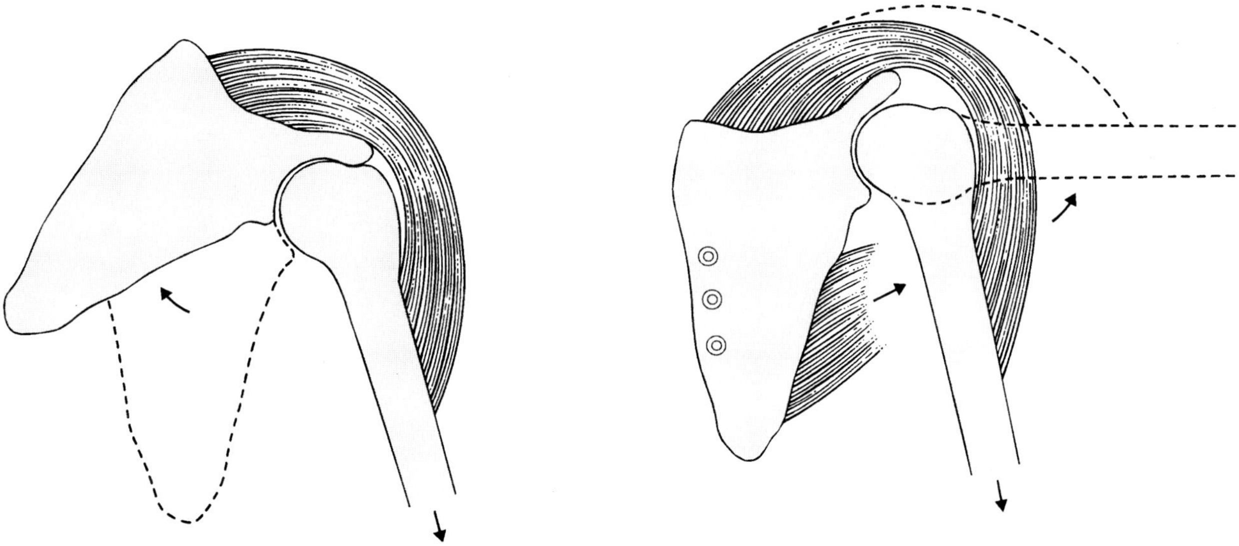

Fig. 21-1

Investigação Pré-Operatória

Devido ao fato de que a fusão toracoescapular é um empreendimento importante para o paciente, que deverá permanecer em um molde de ombro, os sintomas que surgem a partir da instabilidade da escápula deverão ser suficientes para justificar esta intervenção. Qualquer que seja a fixação da escápula que beneficiará o paciente, poderá ser avaliada muito facilmente por um teste clínico. Primeiro, pede-se ao paciente para elevar ambos os braços para frente e mantê-los nesta posição com o braço na horizontal até que a fadiga faça com que eles caiam para o lado. O teste é então repetido com a escápula manualmente segurada para baixo em relação a parede torácica para evitar a formação de água. Se for constatado que manter a flexão ou a abdução é muito fácil, e o teste de fadiga é bem prolongado, uma fusão toracoescapular poderá então ser indicada.

Posição do Paciente

O paciente é colocado na posição de pronação na mesa de operação com o braço pendurado no lado da mesa (Fig. 21-2). Isto quase sempre faz com que a escápula fique na posição ideal para a fixação às costelas, com a borda vertebral paralela, 5 a 7 cm lateral aos processos espinhosos.

Técnica

Uma incisão é feita ao longo da extremidade mediana da escápula (Fig. 21-3). Os músculos sobre esta extremidade estão algumas vezes atrofiados, embora algumas vezes hipertróficos e sem suas funções. A superfície profunda da borda vertebral da escápula é desnudado de tecido por 2 cm lateralmente ao longo de todo o seu comprimento, desinserindo parte da origem do subescapular. Também é removida a inserção muscular da margem mediana superficial da escápula por 2 cm lateralmente.

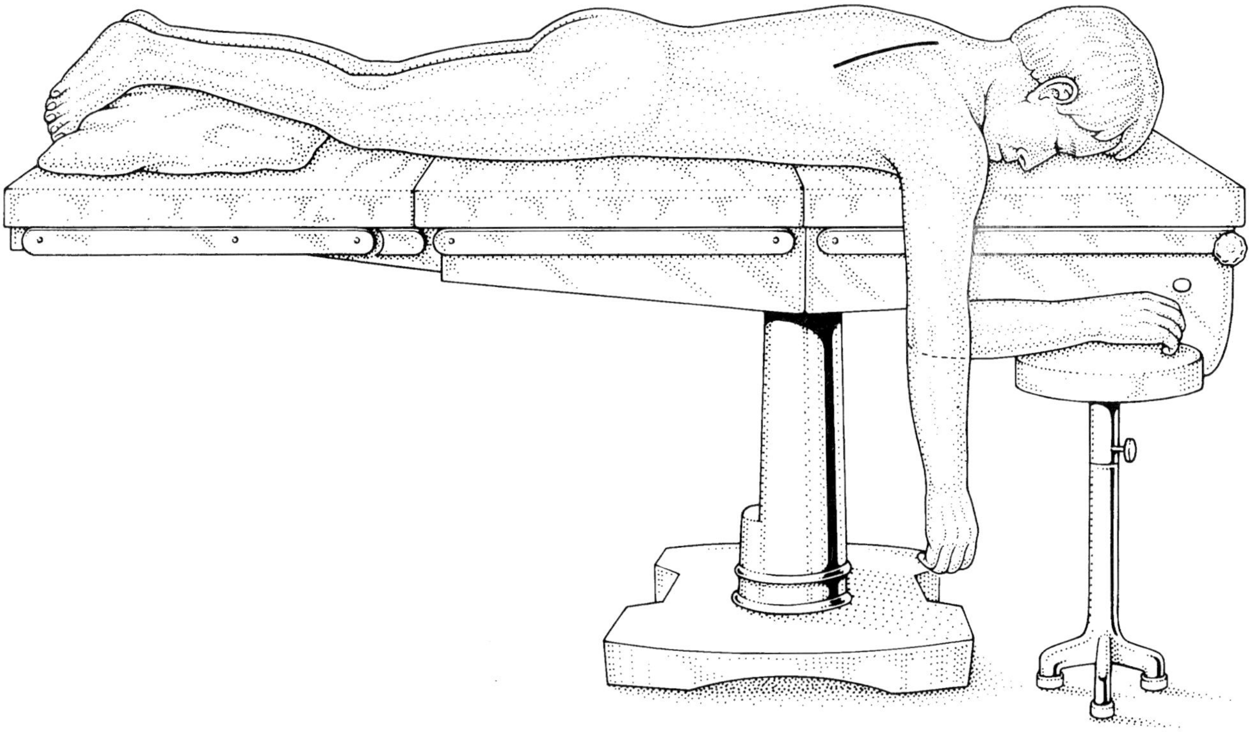

Fig. 21-2

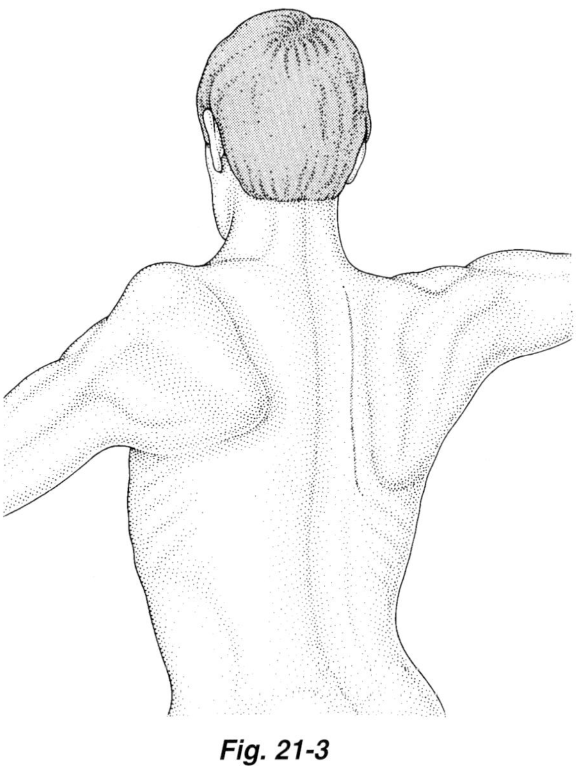

Fig. 21-3

Três costelas que se encontram sobre a parte mais conveniente da escápula são escolhidas; geralmente são a quarta, a quinta e a sexta costelas. O periósteo é incisado na linha da costela, e o periósteo e a pleura parietal são separados na superfície profunda da costela de forma que um retrator possa ser posto sob a costela para evitar o dano à pleura. A superfície periférica da costela é então "petalada" com o osteótomo e parcialmente descorticada. A escápula é então colocada na posição correta sobre a costela desnuda, a escápula é perfurada com uma broca, e a costela que está em cima é perfurada com um retrator protetor para evitar o dano de perfuração da pleura (Figs. 21-4 e 21-5). A costela é então sangrada, medida para a colocação do parafuso e o primeira parafuso é apertado livremente. O segundo e o primeiro parafusos são então inseridos de maneira similar. É melhor perfurar os dois próximos orifícios com o primeiro parafuso de forma que a escápula é fixada durante este procedimento e o primeiro orifício não é perdido.

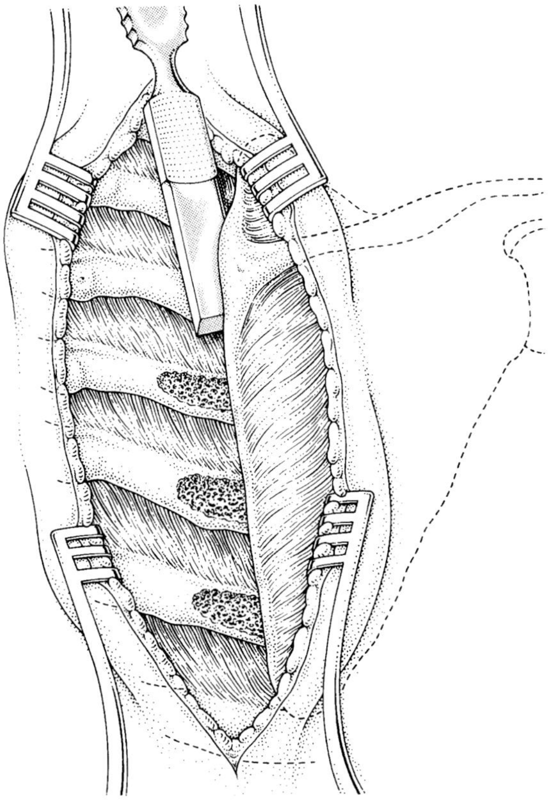

Fig. 21-4

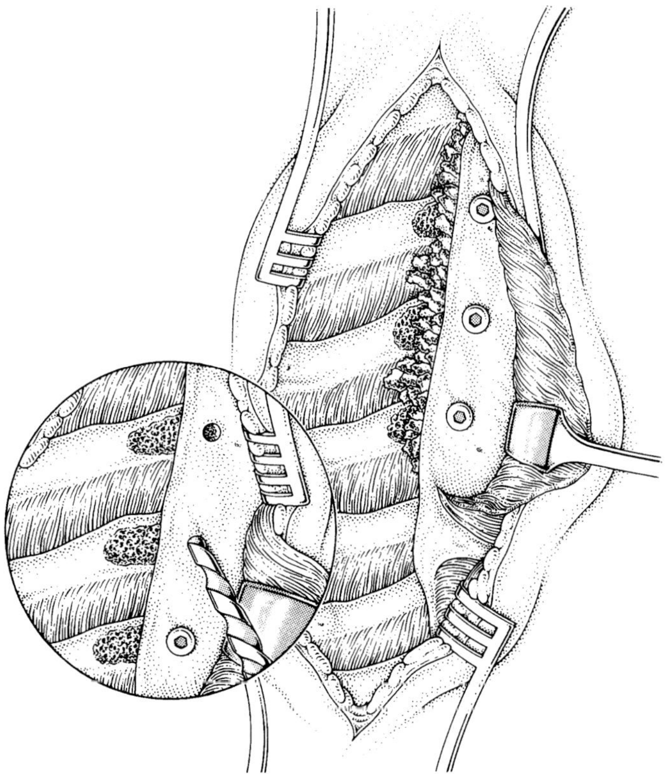

Fig. 21-5

Lascas do osso espojoso são então retiradas da crista ilíaca. Os parafusos dentro da costela são soltos e as lascas de osso esponjoso são colocadas entre a costela e a superfície profunda da escápula. Os parafusos são então apertados. A fixação harmoniosa da escápula às costelas é obtida ao término da operação (Fig. 21-6).

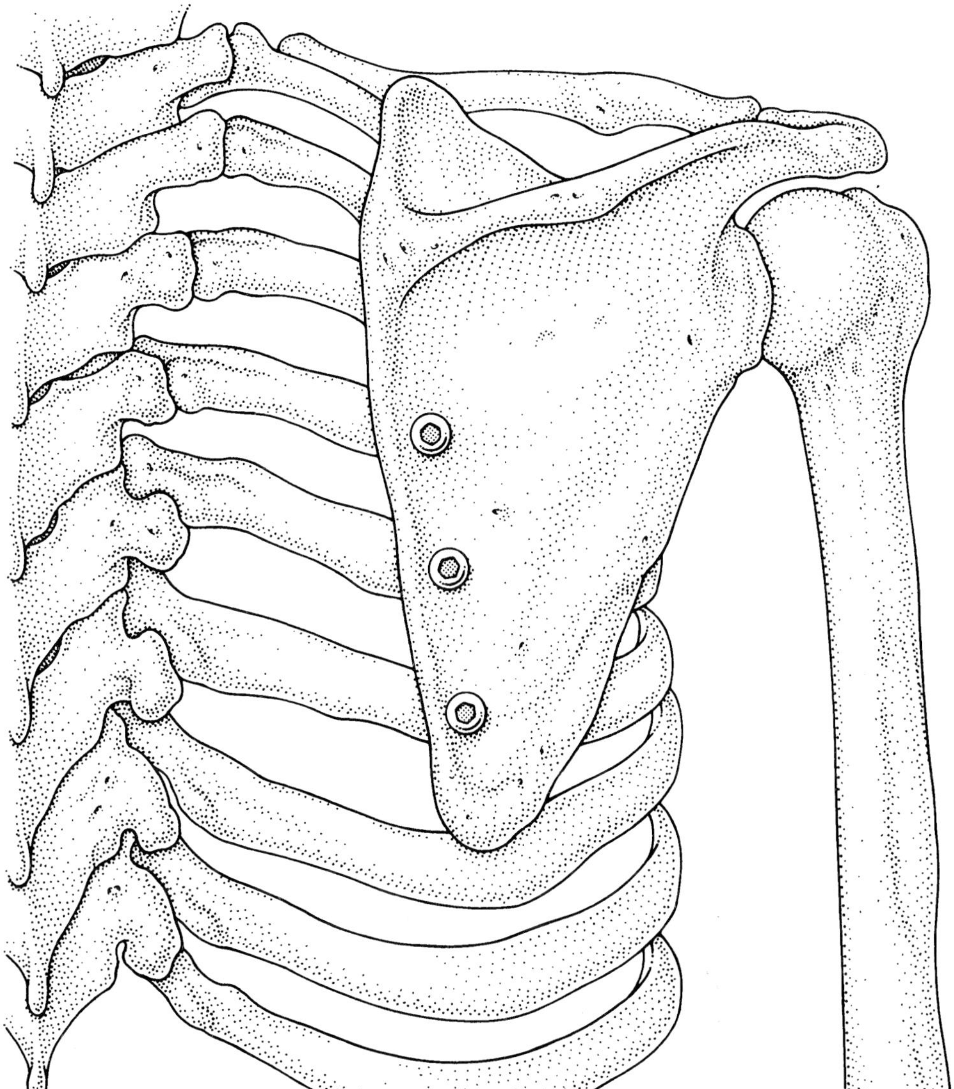

Fig. 21-6

O ferimento é fechado com uma drenagem e o paciente é cuidadosamente virado com um assistente segurando o seu braço. Uma espiga de ombro é aplicada com o braço em 50 graus de abdução e 30 graus de flexão para frente, com a mão na frente da boca. Alternativamente uma cinta ajustável poderá ser usada. O paciente é tratado após a cirurgia na posição sentada (Figs. 21-7 e 21-8).

Controle Pós-Operatório

Três meses após a cirurgia, a seção do braço com a espiga é bivalvulada de forma que a seção superior possa ser removida e o paciente possa iniciar a abdução ativa. Uma vez que o controle da abdução tiver sido novamente obtido, restante do molde poderá ser removido. Um traveiro triangular poderá ser posto sob o braço para permitir a adução gradual do braço por um período de uma semana. O fisioterapeuta é então útil para obter novamente os movimentos gleunoumerais completos e também para fortalecer o músculo deltóide.

Complicações

O pneumotórax proveniente da perfuração da pleura por um parafuso poderá ser uma complicação da fusão toracoescapular. Conseqüentemente é obrigatória uma radiografia torácica pós-operatória.

Uma fratura após forçar a costela é uma outra possível complicação. Quando a espiga do ombro é removida e a extensão normal de movimento é obtida novamente no braço, o enxerto ósseo em volta dos parafusos hipertrofia gradualmente. Durante este período, poderá ocorrer uma fratura de estresse. A dor torácica repentina nas primeiras semanas após a remoção da espiga do ombro deverá alertar sobre a possibilidade desta complicação. Após a confirmação do diagnóstico por radiografia, é necessário simplesmente o repouso numa tipóia.

Poderá ocorrer também um hemotórax. O dano aos vasos intercostais poderá ser evitado pela elevação do periósteo sob a borda superior da costela somente para colocar o retrator para proteger a pleura.

A doença poderá também progredir. Quando se está operando qualquer paciente com uma distrofia muscular progressiva sempre é um bom princípio cirúrgico imobilizar o paciente para minimizar o tempo de cirurgia o quanto for possível. O fato de vestir uma espiga de ombro por três meses acaba causando um grau significativo de imobilidade, e conseqüentemente, poderá resultar numa regressão temporária da doença. Geralmente, o paciente poderá sentir-se razoavelmente fraco por vários meses após a redução de uma espiga de ombro.

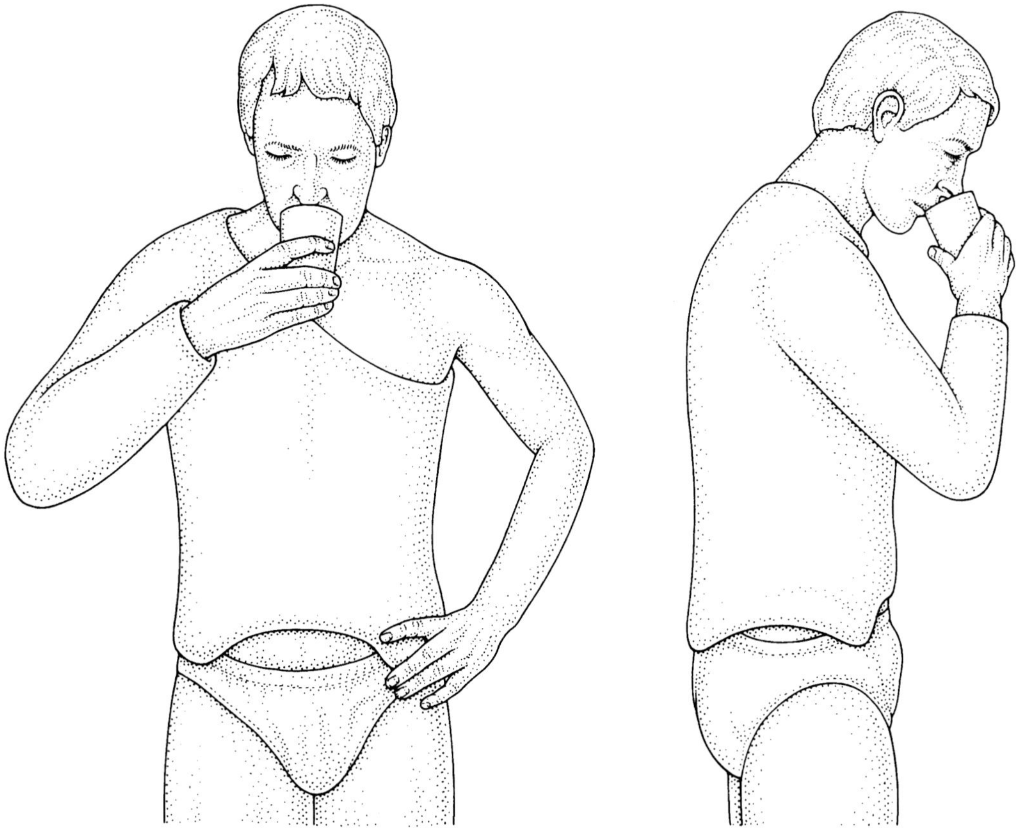

Fig. 21-7

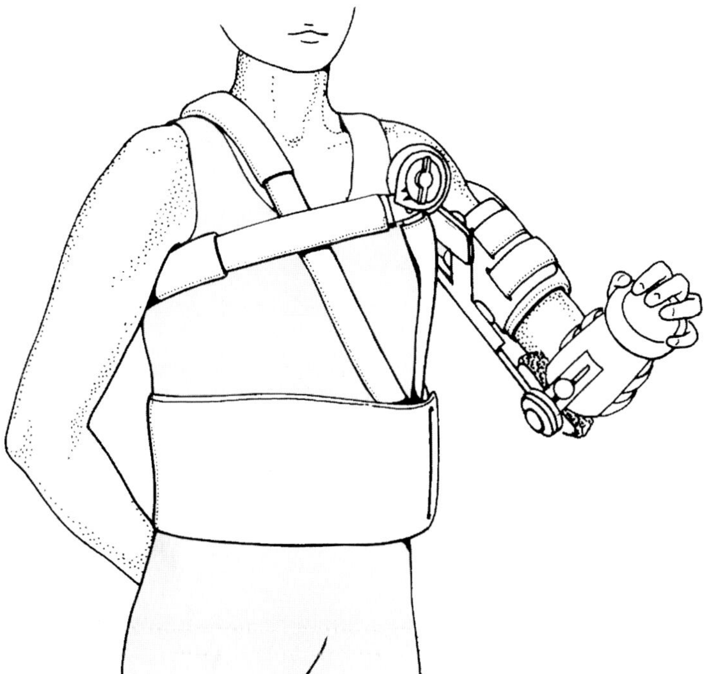

Fig. 21-8

Discussão

A revisão dos pacientes que se submeteram a este procedimento devido a uma distrofia facioescapuloumeral demonstrou que a força do músculo deltóide não diminuiu ao longo dos anos e de fato se tornou mais forte. Todos os pacientes sentiram uma dor muito forte por vários meses após a operação, mas esta desapareceu gradualmente. Todos os pacientes estavam independentes antes da operação e podiam fazer quase tudo, mas era necessário um grande esforço para realizar qualquer movimento que envolvia a cintura escapular. A operação permitiu que eles realizassem manobras assistidas envolvendo o ombro e tarefas simples como se vestir e cozinhar foram obtidas sem interrupções para repouso, o que não era possível antes da operação.

Cinco dos seis pacientes retornaram para realizar uma fusão escapular no ombro. Este fato apenas demonstra o sucesso da operação do paciente.

Estudos da função do pulmão em alguns dos pacientes operados na série demostraram apenas uma perda mínima da capacidade vital. Nenhum dos pacientes na revisão tiveram qualquer problema funcional relacionado, pois estavam mais limitados pela fraqueza muscular periférica do que por qualquer diminuição na reserva respiratória.

É interessante notar que a extensão de movimento que pode ser alcançada é significativamente consistente; obviamente esta extensão ocorre inteiramente na articulação gleunoumeral apenas. A extensão média de movimento era de 100 graus de abdução, 90 graus de flexão, 35 graus de extensão, 20 graus de rotação externa e 90 graus de rotação interna. Para o paciente, a habilidade de sofrer abdução ou flexão era a maior de todas as melhoras. A distrofia fascioescapuloumeral é uma doença rara, e conseqüentemente, a operação raramente é necessária. Os resultados, entretanto, são de grande sucesso, justificando completamente a cirurgia principal envolvida.

Referências

1. Putti V: L'osteodesi interscapolare in un caso di miopatia atrofica progressiva. Arch Ortop 23:319-31, 1906
2. Rinaldi F: Terapia chirurgica nella forma "facio-scapulo-omerale" della distrofia muscolare primitiva. Clin Ortop, 16:233 43, 1964
3. Whitman A: Congenital elevation of the scapula and paralysis of serratus magnus muscle. JAMA 99:1332-34, 1932
4. Dewar FP, Harris RI: Restoration of function of the shoulder following paralysis of the trapezius by fascial sling fixation and transplantation of the levator scapulae. Ann Surg 132:1111-15, 1950
5. Copeland SA, Howard RC: Thoraco-scapula fusion for facio-scapulo-humeral dystrophy. J Bone Joint Surg [Br] 60:547 51, 1978

Literatura Sugerida

Duchenne GB: Recherches sur la paralysie musculaire pseudohypertrophique ou paralysie myo-sclerosique. Arch Gen Med 11 (6s):5-25, 179-209, 305-21, 421-31, 552-88, 1868

22

Epifisiodese Acromial

Indicações

A epifisiodese acromial é indicada para dois grupos principais, os atletas e os pacientes com ruptura do manguito.

Atletas

A epifisiodese é indicada para um atleta jovem com uma dor que surge da epífise, proveniente do excesso de atividade, como por exemplo as artes marciais e a esgrima. O mecanismo de dor é similar ao da doença de Osgood-Schlatter na tuberosidade tibial. Normalmente, a condição melhora com esclarecimento e repouso. Alguns atletas de alto nível, podem continuar com os sintomas e necessitar da fusão da epífise. Sabe-se que em 7% da população o acrômio anterior pode permanecer não-fusionado após 30 anos de idade (Fig. 22-1).

Ruptura do Manguito

Quando a epífise não fusionada é observada em associação com ruptura do manguito rotatório, usualmente está móvel e é frágil. Se o segmento não-fusionado for pequeno e muito anterior, este poderá ser removido seguramente como parte do procedimento de acromioplastia anterior para descompressão durante o reparo da ruptura do manguito. Se o segmento for maior, entretanto, envolvendo a metade anterior do acrômio, a excisão é impossível; esta poderia desinserir o deltóide e dar origem a problemas associados com a acromionectomia radical à moda antiga.

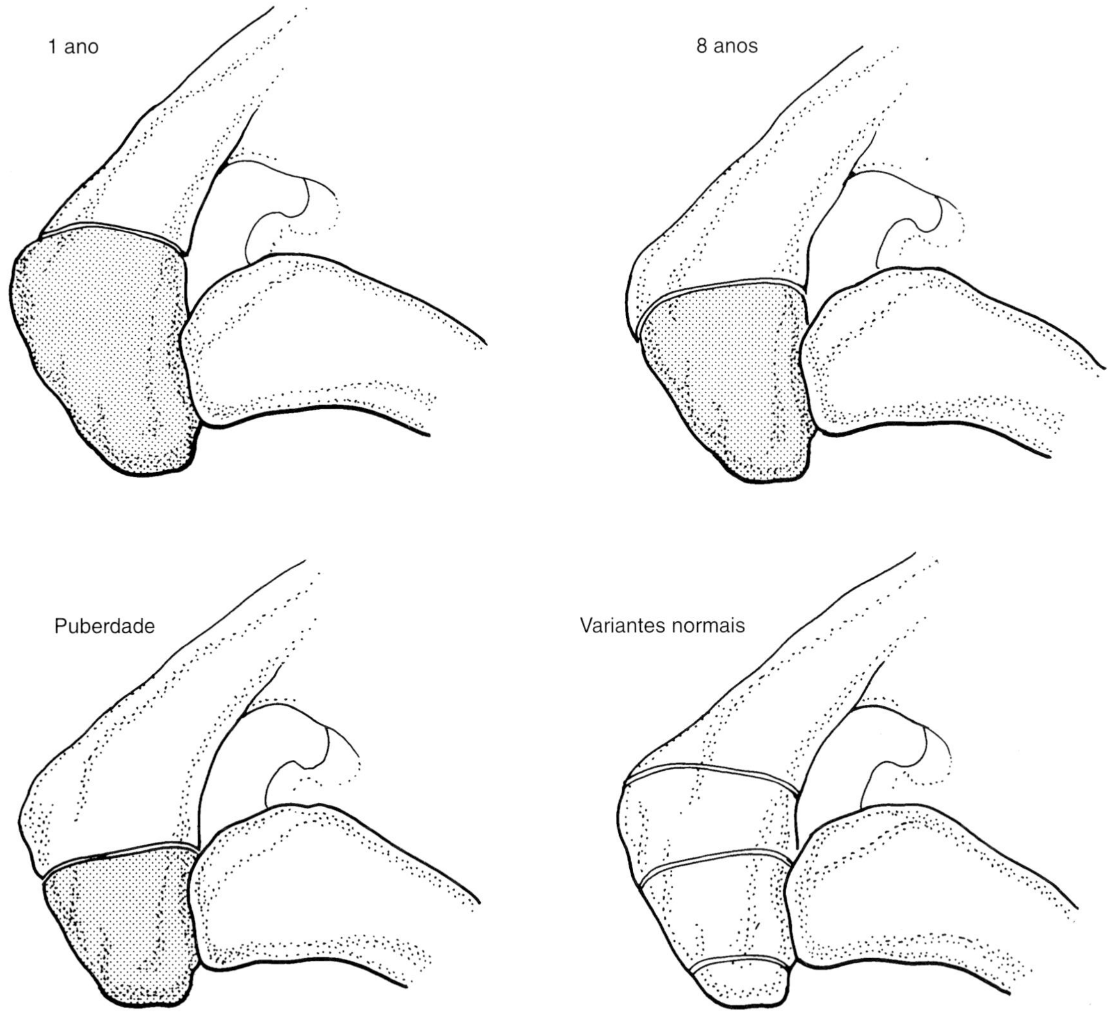

Fig. 22-1

Investigação Pré-Operatória

A radiografia de visualização axilar mostra claramente a epífise não-fusionada e ajuda na decisão de (1) excisar a epífise não-fusionada anterior pequena ou (2) fixar internamente e fusionar um segmento maior. Os atletas clinicamente têm sensibilidade local devido à pressão sobre a epífise, que poderá ser aliviada por um anestésico local. Esta pode estar associada com tumefação após o esporte. No grupo com ruptura do manguito, a injeção subacromial e o teste de compressão confirmará que os sintomas são provenientes de um impingimento. A ruptura do manguito rotatório deverá ser reparada, mas a fusão da epífise deverá ser feita ao mesmo tempo em que o segmento for instável.

Técnica

Segmento Acromial Não-Fusionado Pequeno

Um segmento anterior pequeno poderá ser excisado por uma dissecção cortante, localizada bem próxima ao osso, preservando da origem tendínea do deltóide. Na superfície inferior, o acrômio remanescente poderá ser chanfrado para eliminar a saliência e o coto tendíneo poderá então ser suturado diretamente aos orifícios de broca no acrômio.

Acrômio Instável Grande

A epifisiodese é necessária para evitar a colisão contínua após o reparo do manguito rotatório (Fig. 22-2). O manguito rotatório é reparado primeiro após a técnica mostrada no Capítulo 7, através de um acesso em alça para o ombro. Após a conclusão do reparo do manguito, a atenção deverá ser direcionada ao próprio acrômio e a epífise não-fusionada será exposta (Fig. 22-3). Um enxerto cortical deslizante invertido é então moldado usando uma serra potente de lâmina pequena. Quando o enxerto tiver sido elevado (somente a cortical superficial), o segmento da epífise é removido usando um desbastador dentário pequeno até ser obtido osso esponjoso em sangramento, em ambos os lados (Fig. 22-4). As duas superfícies esponjosas são então opostas e dois fios de K paralelos são inseridos através do defeito.

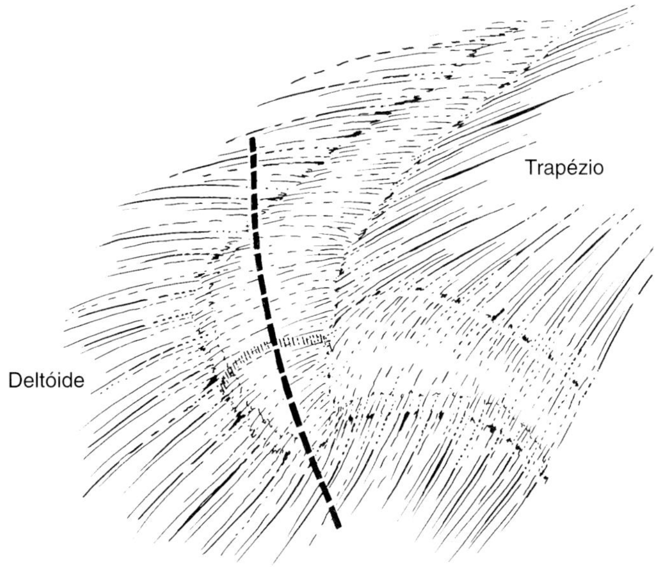

Fig. 22-2

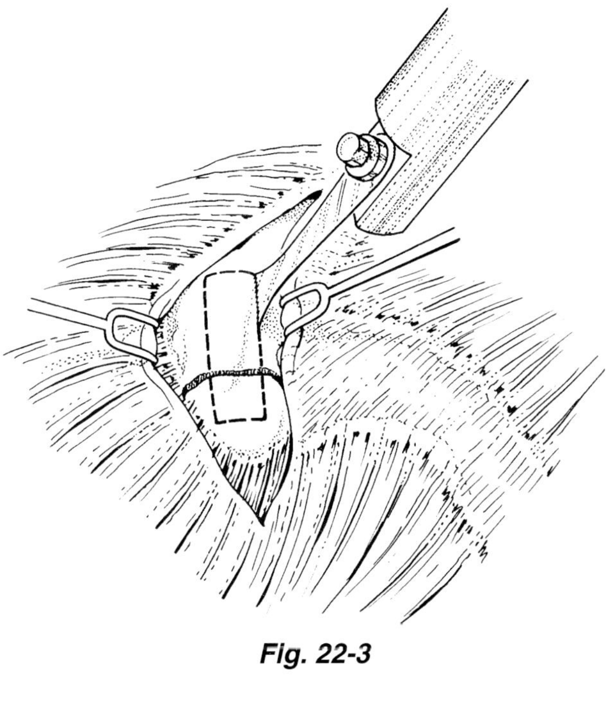

Fig. 22-3

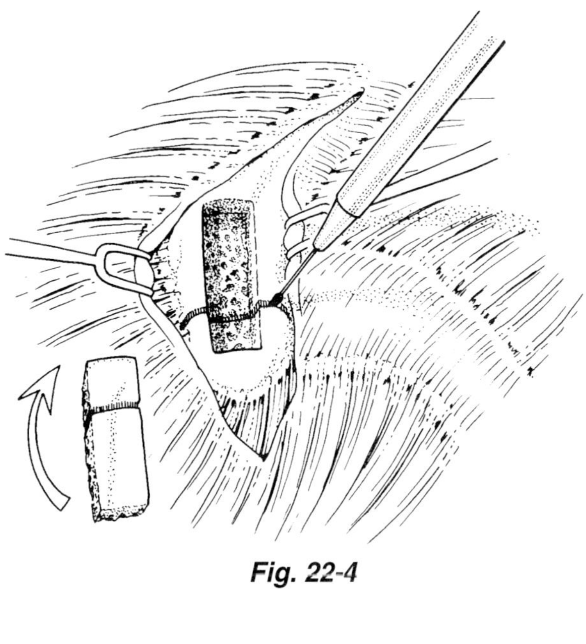

Fig. 22-4

Uma técnica de colocação de arame em banda de tensão em forma de 8 é então usada (Fig. 22-5). Antes da colocação da tensão final do arame, o enxerto reverso é então inserido através da área da epífise e um arame em forma de 8 é usado para segurar o enxerto no local, de forma que os arames atravessem sobre a superfície periférica do enxerto (Fig. 22-6). As extremidades dos fios de K são dobradas e batidas dentro do osso para evitar qualquer irritação superficial.

Alternativamente, dois parafusos de Herbert paralelos poderão ser usados para comprimir o osso através do defeito.

Tratamento Pós-Operatório

No grupo de atletas mais jovens em que não há associação com o defeito do manguito rotatório, realiza-se apenas mobilização passiva durante 3 semanas, seguida de movimentação assistida ativa por mais 3 semanas e movimentação ativa completa em 6 semanas.

Em pacientes com um defeito do manguito rotatório, o cuidado e tratamento após a operação deverão ser adaptados ao tamanho da ruptura do manguito rotatório encontrada no momento da operação. Movimentos ativos completos, entretanto, não são aconselhados até que uma união óssea tenha sido observada radiograficamente.

Complicações

As complicações com a epífisiodese acromial incluem os problemas com os fios. Devido a localização muito superficial deste procedimento, num paciente mais magro, os arames poderão causar irritação e necessitar de remoção tão logo a união óssea seja alcançada. Outra complicação é a não obtenção da união. Pode ser difícil alcançar a união, particularmente nas pessoas de idade avançada com um acrômio muito fino. Entretanto, o procedimento descrito aqui parece produzir uma união fibrosa muito estável. Embora a união possa não ser alcançada sintomaticamente, o paciente geralmente acaba melhorando.

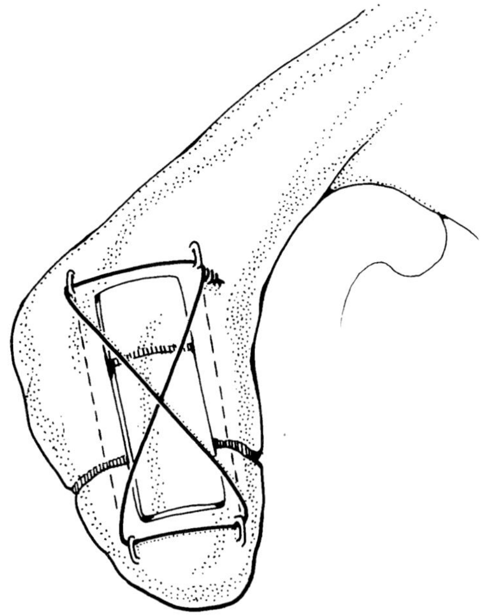

Fig. 22-5

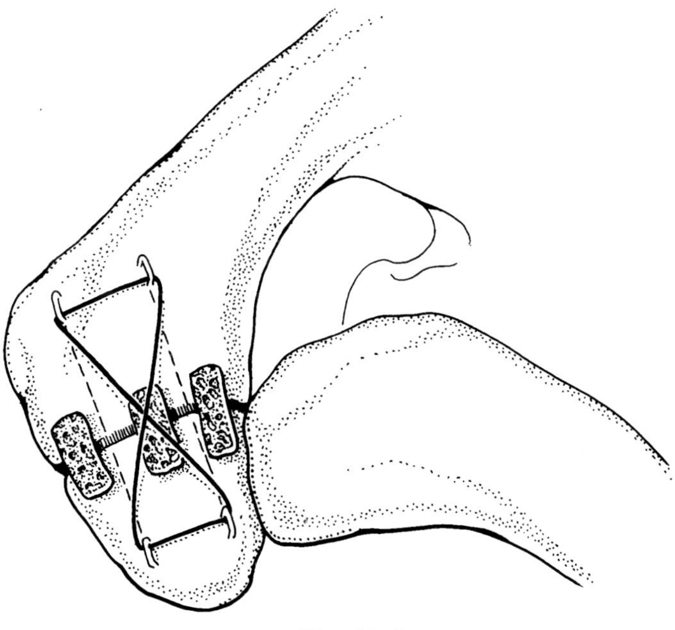

Fig. 22-6

Literaturas Sugeridas

Neer CS. Shoulder Reconstruction. WB Saunders, Philadelphia, 1990

Neer CS, Bigliani L, Norris TR, Fischer J: The relationship between the unfused acromial epiphysis and subacromial impingement lesions. Orthop Trans 7:138, 1983

23

Artroplastia de Excisão da Articulação Esternoclavicular

Indicações

Osteoartrite Esternoclavicular

Uma tumefação sobre a articulação esternoclavicular é quase uma normalidade com o aumento da idade, mas algumas vezes uma alteração degenerativa poderá causar dor. O início da tumefação sobre a articulação esternoclavicular poderá ocorrer rapidamente nas pessoas de idade avançada, de forma que pode haver suspeita de um neoplasma e uma biópsia será realizada. A menos que haja uma evidência radiográfica clara de destruição óssea progressiva, a biópsia poderá ser evitada e a condição poderá ser tratada com observação clínica. Entretanto, se a dor for um sintoma presente e for ainda aliviada por um anestésico local, uma artroplastia de excisão da articulação esternoclavicular poderá ser considerada.

Luxação Esternoclavicular Traumática Antiga

Na maioria dos pacientes, as luxações esternoclaviculares traumáticas antigas são assintomáticos e não necessitam de tratamento. Entretanto, algumas vezes elas podem levar a uma alteração degenerativa hipertrófica e requerer tratamento. Se a extremidade interna da clavícula estiver essencialmente estável, apenas a excisão será satisfatória. Se estiver instável, uma estabilização da extremidade medial da clavícula deverá então ser considerada.

Contra-Indicações

Algumas vezes, num paciente com frouxidão ligamentar, a articulação esternoclavicular poderá ser voluntariamente deslocada. Normalmente, este é um procedimento indolor, seguido de um estalo alto ou um golpe surdo. A cirurgia nesta condição é contra-indicada porque a clavícula proximal permanecerá instável, sendo deslocada então voluntariamente. Muito raramente, à medida que o paciente envelhece, o deslocamento voluntário poderá estar acompanhado de um aumento da dor, estágio no qual o incentivo ao deslocamento é muito menor e as chances de uma cirurgia com sucesso é maior; a artroplastia de excisão poderá então ser considerada.

Investigação Pré-Operatória

Radiografias simples ântero-posteriores padrões são difíceis de serem interpretadas porque a costela que se encontra superiormente causa sombras na mesma.

Um tomograma ântero-posterior das articulação esternoclavicular provavelmente é a investigação mais útil para delinear o grau de alteração degenerativa ou de subluxação.

Se um anestésico local for injetado dentro da articulação esternoclavicular e eliminar a dor, isto dará uma boa indicação de que a artroplastia de excisão será bem-sucedida. Uma articulação aceitará apenas 1 ou 2 ml de anestésico local.

Procedimento

O paciente é colocado na posição de ombro padrão com o braço deixado livre, mas com a cabeça erguida para frente para relaxar a pele sobre a parte da frente do pescoço (Fig. 23-1). Uma incisão oblíqua é feita na linha do colar aproximadamente 2 cm superior à articulação esternoclavicular.

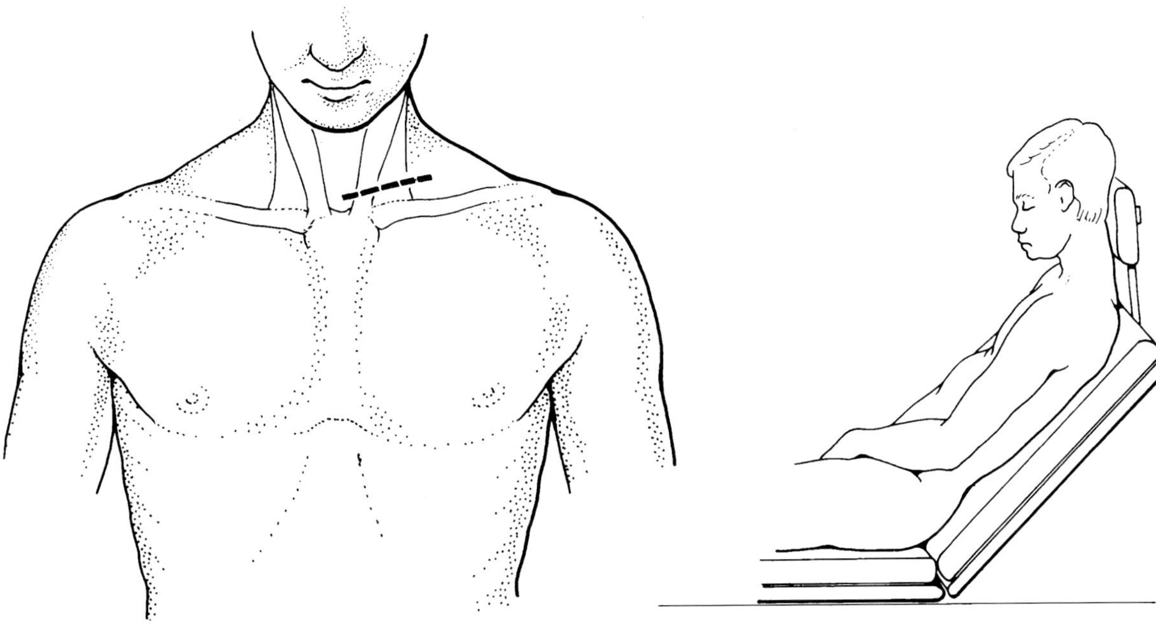

Fig. 23-1

Esta incisão é escolhida porque as incisões transversais na base do pescoço cicatrizam extremamente bem, enquanto que as incisões transversais sobre a parte frontal do tórax cicatrizam mal e têm propensão a formação de cicatriz quelóide. A incisão é feita e retraída inferiormente para expor a articulação esternoclavicular.

O periósteo é incisado transversalmente, e parte da cabeça clavicular do esternomastóide é elevada com o periósteo. O periósteo inferior é elevado muito cuidadosamente para assegurar que os ligamentos costoclaviculares importantes na estabilização não estão sofrendo danos. Durante a elevação do periósteo na superfície profunda da clavícula, deve-se tomar um cuidado extremo, devido à estreita relação entre a articulação esternoclavicular e a veia inominada, o que poderia resultar numa hemorragia catastrófica (Fig. 23-2). Sendo assim, a rugina é mantida no osso por toda a trajetória envolvida até que eventualmente a extremidade medial da clavícula seja exposta. É fácil elevar este periósteo aproximadamente 1 cm ao longo da clavícula a partir da articulação esternoclavicular, embora haja uma inserção muito profunda na própria articulação esternoclavicular. Este poderá ser deixado no local até que a clavícula seja dividida (Fig. 23-3).

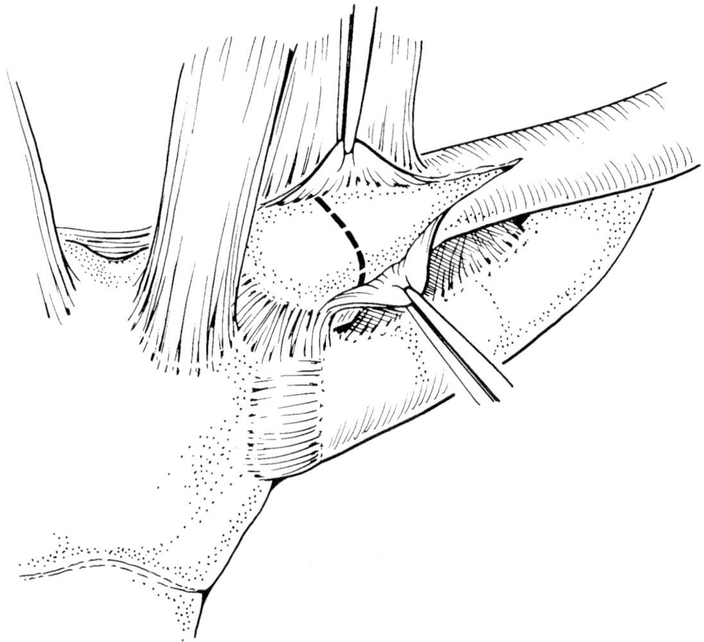

Fig. 23-2

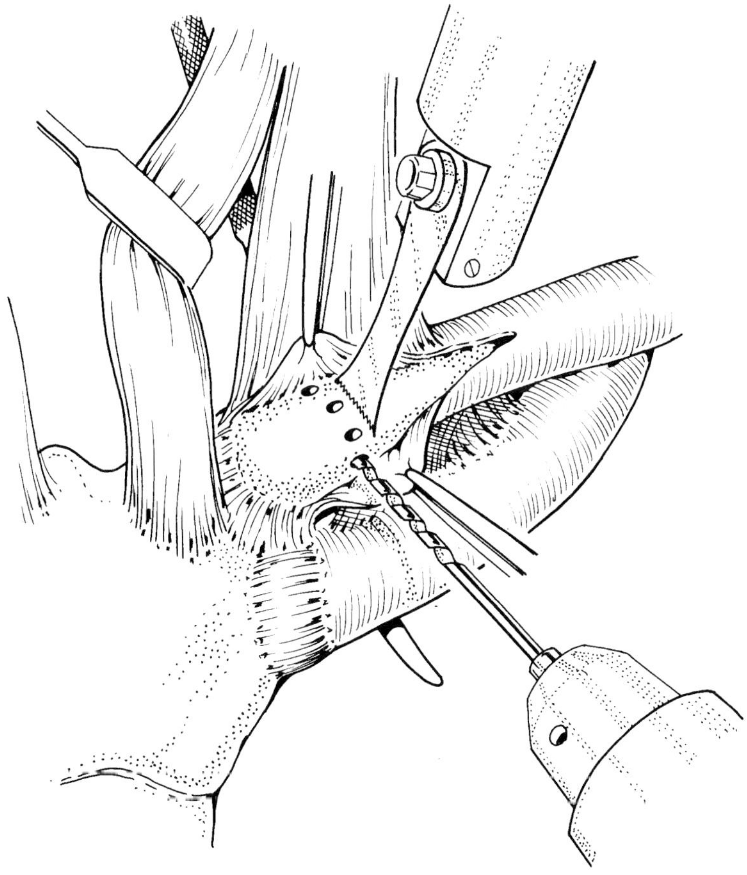

Fig. 23-3

Um elevador periosteal estreito ou uma alavanca óssea é passado atrás da clavícula para proteger as estruturas profundas, e a osteotomia clavicular é feita com uma serra oscilatória (Fig. 23-4). O fragmento proximal poderá então ser elevado e ou removido em um único pedaço ou peça a peça gradativamente, o que pode ser mais seguro. A cápsula profunda da articulação é deixada *in situ*. É feita uma tentativa de preencher o espaço com o tecido mole que se encontra ao redor. A parte do esternomastóide que foi descolada é transposta para dentro do espaço e suturada entre as extremidades ósseas.

O ferimento é fechado com uma hemostasia meticulosa e uma sutura subcuticular, após verificação que a extremidade medial da clavícula permanece estável.

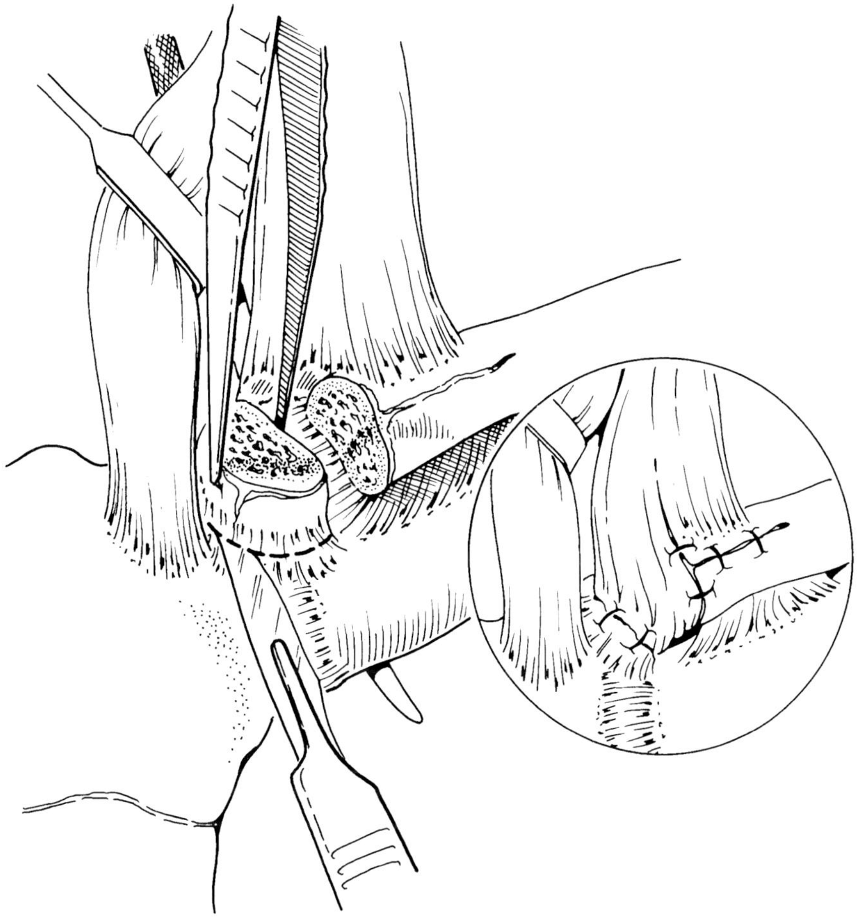

Fig. 23-4

Complicações

Possibilidade de Hemorragia

Como a relação entre os grandes vasos é bem conhecida, esta é uma complicação muito rara. Nesta área há uma tendência em ser mais excessivamente cuidadoso do que confiante.

Instabilidade Durante o Procedimento

É possível dividir os ligamentos costoclaviculares e conseqüentemenete desestabilizar a extremidade medial da clavícula. Se isto for percebido a tempo, a articulação deverá então ser estabilizada através do reparo destes ligamentos com uma sutura óssea atravessada.

Formação de Cicatriz Quelóide

A formação da cicatriz quelóide poderá ser evitada tentando manter a cicatriz mais na base do pescoço do que sobre a parede torácica anterior. A pele nesta região é muito menos propensa a formação quelóide. Qualquer cicatriz transversal centralizada diretamente sobre a articulação esternoclavicular é muito propensa a tensionamento e a quelóide.

Literatura Sugerida

Rockwood C: The Shoulder. WB Saunders, Philadelphia, 1990

24

Descompressão do Nervo Supra-Escapular

A compressão do nervo supra-escapular poderá ser um resultado de lesão, tumefação secundária a fraturas escapulares ou uma compressão idiopática do nervo presumivelmente secundária à tumefação local, razoavelmente análoga à síndrome do túnel cárpico. O nervo poderá ser secundariamente comprimido, devido a lesão locais como o neuroma, gânglios ou anomalias da incisura supra-escapular.

Indicações

Os pacientes apresentam uma fraqueza na rotação externa sem perda sensorial, mas uma atrofia do supra-espinhal e do infra-espinhal poderá estar evidente. Os pacientes reclamam de uma dor surda forte e caracteristicamente apertam a área escapular com a mão oposta.

Investigação Pré-Operatória

A investigação inicial é um estudo eletromiográfico para confirmar um bloqueio do nervo. Devido a atrofia do supra-espinhal e do infra-espinhal e da perda de função, pode haver confusão com a ruptura do manguito rotatório. Sendo assim, a artrografia do ombro, a imagem de ressonância magnética, ou a artroscopia poderá ser necessária nesta elucidação. A tomografia computadorizada poderá ser útil na identificação da área de compressão do nervo e os gânglios localizados poderão ser observados por apenas ultra-som.

Posição do Paciente

A posição lateral é usada com a extremidade envolvida para cima e preparada separadamente para permitir a rotação.

Técnica

O local mais comum para a compressão do nervo é a incisura. O nervo poderá ser descomprimido pela excisão do ligamento transverso supra-escapular e pela liberação do nervo neste local.

Uma incisão vertical é feita centralizada num ponto da espinha acromial, lateral ao ponto médio da espinha da escápula na linha que fica entre o bordo medial da escápula e a ponta lateral do acrômio (Fig. 24-1). A incisão vertical se estende através da fossa supra-espinhal.

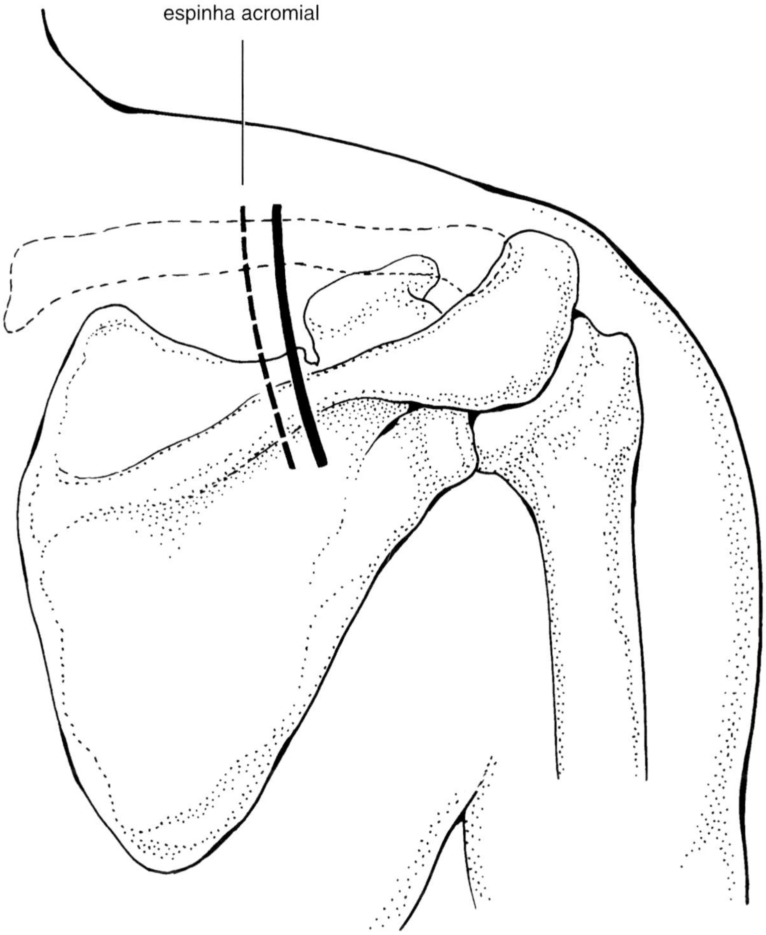

Fig. 24-1

O tecido da pele e o subcutâneo são incisados, e as fibras do trapézio são identificadas e divididas na linha das fibras, na parte lateral da ferida por dissecção romba. O músculo supra-espinhal que se encontra superiormente estará agora visível, e a incisura supra-espinhal é palpada anteriormente ao músculo supra-espinhal. O músculo supra-espinhal é mobilizado e retraído inferiormente. Esta é uma ferida surpreendentemente profunda; um ponto luminoso ou um retrator iluminado são úteis. A artéria é observada atravessando superficialmente o ligamento e o nervo abaixo dela (Fig. 24-2). A artéria é dissecada de forma romba e afastada para o lado, é o ligamento é excisado. A incisura supra-espinhal é inspecionada. Se houver qualquer compressão óssea sobre o nervo, a incisura poderá ser alargada com cortadores ósseos pequenos. Algumas vezes somente o infra-espinhal poderá ser afetado, e conseqüentemente a compressão poderá ser mais distal. Através da retração do músculo supra-espinhal superiormente, pode-se inspecionar o nervo mais distalmente na incisura espinoglenóide. Ocasionalmente, a compressão poderá ser causada neste local pelo ligamento espinoglenóide, mas isto não é freqüente. Se for descoberto ou suspeitado que o ligamento está causando compressão, ele deverá ser excisado. A ferida é fechada por planos sem drenagem.

Tratamento Pós-Operatório

Uma tipóia é usada para conforto. Exercícios de mobilização gentis são iniciados no dia após a cirurgia, à medida que a dor permitir o braço é mobilizado ativamente dentro dos limites permitidos pela dor para que possa ocorrer a cicatrização do tecido mole.

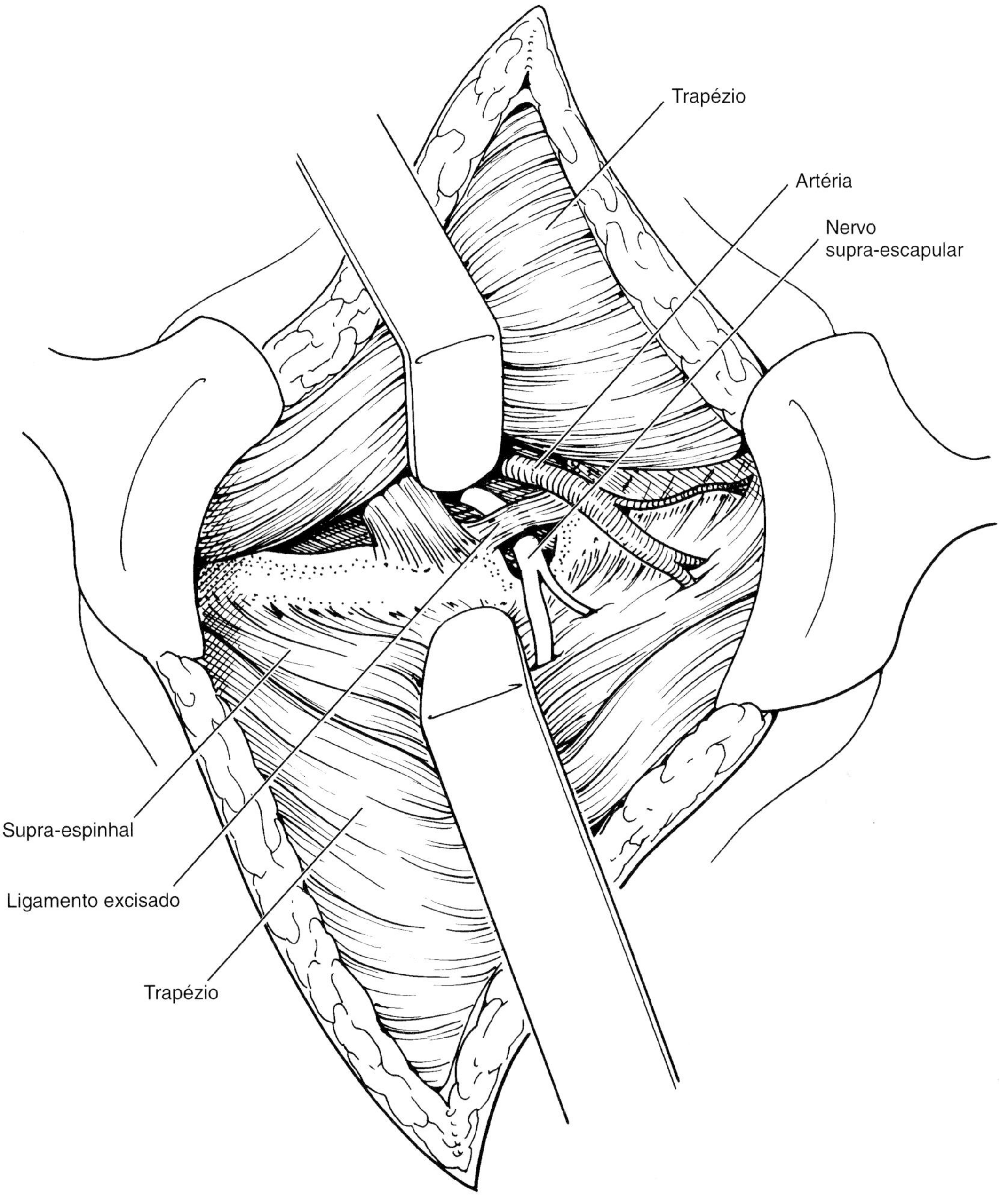
Trapézio
Artéria
Nervo
supra-escapular
Supra-espinhal
Ligamento excisado
Trapézio

Fig. 24-2

Literaturas Sugeridas

Miniaci A, Tibone JE: Suprascapular neuropathy. pp. 103-5. In Paulos LE, Tibone JE (eds): Operative Techniques in Shoulder Surgery. Aspen Publishers, Aspen, CO, 1991

Vastamaki M: Diagnosis and management of suprascapular nerve entrapment. Proceedings of Third International Conference on Surgery of the Shoulder for Kyoko of Japan 1986. National Postgraduate Services, Tokyo, 1987

25

Nervos das Articulações Toracoescapular e Glenoumeral: Anatomia, Causa da Lesão, Exposição

Rolfe Birch

O controle da escápula é a base para a função da articulação glenoumeral. A paralisia do trapézio ou do serrátil anterior prejudica a função do ombro e certamente a função da extremidade superior fica afetada em um grau surpreendente. Bonnel[1] mostrou que no plexo braquial um quarto das suas fibras enervam a cintura escapular. O nervo acessório espinhal, o torácico longo, o supra-escapular e o circunflexo são particularmente importantes e comumente sofrem lesão.

Algumas Características Anatômicas

As fibras do nervo acessório espinhal, o ramo externo do 11º nervo craniano, surgem do núcleo acessório, que se estende do segundo ao sexto segmentos cervicais. Este entra no pescoço através do forame jugular dentro da mesma bainha dural como o 10º nervo, atravessando o espaço retroestilóide entre o mastóide e a mandíbula. O nervo passa profundamente ao músculo digástrico e, normalmente, profundamente à veia jugular interna para entrar no esternomastóide, entre a cabeça do mastóide superficial e a cabeça occipital profunda no terço superior do músculo. O nervo emerge no triângulo posterior do pescoço, na junção do terço superior e médio da margem posterior do esternomastóide. Existe uma relação constante e útil entre as ramificações sensoriais do plexo cervical; os nervos cervical tranverso, auricular maior e occipital menor envolvem o músculo esternomastóide logo 1 cm abaixo e em direção caudal ao acessório. O nervo neste local tem cerca de 2 mm de diâmetro, contendo cerca de 2.000 fibras de nervo mielinados (MNF). Este se encontra superficialmente, atravessando o elevador da escápula e flutuando em tecido gorduroso, e está estreitamente relacionado aos linfonodos póstero-cervicais. O nervo passa obliquamente, do limite superior ao lateral do triângulo posterior, se encontrando então profundamente à dobra anterior do trapézio. Cerca de quatro ramificações passam para as fibras superiores deste músculo no triângulo posterior. O nervo passa mais profundamente e inferiormente, se encontrando dentro da fáscia, envolvendo a superfície profunda do trapézio (Fig. 25-1). As ramificações sensoriais do plexo cervical passam superficialmente a ele. O nervo deixa o triângulo posterior e passa medialmente e caudalmente enervando as fibras médias e inferiores do trapézio. Juntam-se logo acima da clavícula, com ramificações delgadas de C3 e C4. Um trabalho publicado não concorda a cerca da função desta contribuição do plexo cervical, mas a estimulação destes ramos durante a exposição do nervo sugere que existem poucos, se existem, eferentes do músculo esquelético.

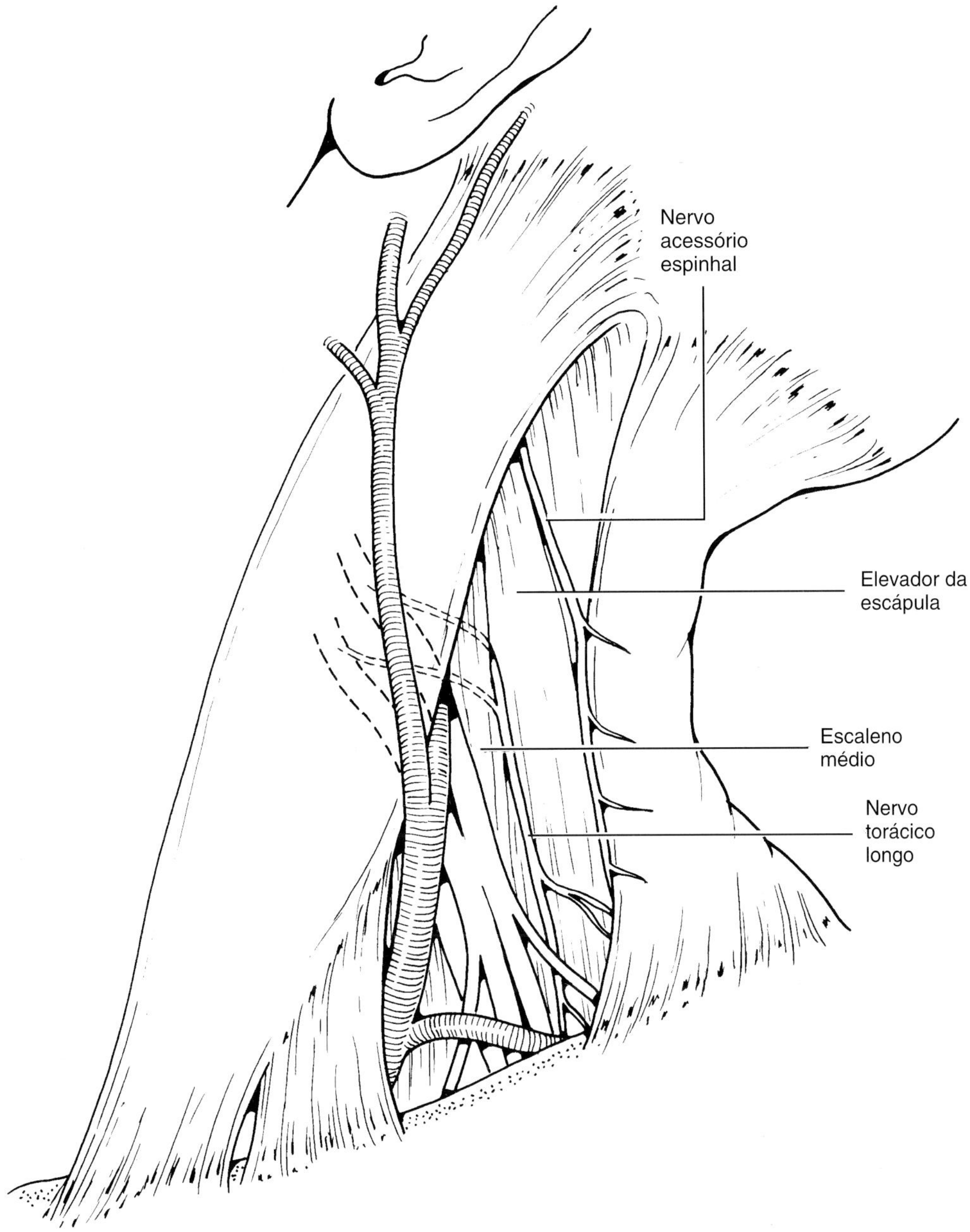

Nervo
acessório
espinhal
Elevador da
escápula
Escaleno
médio
Nervo
torácico
longo

Fig. 25-1

Função

O déficit mais importante é a paralisia do trapézio. A paralisia das fibras superiores leva ao enfraquecimento da cintura escapular e perda da abdução. A paralisia das fibras médias e inferiores causa a não-coordenação do movimento escapular, que é aparente quando o ombro está em abdução de cerca de 90 graus quando a escápula fica alada, e um diagnóstico errôneo de paralisia anterior serrátil poderá ser feito. Em cerca de 90 graus de abdução, existe uma perda do controle da escápula, que se lança anteriormente, causando um distúrbio na cadência do movimento do ombro. A dor grave é uma complicação comum da lesão ao nervo acessório espinhal, e existem duas explicações possíveis para isto. Primeiramente, enfraquecimento da cintura escapular e que da escápula causa uma tração no plexo braquial, provocando dor e distúrbio sensorial. A outra é a descoberta a partir de microneurografia de que a estimulação dos fascículos do nervo muscular desperta uma dor com cãibra largamente distribuída.

O nervo acessório espinhal está particularmente em risco durante a cirurgia no triângulo posterior do pescoço. Valtonen e Lilius[2] estudaram 15 casos, verificando uma recuperação espontânea somente em duas pessoas, e em 11 das 15 restantes a dor grave persistia com perda significativa da função. O nervo também está vulnerável com lesão de tração grave do plexo braquial. Raramente o nervo está envolvido na amiotrofia neurálgica e na neurite pós- irradiação.

Nervo Torácico Longo

O nervo torácico longo é formado a partir de ramificações constantes que surgem da parte mais proximal dos ramos primários anteriores C5 e C6. Uma ramificação de C4 é encontrada em cerca de 30% das explorações e uma de C7 em mais da metade delas. Os ramos de C5 e C6 se no interior do escaleno médio e na margem lateral do músculo se juntam com uma ratificação do C7. O nervo poderá ser comprimido por uma arcada fibrosa, onde ele emerge profundamente em relação ao escaleno médio. O nervo, agora com 1,5 a 2 mm de diâmetro, passa lateralmente ao escaleno médio se encontrando em um plano posterior ao plexo, indo atravessar a primeira costela (Fig. 25-3).

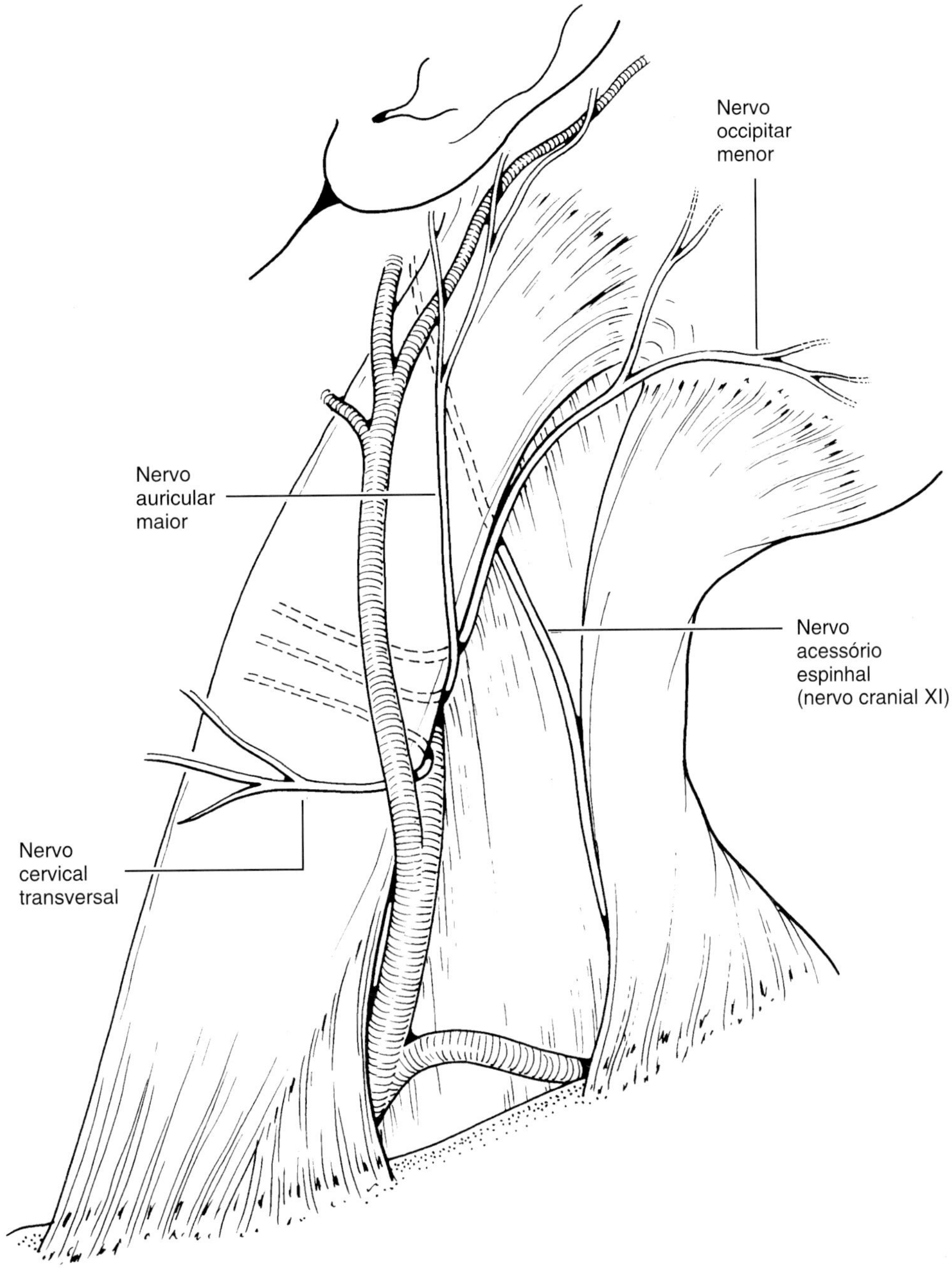
Nervo
occipitar
menor
Nervo
auricular
maior
Nervo
acessório
espinhal
(nervo cranial XI)
Nervo
cervical
transversal

Fig. 25-2

Uma ramificação é encontrada constantemente logo acima da borda superior da primeira costela até a primeira digitação do serrátil anterior. O nervo é sinuoso à medida que atravessa a primeira e a segunda costela, e neste local é particularmente vulnerável nas operações transaxilares para excisão de costela ou para simpatectomia cervical. O nervo passa mais inferiormente que posteriormente, envolvido na fáscia sobre o serrátil anterior, e em relação estreita com a artéria do serrátil anterior, uma ramificação do tronco subescapular (Fig. 25-3). O nervo poderá sofrer danos neste local durante operações para esvasiamento axilar ou para câncer de mama.

O serrátil anterior fixa a escápula contra a parede torácica e faz a sua protração. Juntamente com o trapézio, ele garante uma plataforma estável para os movimentos da extremidade superior. Embora a formação de asa da escápula seja um sinal clássico de paralisia do serrátil anterior, esta formação também é observada quando as fibras medianas e inferiores do trapézio estão paralisadas. Quando o serrátil anterior está paralisado, o pólo inferior da escápula não se move para frente com protração ou flexão da extremidade superior; ela desliza em direção medial e cranial. Uma dor forte profunda é comum e algumas vezes é intensa.

O nervo sofre danos mais comumente em lesões por tração grave do plexo braquial com lesão pré-gangliônica de C5 e C6. Lesões iatrogênicas ocorrem em operações na axila e mama e durante o acesso transaxilar à primeira costela ou à cadeia simpatética. Outras lesões iatrogênicas foram descritas a partir do uso de muletas axilares, coletes gessados muito altos e apoios de ombro não-almofadados. O nervo é comumente afligido na amiotrofia neurálgica.

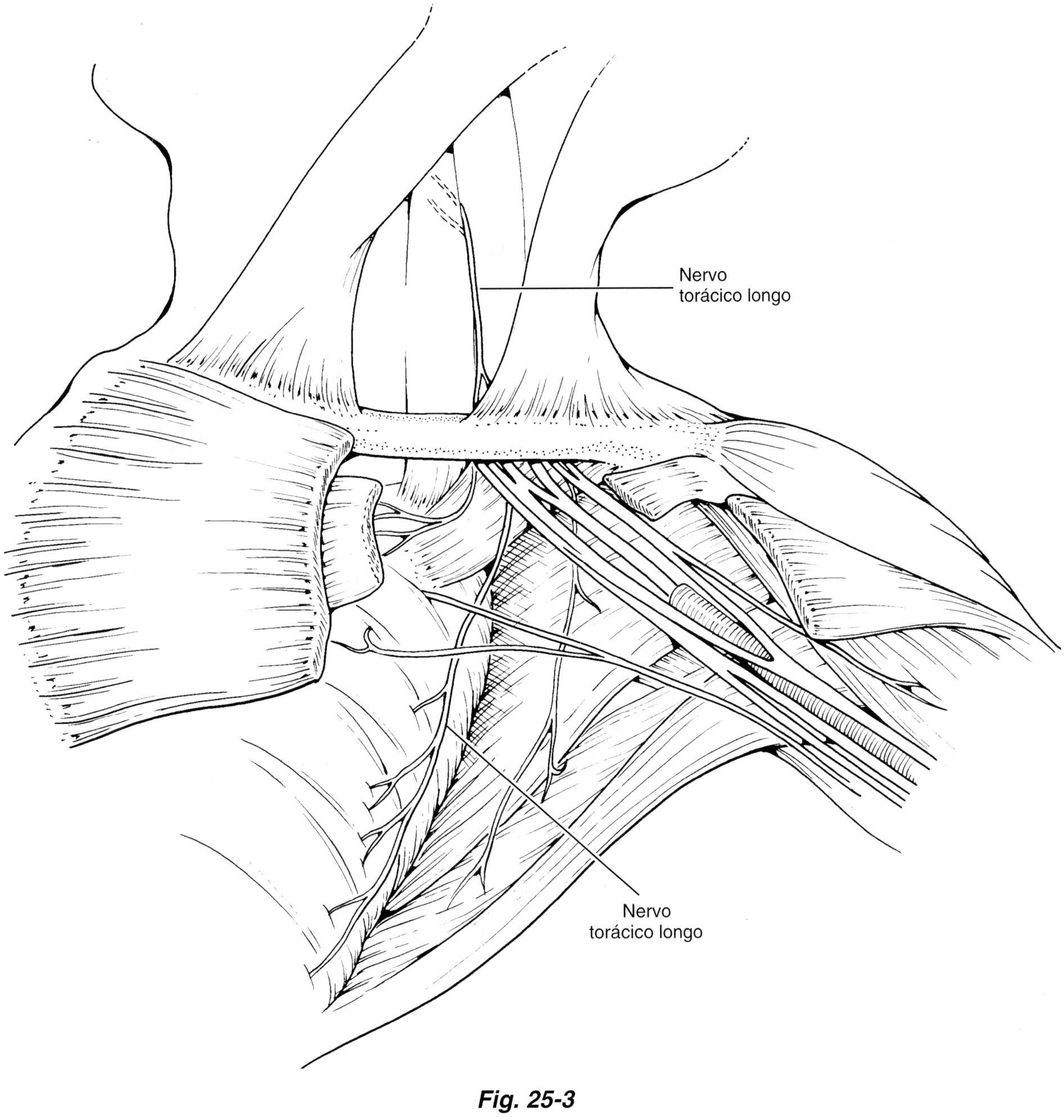

Fig. 25-3

Nervo Supra-Escapular

O nervo supra-escapular normalmente surge a partir do tronco superior bem proximal à junção do C5 e C6, cerca de 3 cm acima da clavícula. Raramente ele surge diretamente de C4. Ele passa lateral e posteriormente, profundamente ao omohióide, em direção a incisura escapular, onde entra na fossa supra-espinhal profundamente ao ligamento escapular transversal superior. O nervo atravessa a fossa profunda em relação ao músculo supra-espinhal e então passa ao redor da borda lateral da espinha da escápula para entrar na fossa intra-espinhal. O nervo contém entre 3 e 4.000 MNFs.

O nervo supra-escapular é essencial para a função da articulação glenoumeral. Sem ele, a abdução e a abdução externa estão perdidas. Os pacientes com paralisia isolada do deltóide, com o nervo supra-escapular normal, e o manguito rotatório intacto podem realizar a abdução completamente e reter a rotação externa completa.

O nervo sofre danos em ferimentos no triângulo posterior, incluindo aqueles infligidos durante a operação. A lesão mais comum é a lesão por tração do plexo braquial. Lesões coexistentes do nervo supra-escapular e do circunflexo não são incomuns após fraturas ou luxações do ombro. O nervo poderá também estar envolvido na amiotrofia neurálgica e em aprisionamento e compressão quando passa na incisura supra-escapular.

Nervo Circunflexo

O nervo circunflexo é a ramificação terminal do cordão posterior, se separando do nervo radial bem distal ao nervo toracodorsal, ao nível do coracóide. Ele surge a partir do C5 e do C6 e contém entre 6 e 7.000 MNFs, que passam através da divisão posterior do tronco superior antes da junção ao cordão posterior. Ele se encontra profundamente dentro da axila sobre o músculo subescapular e entra no espaço quadrilateral com os vasos circunflexos posteriores. O espaço quadrilateral está limitado acima pelo subescapular (anterior) e pelo redondo menor (posterior), inferiormente pelo redondo maior, medialmente pela cabeça longa do bíceps e lateralmente pelo colo do úmero. O nervo se divide em duas ramificações dentro deste canal; na divisão anterior continua ao redor do colo do úmero para enervar a parte anterior do deltóide. A ramificação posterior é a maior e enerva o redondo menor e o deltóide posterior. Uma ramificação sensorial, o nervo cutâneo lateral superior do braço é um ponto de referência útil em que o nervo penetra a fáscia profunda sobre a borda posterior do deltóide.

O músculo deltóide permite uma contínua e poderosa flexão, abdução e extensão do ombro. Quando o músculo está paralisado, a força de abdução e de flexão para frente fica diminuída resultando em perda de cerca de 50% do normal; o poder de extensão fica reduzido a somente cerca de 25% do normal.

Trabalhos publicados sugerem que o nervo não é comumente lesado e que o prognóstico para recuperação espontânea em lesões fechadas é bom. Sunderland[3] revisou uma série militar a partir das duas guerras mundiais, encontrando uma incidência de apenas 1% de um total de 15.000 lesões do nervo. Seddon[4] observou uma boa recuperação em 27 de 42 casos, a maioria deles causado por fratura-luxação do ombro. Entretanto, a incidência de ruptura do nervo em fratura-luxações em pacientes de idade avançada ou lesões do ombro de alta energia é maior que aquela que os relatórios sugerem. Lesão do nervo supra-escapular e do manguito rotatório são importantes no diagnóstico diferencial. Narakas[5] analisou sua extensa experiência em lesões do nervo axilar. Nos casos operados, ele encontrou lesões isoladas do nervo axilar em 62 pacientes e lesões combinadas dos nervos axilar e supra-escapular em 27. Também se referiu a diversas rupturas do manguito rotatório com envolvimento dos nervos axilar ou supra-escapular.

A função do nervo circunflexo é perdida em lesões de tração fechadas envolvendo o C5 e o C6. O nervo sofre ocasionalmente danos em operações do ombro ou em neuropatia de pós-irradiação. O nervo poderá estar envolvido na amiotrofia neurálgica

Exposições

Nesta seção, e exposição dentro do triângulo posterior do pescoço das origens dos nervos torácico longo e supra-escapular e da divisão posterior do tronco superior são primeiramente descritas. Exposições modificadas para lesões proximais do acessório espinhal são então descritas, seguida pela exposição da parte distal do nervo supra-escapular. Por último, a visualização do nervo circunflexo abaixo da clavícula é apresentada.

Acesso Supraclavicular ao Triângulo Posterior do Pescoço

O acesso supraclavicular ao triângulo posterior do pescoço fornece o acesso aos nervos espinhais e aos troncos do plexo braquial; ao nervo supra-escapular, proximal à incisura supra-escapular; ao nervo torácico longo, a partir da sua formação onde ele passa transversalmente à primeira costela; e com algumas modificações, ao nervo acessório espinhal, dentro do triângulo. Este acesso foi desenvolvido por George Bonney para a exposição do plexo braquial supraclavicular.

Posição do Paciente. Após a indução da anestesia, o paciente é posto na posição de semi-sedentarismo com as extremidades inferiores em elevação. A cabeça é segurada com um anel de cabeça neurocirúrgico. A extremidade superior lesada, o pescoço e o tórax são preparados. Uma das extremidades inferiores é também preparada em caso do nervo sural ser necessário para enxerto.

Técnica. A incisão é feita na largura de um dedo acima da clavícula, e o platisma é elevado com o retalho de pele. Os nervos supraclaviculares são preservados (Fig. 25-4). Os retalhos são elevados até o ápice do triângulo posterior para cima, tomando cuidado com o nervo acessório e para mostrar a margem inferior da clavícula abaixo (Fig. 25-5).

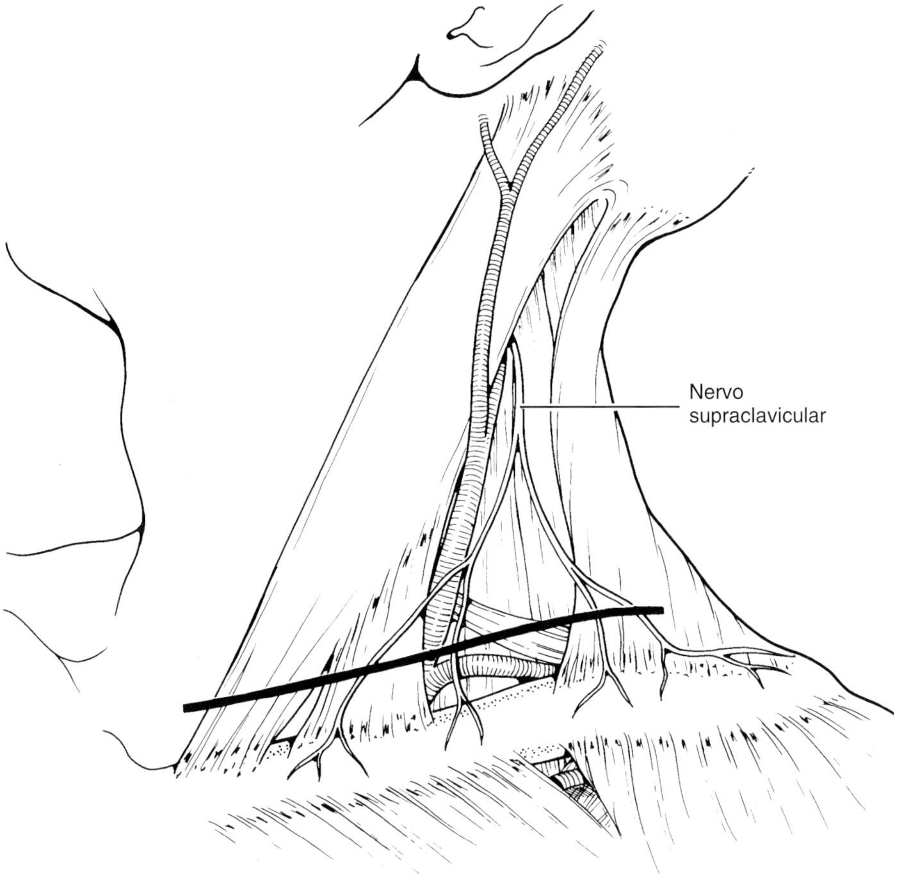

Fig. 25-4

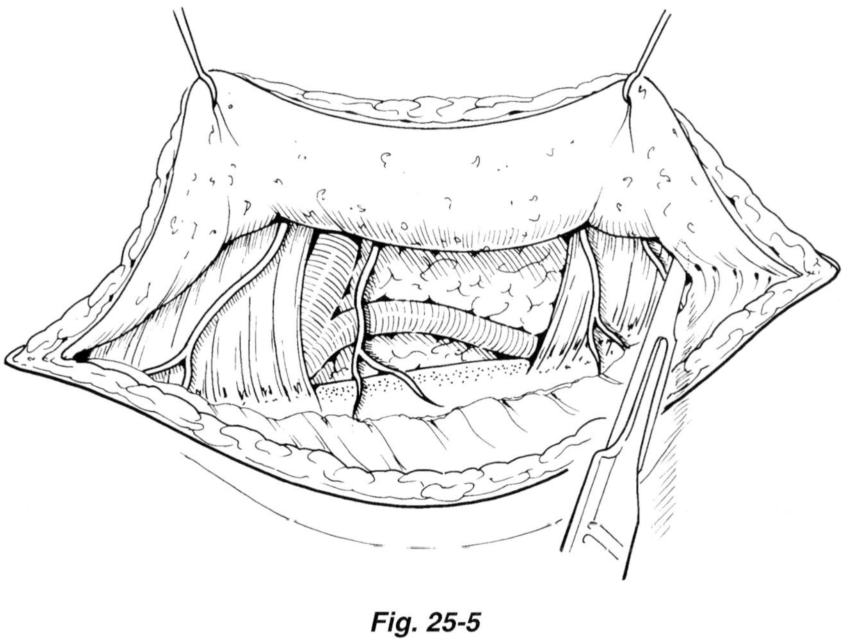

Fig. 25-5

O plano entre o esternomastóide e a veia jugular interna é desenvolvido, exibindo o músculo omoióide, que é dividido entre as suturas de reparo e é rebatido (Fig. 25-6). O coxim de gordura é dividido, ligando os vasos cervicais transversais que se encontram profundamente a mesma. O nervo frênico é observado passando obliquamente através do escaleno anterior. Este é mobilizado e segurado com um protetor de nervo.

Seguindo o nervo frênico cranianamente leva o cirurgião até o C5. A incisão da fascia cervical profunda permite a exibição do C5 e C6 que emerge sob a margem lateral do escaleno anterior, do tronco superior e do nervo supra-escapular. As divisões anterior e posterior do tronco superior são mobilizadas e marcadas através de protetores de nervo.

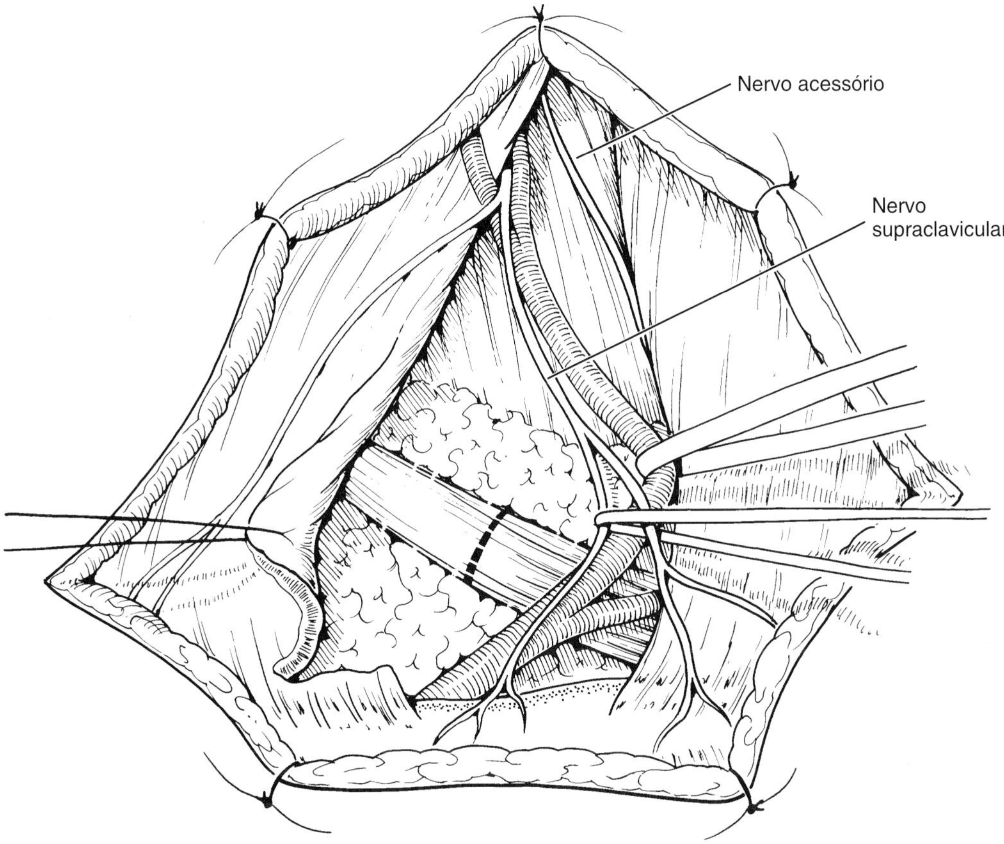

Fig. 25-6

O nervo torácico longo encontra-se lateral e profundo em relação ao tronco superior, numa goteira entre o escaleno médio e o escaleno posterior (Fig. 25-7). Ele se encontra profundamente à fáscia pré-vertebral. Ao seguir o nervo proximalmente, leva-nos à margem do escaleno médio a qual freqüentemente forma uma arcada fibrosa sobre os troncos do nervo. A divisão desta arcada revela dois ramos, um de C6, que geralmente é mais largo, e outro de C5. Em cerca de metade dos casos, uma ramificação é vista proveniente de C4, ou uma ramificação vindo do C7. O nervo passa lateral e posteriormente até logo acima da primeira costela, onde apresenta um curso sinuoso e passa mais medialmente. Uma ramificação em direção às digitações superiores do serrátil anterior é encontrada neste local.

Nervo Supra-Escapular Distal

Como Narakas[6] mostrou, o nervo supra-escapular poderá ser traçado a partir de sua origem, tão distante quanto a incisura pelo acesso supraclavicular, mas este não oferecerá um acesso útil para à fossa supra-espinhal. A exposição adequada do nervo à medida que ele passa através da incisura, profundamente ao ligamento escapular superior poderá ser obtida pelo acesso descrito por Mansat *et al.*[7] e Hadley *et al.*[8] A exposição poderá ser feita como adição ao acesso supraclavicular padrão em casos de ruptura do nervo. A posição e preparação do paciente estão citadas acima.

A incisão de pele é feita entre a clavicula e a espinha da escápula no meio da fossa supra-espinhal. O trapézio é dividido longitudinalmente para expor o coxim de gordura sob o músculo supra-espinhal. A borda superior da escápula é palpada. O omoióide é um guia útil, pois ele se insere na margem mediana da incisura. Os vasos escapulares transversais normalmente passam sobre o ligamento, embora possam passar por debaixo acompanhando o nervo.

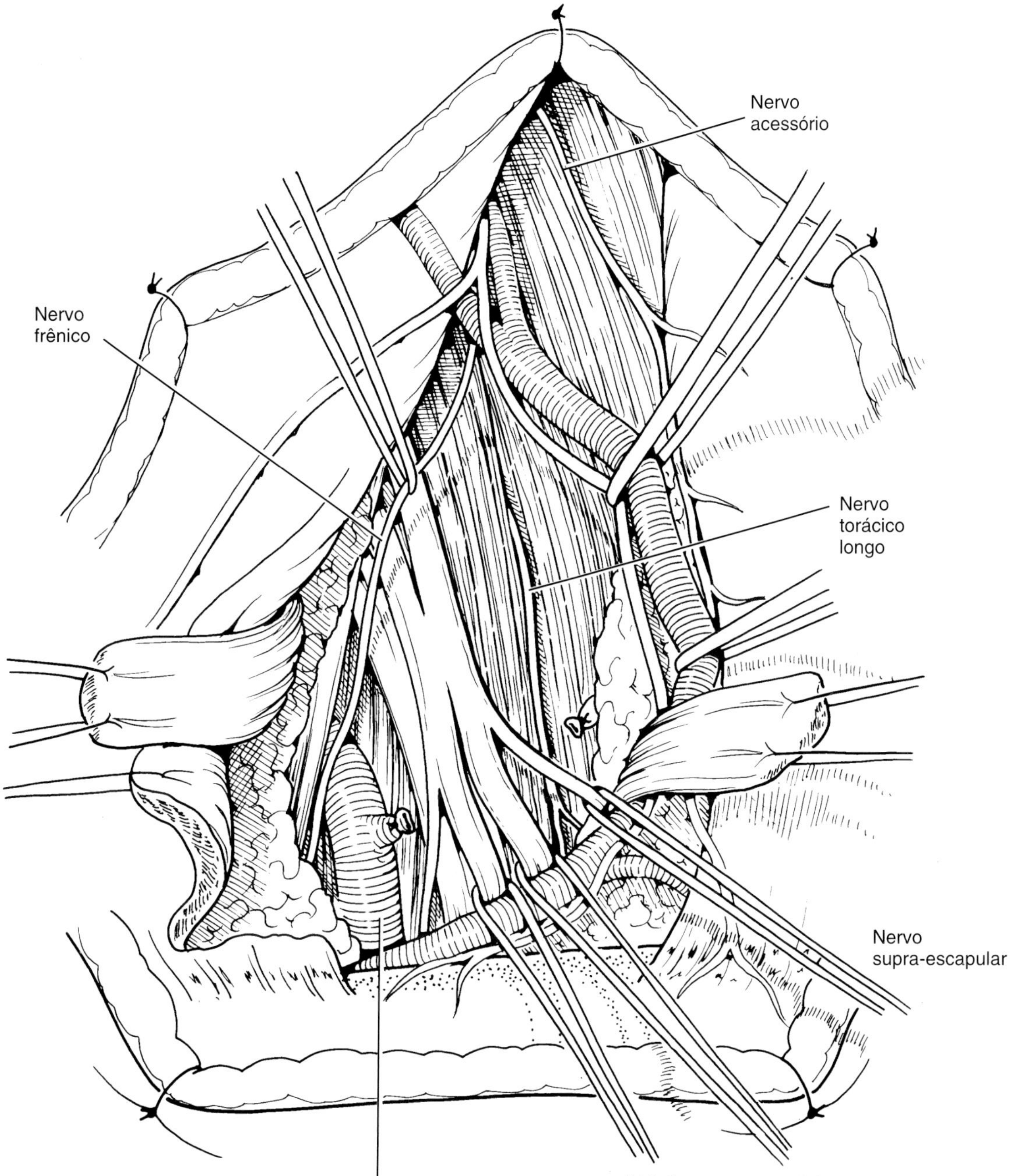
Nervo acessório
Nervo frênico
Nervo torácico longo
Nervo supra-escapular
Artéria subclávia
Divisão anterior
Divisão posterior

Fig. 25-7

Para a exposição do nervo a partir da incisura supra-escapular, dentro da fossa infra-espinhal, um acesso posterior é necessário (Fig. 25-8). O paciente é colocado na posição de pronação. A incisão é feita a partir do acrômio em direção ao meio da espinha da escápula. O nervo é observado na incisura por meio da reflexão do trapézio a partir da espinha da escápula e da mobilização cuidadosa do supra-espinhal.

Nervo Acessório Espinhal no Ápice do Triângulo Posterior

A exposição do nervo acessório espinhal no ápice do triângulo posterior é similar ao acesso supraclavicular padrão. A incisão é ditada pelo nível do ferimento prévio, a partir de uma biópsia ou de uma perfuração com um instrumento pontiagudo, a causa usual do dano. Uma incisão em Z, ou até melhor, uma incisão em V com elevação do retalho de pele é recomendada de forma que a dissecção se inicie na área sem tecido fibrosado. A posição do mastóide e das bordas posteriores a do esternomastóide e a borda anterior do trapézio deverão estar constantemente em mente. O passo-chave é a identificação da borda posterior do esternomastóide e a identificação das ramificações do plexo cervical, que passam transversalmente abaixo dele e seguem em direção anterior e craniana. De baixo para cima, estão os músculos cervical transversal, auricular maior e occipital menor.

O coto proximal do nervo acessório é encontrado passando obliquamente para baixo e posteriormente e emergindo de dentro e profundamente do músculo esternomastóide não mais que 1 cm cranianamente a partir das ramificações sensoriais emergentes do plexo cervical. A estimulação do nervo neste local revela uma contração do músculo esternomastóide, confirmando a sua localização.

Distalmente, o nervo encontrado na face interna do músculo do trapézio. A fáscia superficial é separada da dobra anterior do músculo trapézio e é elevada com retratores de garra finos ou ganchos de pele. As ramificações terminais dos vasos cervicais transversais deverão ser ligados, e os ramos laterais do plexo supraclavicular deverão ser protegidos. O nervo é observado preso por baixo do trapézio envolvido pela sua fáscia e passando de forma caracteristicamente sinuosa. Cerca de 2 cm acima da clavícula, o nervo se une com ramos do C3 e C4. As ramificações são observadas passando a partir no nervo até as fibras superiores do músculo trapézio, e é essencial que estas ramificações sejam preservadas.

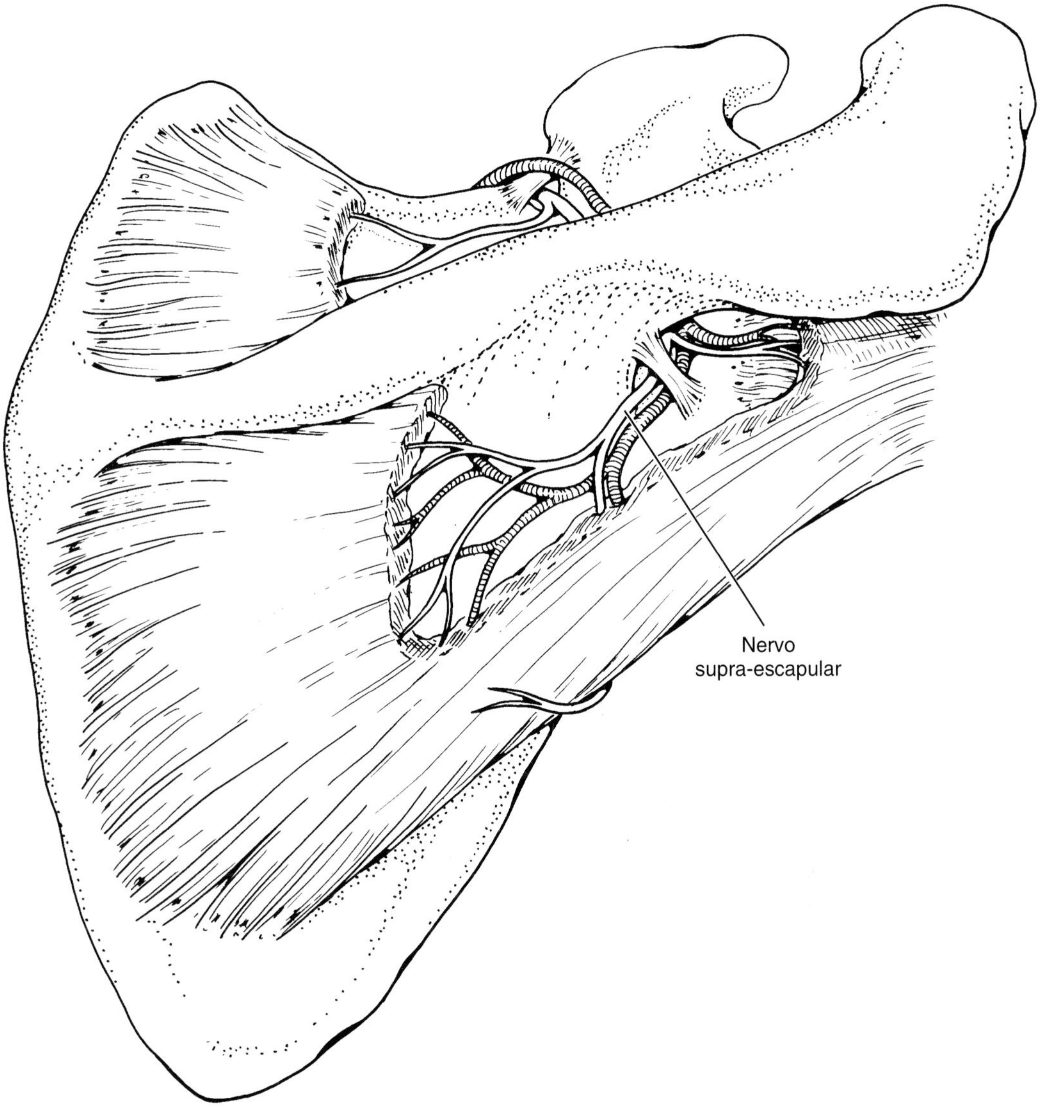

Fig. 25-8

Nervos Circunflexo ou Axilar

O nervo circunflexo ou axilar sofre danos mais comumente em lesões fechadas, principalmente em fraturas-luxações da articulação glenoumeral. O coto proximal é invariavelmente encontrado anteriormente, mas o coto distal poderá estar retraído de forma que uma exposição dupla com uma incisão posterior separada poderá ser necessária. Em casos mais complexos, com lesão nas divisões do plexo braquial a partir de ferimentos abertos ou da fratura da clavícula, uma incisão em forma de T é aconselhável e é combinada com a osteotomia da clavícula.

Posição do Paciente. O paciente é colocado na posição semi-sedentária, e a preparação é feita como praticada para o acesso supraclavicular.

Técnica. A incisão segue o sulco deltopeitoral e a veia cefálica é identificada e preservada (Fig. 25-9). Não há necessidade de separar o deltóide ou os músculos peitorais da clavícula, nem necessidade de interferir na inserção do peitoral maior no úmero (Fig. 25-10).

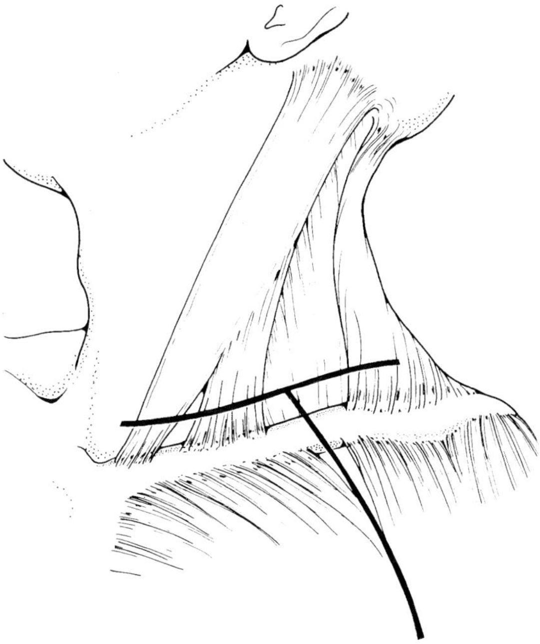

Fig. 25-9

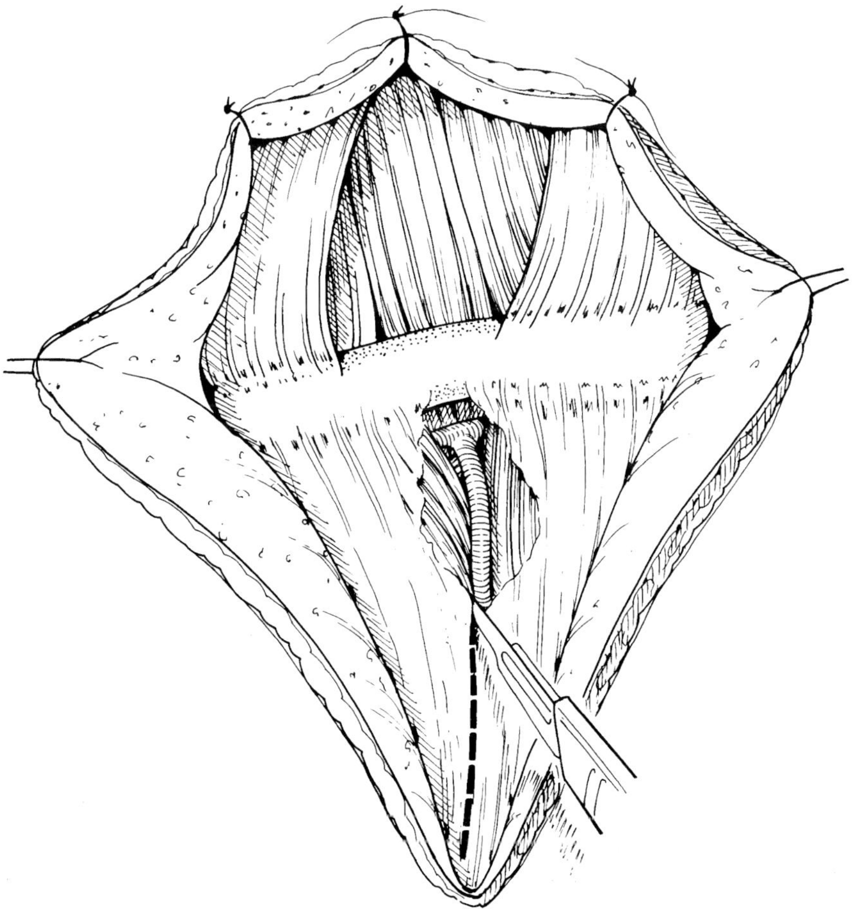

Fig. 25-10

O plano de dissecção é aprofundado para expor o tendão do peitoral menor. Os vasos acromiotorácicos necessitam ser ligados. A margem superior do peitoral menor é facilmente definível, e através do engachamento do dedo do cirurgião por baixo desta, o cirurgião poderá normalmente definir de imediato o plano entre a margem inferior do músculo e o coracobraquial (Fig. 25-11).

O peitoral menor é separado do processo coracóide. O nervo peitoral medial entra no músculo medialmente. O nervo musculocutâneo não está muito distante deste ponto.

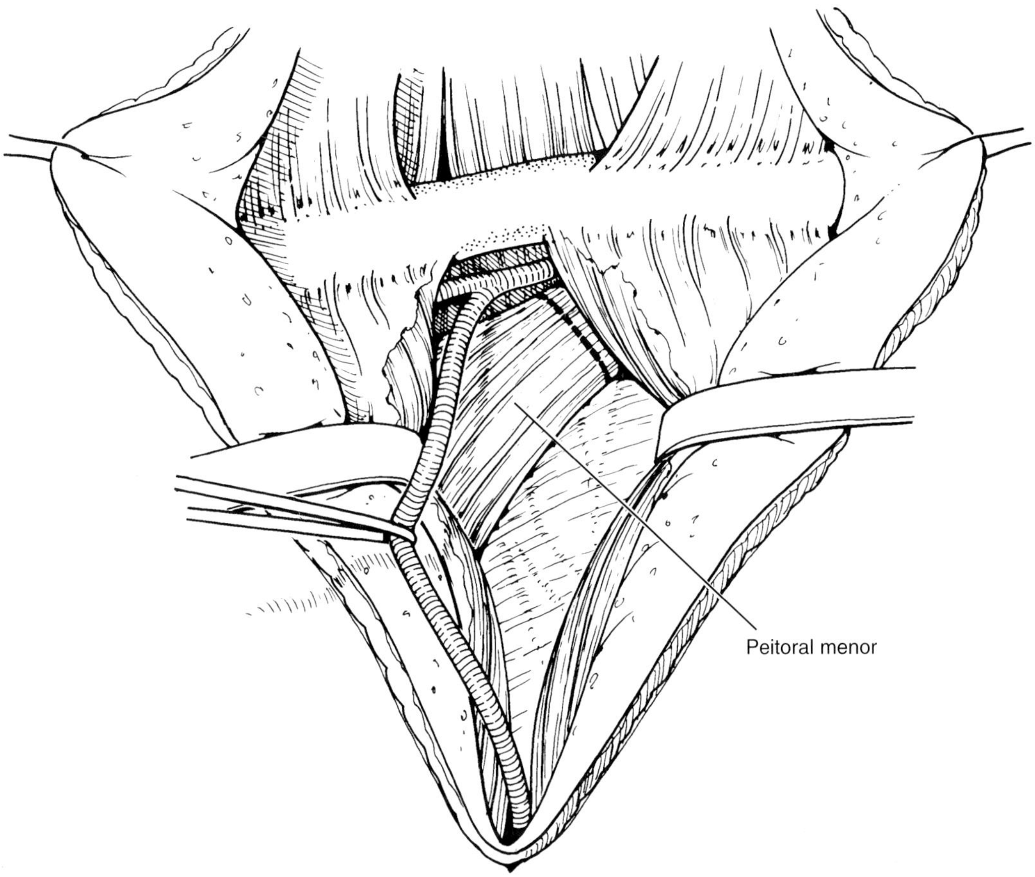

Fig. 25-11

A primeira estrutura encontrada pelo cirurgião, vislumbrada através de um coxim adiposo, é o cordão lateral do plexo braquial, e o nervo muscolocutâneo e a raiz lateral do nervo mediano deverá ser traçada. A artéria axilar encontra-se atrás do cordão lateral. O cordão posterior de fato encontra-se lateral e profundamente ao cordão lateral e a artéria axilar.

Retratores maleáveis são agora usados para afastar a artéria axilar e troncos dos nervos adjacentes e para expor o cordão posterior à medida que ele atravessa o músculo subescapular (Fig. 25-12). O nervos subescapular e toracodorsal deverão ser observados e protegidos. Na ruptura do nervo circunflexo haverá fibrose no local. Um estimulador é essencial, assim como todas estas exposições, para preservar o tecido condutor.

O rebatimento do músculo coracobraquial a partir da ponta do processo coracóide melhora a exposição da "porta" anterior do espaço quadrilateral, e o coto distal do nervo circunflexo rompido é agora visualizado.

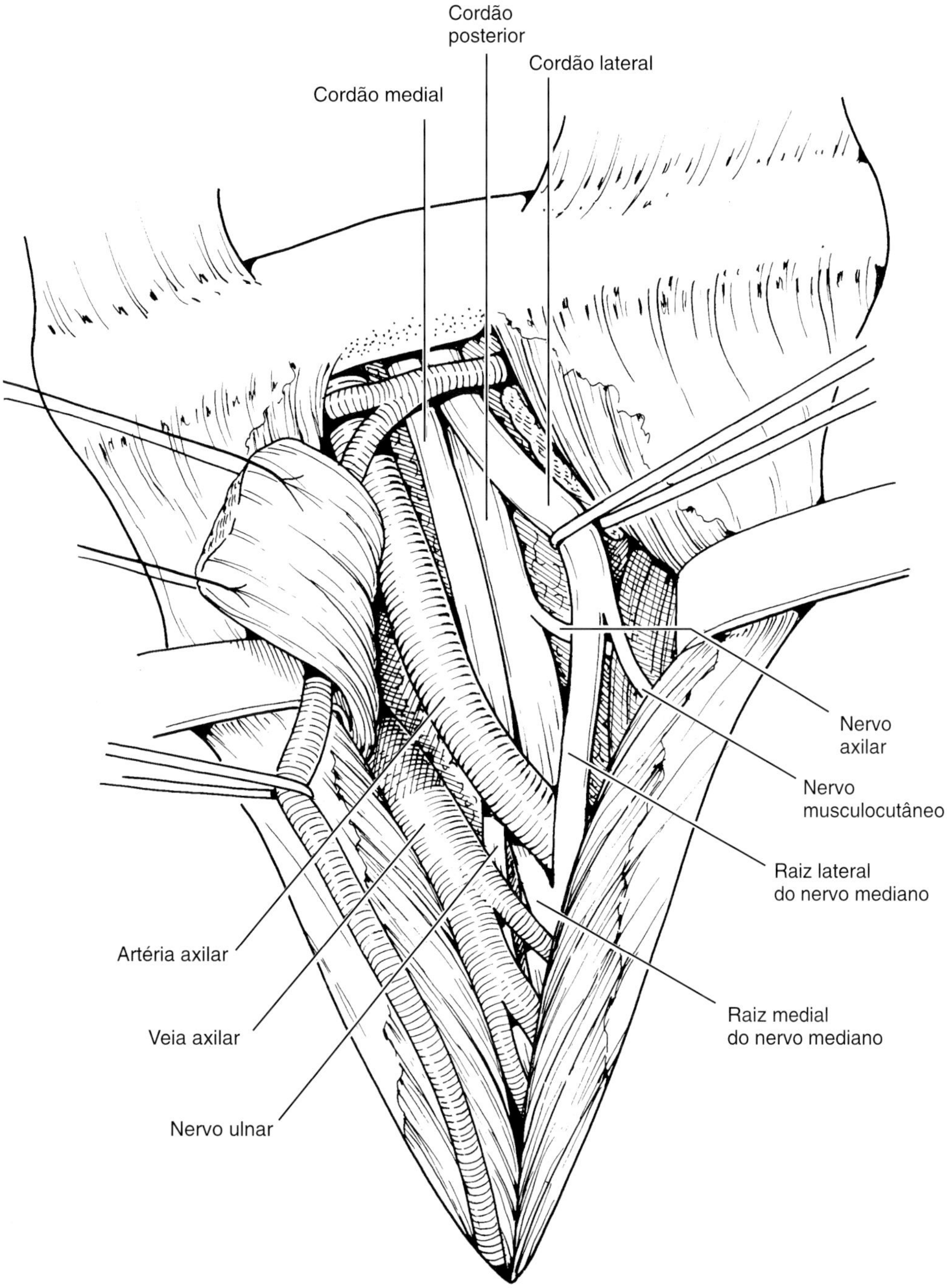
Cordão posterior
Cordão lateral
Cordão medial
Nervo axilar
Nervo musculocutâneo
Raiz lateral do nervo mediano
Artéria axilar
Raiz medial do nervo mediano
Veia axilar
Nervo ulnar

Fig. 25-12

Em lesões de tração mais graves, quando os cotos do nervo rompido se retraem amplamente, um acesso posterior separadamente será necessário. A incisão é feita a partir da inserção proximal do músculo deltóide, em direção à dobra axilar posterior (Fig. 25-13). O nervo cutâneo lateral superior do braço é a ramificação terminal da divisão superficial do nervo axilar, que deverá ser observado seguindo a margem superior do deltóide.

O deltóide é separado dos músculos subjacentes redondo menor, tríceps, infra-espinhal e redondo maior. O nervo circunflexo emerge do espaço quadrilateral em duas divisões juntamente com os vasos circunflexos (Fig. 25-14).

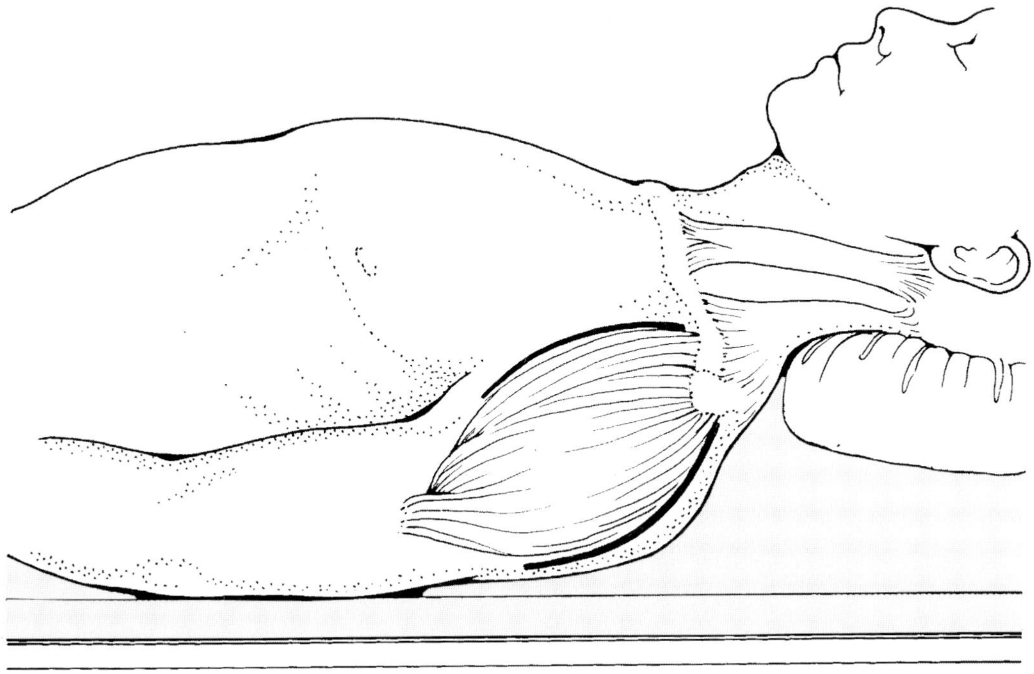

Fig. 25-13

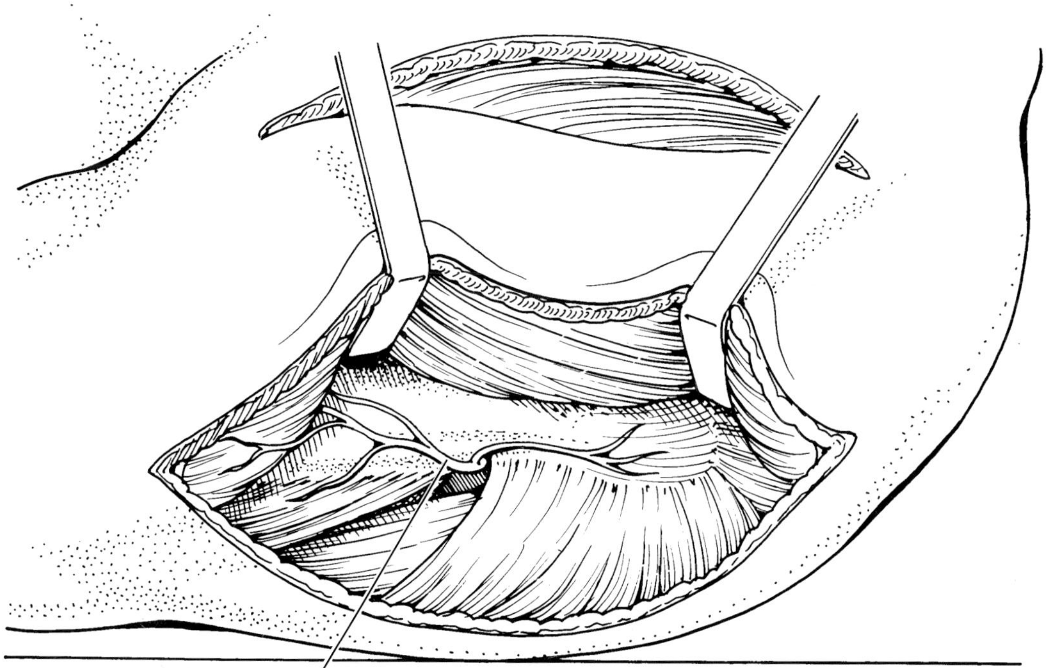

Fig. 25-14

Transferência do Acessório para o Supra-Escapular

O nervo acessório espinhal era transferido em lesões irreparáveis do plexo braquial por Kotani *et al.*[9] Allieu[10] tem grande experiência de reinervação do nervo supra-escapular, e estou agradecido aos professores Allieu e Sedel por terem me introduzido esta valiosa técnica.

Esta operação é particularmente útil para lesões irreparáveis do nervo supra-escapular, quase invariavelmente a partir de uma lesão pré-gangliônica de C5 e do C6. Esta operação não funcionará se o serrátil anterior estiver paralisado, e a deverá ser tido em mente a possibilidade de uma segunda lesão do nervo supra-escapular, onde o nervo passa através da incisura ou em direção ao manguito rotatório. Estes problemas ocorrem em mais de 10% dos pacientes com lesões de tração fechadas graves do plexo braquial.

Os nervos são exibidos pelo acesso supraclavicular transversal padrão. O nervo supra-escapular é traçado distante do tronco superior o mais próximo possível, e é então passado através do coxim gorduroso que se encontrando adjacente ao nervo acessório espinhal. Este é seccionado profundamente no triângulo posterior do pescoço, preservando os ramos em direção a porção superior do trapézio. O local usual de secção do nervo é logo distal a extremidade das ramificações para C3 e C4. Uma hemostasia meticulosa é necessária, pois as veias acompanham ambos os nervos e um hematoma no local do reparo do nervo deverá ser evitado.

Referências

1. Bonnel F: Anatomie du plexus brachial chez le nouveauné et l'adulte. pp. 3-13. In Alnot JY, Narakas A (eds): Les Paralysies du Plexus Brachiale. Monographies du Groupe d'Etude de la Main. Expansion Scientifique, Paris, 1989
2. Valtonen EJ, Lilius HJ: Late sequelae of iatrogenic spinal accessory nerve injury. Acta Chir Scand 140:453-5, 1974
3. Sunderland S: Nerves and Nerve Injuries. 2nd Ed. Churchill Livingstone, Edinburgh, 1978
4. Seddon HJ: Surgical Disorders of the Peripheral Nerves. 2nd Ed. Churchill Livingstone, Edinburgh, 1975
5. Narakas AO: Neurotization in the treatment of brachial plexus injuries. pp. 1329- 58. In Geberman RH (ed): operative Nerve Repair and Reconstruction. JB Lippincott, Philadelphia, 1991
6. Narakas AO: Paralytic disorders of the shoulder girdle. pp. 112-25. In Tubiana R (ed): The Hand. Vol. IV. WB Saunders, Philadelphia, 1993
7. Mansat M, Mansat C, Guiraud B: Pathologie de l'epaule et syndromes canalaires. pp. 31-5. In Sarquet R (ed): Syndromes Canalaires du Membre Superieur. Expansion Scientifique, Paris, 1983
8. Hadley MN, Sonntag VKH, Pittman HW: Suprascapular nerve entrapment. J Neurosurg 64:843-8, 1986
9. Kotani PT, Matsuda H, Suzuki T: Triad surgical procedures of nerve transfers to avulsion injuries of the plexus brachialis. Excerpta Med 291:348-50, 1972
10. Allieu Y: Les neurotisations par le nerf spinal dans les avulsions du plexus brachial de l'adulte. pp. 173-9. In Alnot JY, Narakas A (eds): Les Paralysies du Plexus Brachiale. Monographies du Groupe d' Etude de la Main. Expansion Scientifique, Paris, 1989

26

Transferências Musculares no Ombro

Rolfe Birch

No geral, os resultados das transferências musculares para restaurar o controle da escápula e para restaurar o movimento glenoumeral em adultos causam desapontamento. Comtet, Herzberg, e Abraaan1 numa excelente revisão de biomecânica da cintura escapular enfatizou que o próprio controle da escápula é a base para o movimento glenoumeral e que as fibras superiores do trapézio e as fibras inferiores do serrátil são essenciais para tal controle. Eles reconhecem dois sistemas musculares que podem elevar o ombro: o complexo supra-espinhal/infra-espinhal e o deltóide. O músculo deltóide, entretanto não pode trabalhar se o manguito rotatório estiver rompido ou paralisado, considerando que uma abdução funcional e a rotação externa são a regra se este sistema estiver intacto mesmo na presença de paralisia do deltóide. Narakas[2] introduziu a medida do ângulo escapuloumeral como uma indicação da função da articulação glenoumeral. O ângulo é mínimo após a ruptura do manguito rotatório ou lesão ao nervo supra-escapular, e é igualmente insatisfatório quando uma lesão ao nervo circunflexo está associada a qualquer destas injúrias.

Função da Artrodese

A artrodese escapulotorácica[3] é indicada em casos de paralisia irreparável do trapézio e do serrátil anterior, pois não existe transferências musculares úteis nesta situação. A artrodese glenoumeral poderá provar ser necessária na paralisia irreparável, nos músculos deltóides, supra-espinhal e infra-espinhal.

Descobri três transferências musculares de valor em relação a cintura do ombro. A transferência do elevador da escápula e do rombóide ameniza a incapacidade provocada pela paralisia do trapézio.[4-6] A transferência da parte externa do peitoral maior para o polo inferior da escápula restaura alguma estabilidade após paralisia do serrátil anterior.[7] A transferência do *latissimus dorsi* para os tendões do supra-espinhal e do infra-espinhal é útil em adultos com paralisia destes músculos, mas que tem alguma atividade no deltóide. Tanto Gilbert[8] quanto Narakas[2] enfatizaram que os resultados das transferências musculares no ombro são melhores em crianças do que em adultos.

A presença de força normal nos músculos a serem transferidos é um pré-requisito essencial para o sucesso. Uma articulação glenoumeral rígida e dolorosa é uma complicação comum de lesões aos nervos acessório espinhal e torácico longo. Isto é comum após uma imobilização prolongada da cintura escapular após transferência musculares. Esta condição deverá ser percebida e tratada.

Transferência do *Latissimus Dorsi* para Restaurar a Rotação Externa no Ombro

Posição do Paciente

O paciente é colocado em decúbito ventral.

Técnica

A incisão se inicia atrás do acrômio e segue a borda posterior do deltóide para se curvar para frente dentro da axila, sobre a inserção conjunta do *latissimus dorsi* e do redondo maior (Fig. 26-1). É então estendida inferiormente ao longo da margem anterior do *latissimus dorsi* de forma que este possa ser mobilizado.

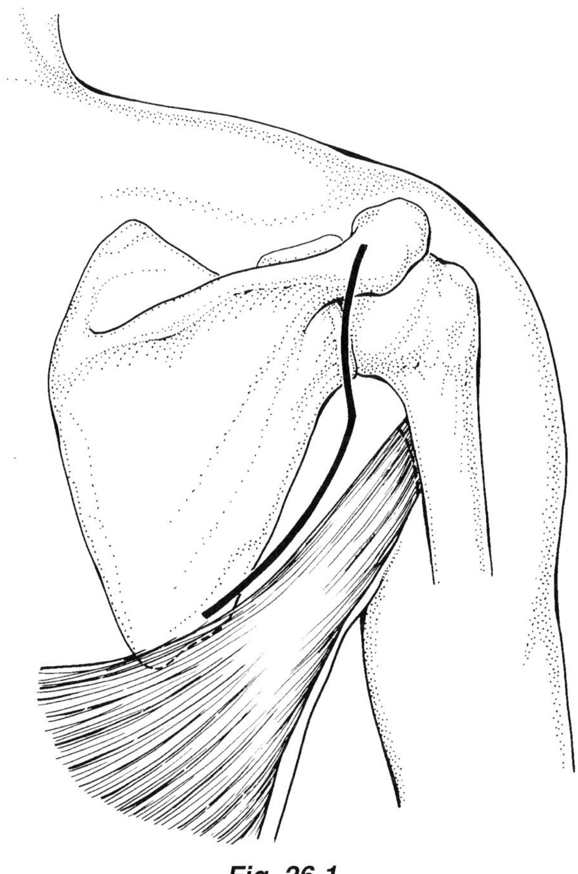

Fig. 26-1

O tendão do *latissimus dorsi* é definido e separado do redondo maior. É liberado da sua inserção para dentro do úmero, observando a posição dos nervos radial e circunflexo. O músculo é mobilizado, preservando o redondo maior e respeitando o pedículo toracodorsal, que se encontra anteriormente.

A borda posterior do deltóide é elevada para exibir o tendão do infra-espinhal. O tendão do supra-espinhal é visualizado pela divisão das fibras sobre o deltóide. O plano entre o manguito rotatório e o deltóide que se encontra superiormente é desenvolvido.

O *latissimus dorsi* é passado profundamente ao deltóide e intertrançado dentro dos tendões do infra-espinhal e do supra-espinhal (Fig. 26-2).

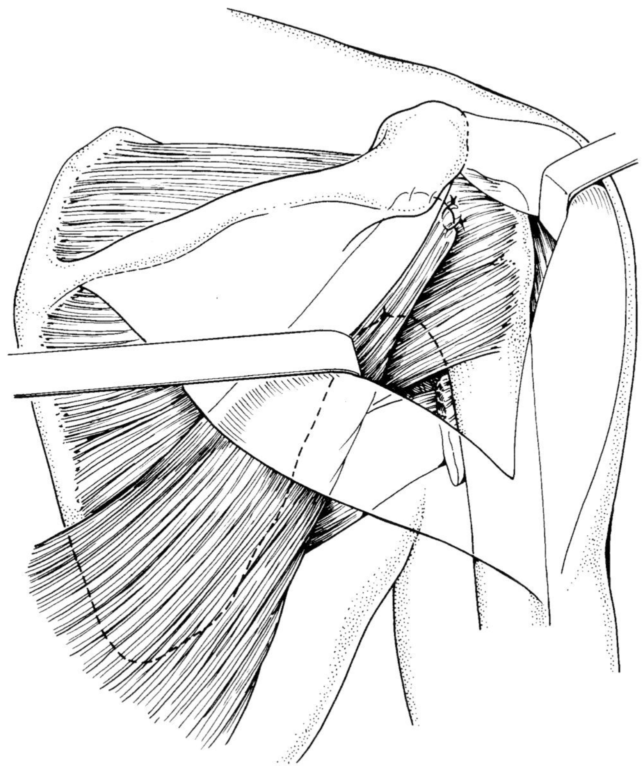

Fig. 26-2

Tratamento Pós-Operatório

É aplicado um aparelho gessado com um colete que inclui o braço, segurando o ombro em abdução e rotação externa com o cotovelo flexionado em 90 graus. Em 6 semanas, este aparelho é removido, e o paciente é mantido em uma abdução de 45 graus com um espaçador ou travesseiro, por mais 3 semanas.

A rotação externa ativa gentil é indicada após a remoção do aparelho gessado. Em 9 semanas após a cirurgia, a rotação externa ativa sem restrições é permitida. O músculo é mais facilmente retreinado com o braço em adução contra o lado do corpo e uma da mãos do fisioterapeuta estabilizando a cabeça do úmero contra a glenóide. A partir de 12 semanas são permitidos exercícios sem restrição, e natação é particularmente um bom exercício.

Ross[11] fez a revisão de 22 adultos após a operação. Dois terços dos pacientes observaram uma melhora no senso de estabilidade do ombro, metade recuperou a rotação lateral ativa e nenhum obteve novamente a abdução ativa útil. Os resultados foram tão insatisfatórios nos pacientes com paralisia do deltóide que nós não utilizamos mais a operação neste casos.

Transferência do Peitoral Maior para Paralisia do Serrátil Anterior (Método de Frey e Sommerlet)

A paralisia completa do serrátil anterior pode ser tão incapacitante quanto a paralisia completa do trapézio. A transferência do peitoral maior é indicada para pacientes com dor persistente e com uma instabilidade da cintura escapular de forma que eles são incapazes de iniciar a abdução glenoumeral ou de sustenta-la além de 40 graus. A transferência da cabeça esternal do peitoral maior é mais eficaz que a do peitoral menor, e não há necessidade de utilizar um enxerto interposto. Entretanto, esta transferência cria alguma deformidade na parede torácica, e em mulheres jovens, a transferência do peitoral menor poderá ser preferível.

Posição do Paciente

O paciente é colocado em decúbito dorsal com o corpo rolado sobre um saco de areia de forma que ele esteja inclinado cerca de 30 graus em relação a neutra. A preparação inclui a extremidade superior inteira e a parede torácica anterior tão distantes quanto a crista ilíaca e tão posteriores quanto a borda vertebral da escápula.

Técnica

A incisão segue o sulco deltopeitoral e então se estende para dentro do braço para exibir a inserção do peitoral maior (Fig. 26-3). O plano entre a cabeça external do peitoral principal e a cabeça clavicular é definido. As fibras da cabeça external passam para dentro do tendão, formando a parte mais profunda do tendão trilaminar. Uma hemostasia meticulosa é usada na separação das duas porções do músculo; no terço medial da ferida, será encontrado o pedículo peitoral medial. Este deverá ser preservado. Um estimulador nervoso e a coagulação bipolar são aconselháveis.

A cabeça esternal é separada do úmero, e a mobilização é concluída (Fig. 26-4).

Uma incisão na linha axilar média expõe a escápula na frente do pedículo toracodorsal. O nervo torácico longo e o serrátil anterior serão visualizados. Uma sutura forte ou uma pinça de campo robusta firme passada através do pólo inferior da escápula é usada para trazê-la para dentro da ferida cirúrgica.

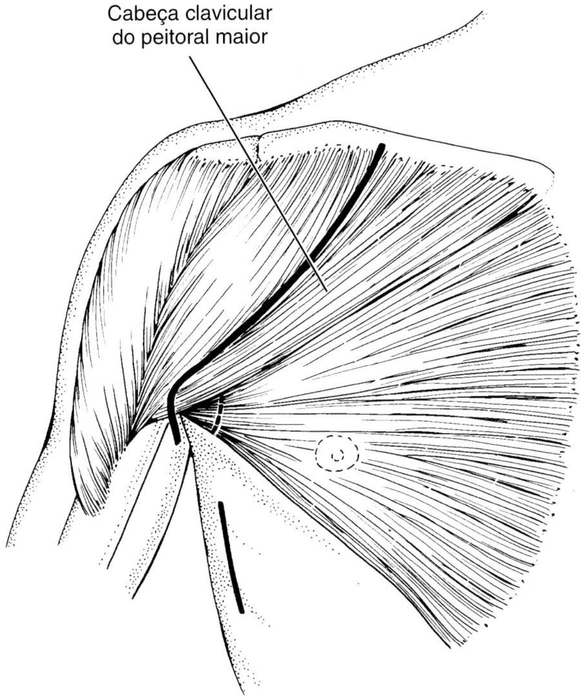

Fig. 26-3

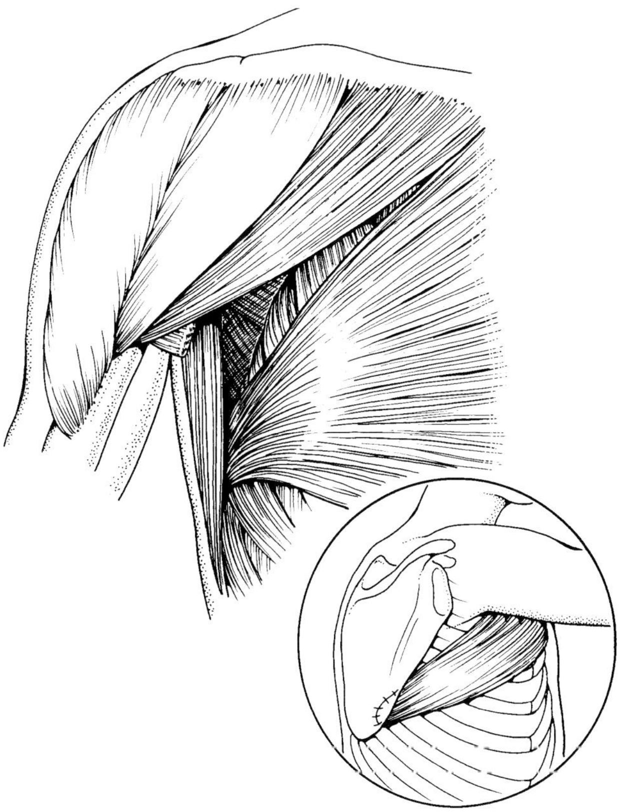

Fig. 26-4

A fáscia presente no ápice da axila é dividida sob visualização direta de forma que um túnel amplo permita a passagem do tendão do peitoral maior para dentro da ferida cirúrgica axilar. O músculo desliza suavemente sobre as costelas e sobre a origem do peitoral maior. O tendão é agora suturado ao pólo inferior da escápula com suturas fortes, que passam através do osso para pegar a inserção do serrátil anterior e a porção mais inferior do subescapular.

Os ferimentos são fechados com dreno de sucção em cada incisão.

Tratamento Pós-Operatório

O braço é imobilizado através do tórax por 6 semanas. Depois de 3 semanas, a abdução ativa e passiva até 40 graus com rotação externa até neutra são combinadas com uma adução suave. Em 9 semanas, um programa mais vigoroso é seguido visando a restaurar a amplitude completa de abdução e rotação externa ao se atingir 12 semanas a partir da operação. Em 12 semanas, um trabalho de exercícios com resistência rigoroso poderá ser iniciado.

Existe pouca coisa escrita a respeito dos resultados desta operação. Narakas[10] encontrou uma melhora em cinco casos após várias transferências musculares para paralisia do serrátil anterior. Nossos resultados em três casos de transferência do peitoral menor foram insatisfatórios; houve uma pequena melhora funcional em quatro casos de transferência de peitoral maior. Parece que a transferência funciona melhor com o tórax e mão alto ou baixo. O tempo para obter melhora é de pelo menos um ano.

Transferência do Elevador da Escápula e do Rombóide para Paralisia do Trapézio (Operação de Eden-Lange)

Os resultados da transferência do elevador da escápula e do rombóide para a paralisia do trapézio são muito inferiores aos obtidos após um reparo bem-sucedido do nervo acessório, e é indicado apenas quando o nervo está irreparável ou quando o reparo tiver sido malsucedido.

Posição do Paciente

O paciente é colocado em decúbito ventral.

Técnica

A preparação inclui a extremidade superior inteira e a parede torácica posterior em direção ao processo espinhoso e a dobra do trapézio. São feitas duas incisões. A primeira ocorre na largura de um dedo paralela à borda vertebral da escápula, separando o trapézio paralisado do osso (Fig. 26-5). O elevador da escápula e os rombóides são definidos e mobilizados. O nervo escapular dorsal deverá ser protegido durante esta dissecção. Os músculos são separados da escápula juntamente com um retalho osteoperiosteal, respeitando a inserção do serrátil anterior, que se encontra profundamente.

O infra-espinhal é elevado a partir da fossa inferior da escápula. A escápula é neste momento reduzida de forma que sua borda vertebral fique paralela ao processo espinhal, e o ombro sofre abdução em 90 graus (Fig.26-6). O rombóide menor e o maior são avançados entre 3 e 4 cm lateral a borda vertebral da escápula e fixado a ela por suturas intra-ósseas.

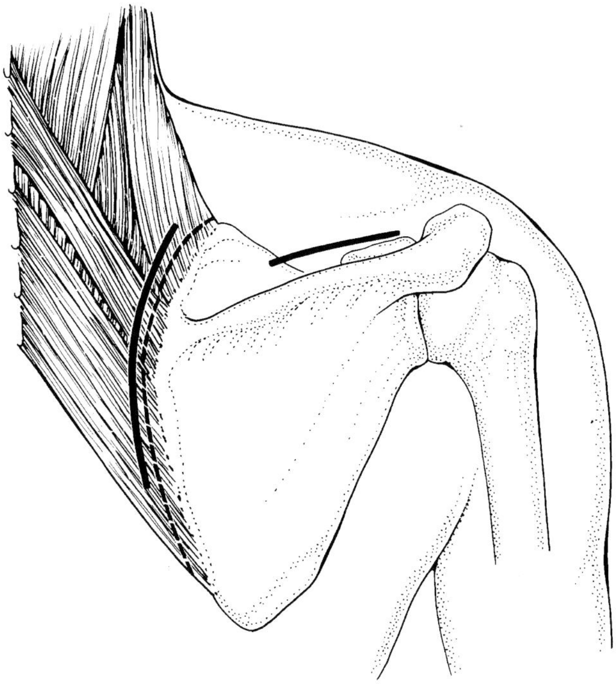

Fig. 26-5

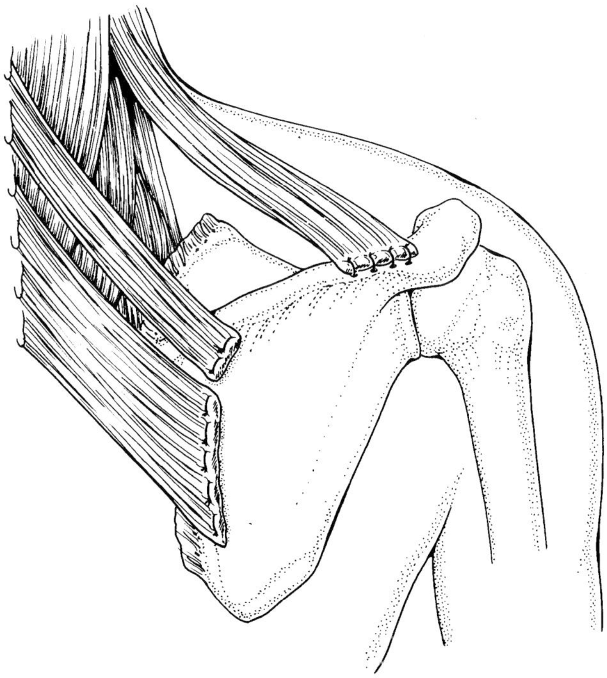

Fig. 26-6

A segunda incisão é feita sobre a porção média da espinha da escápula, descolando o trapézio. O elevador da escápula é levado para dentro da ferida cirúrgica através de um túnel abaixo da fibras superiores do trapézio, e suturado à espinha. O músculo supra-espinhal e o nervo supra-escapular deverão ser respeitados.

O trapézio rebatido e notavelmente o infra-espinhal são reinseridos cuidadosamente à escápula. Após o fechamento da ferida, o paciente é colocado em um aparelho de abdução gessado toracobraquial com o ombro mantido em 90 graus de abdução.

Tratamento Pós-Operatório

O aparelho gessado é removido em 6 semanas, e o paciente permanece com um travesseiro de abdução por mais 3 semanas. Tanto os movimentos passivo como ativos da articulação glenoumeral são encorajados após a remoção do aparelho gessado para evitar uma capsulite dolorosa secundária. Após 9 semanas o paciente deverá usar uma tipóia de suporte de braço, e a elevação ativa gentil e a retração da escápula são permitidas.

Bigliani, Perez-Sanz e Wolf[6] relataram uma melhora funcional substancial com alívio da dor em seis de sete pacientes após esta operação, com um acompanhamento mínimo de 2 anos.

Referências

1. Comtet JJ, Herzberg G, Alnaasan I: Biomechanics of the shoulder and the scapulothoracic girdle. pp. 99-111. In Tuloiana R (ed): The Hand. Vol. 4. WB Saunders, Philadelphia, 1993
2. Narakas AO: Neurotization in the treatment of brachial plexus injuries. pp. 1329-58. In Gelberman RH (ed): operative Nerve Repair and Reconstruction. JB Lippincott, Philadelphia, 1991
3. Copeland SA, Howard RC: Thoracoscapular fusion for facioscapulohumeral dystrophy. J Bone Joint Surg [Br] 60:547-51, 1978
4. Eden R: Zur Behandlung der Trapezius Lähmung mittelst Muskelplastik. Deutsche Zeitschrift Chir 184:387-97, 1924
5. Lange M: Die Behandlung der Irreperalblem Trapezius Lähmung Lagenbecks. Arch Klin Chir 270:437-9, 1951
6. Bigliani LU, Perez-Sanz JR, Wolfe IN: Treatment of trapezius paralysis. J Bone Joint Surg [Am] 67:871-77, 1985
7. Frey A, Sommelet J: La paralysie du grande dentele: resultat de traitement de 12 cas dont 9 operés et revue générale de la literature. Rev Cir Orthop 23:277, 1987
8. Gilbert A: Obstetrical brachial plexus palsy. pp. 575 601. In Tubiana R (ed): The Hand. Vol. 4. WB Saunders, Philadelphia, 1993
9. Narakas AO: Paralytic disorders of the shoulder girdle. pp. 112-25. In Tubiana R (ed): The Hand. Vol. 4. WB Saunders, Philadelphia, 1993

Índice Remissivo

Serviços de impressão e acabamento
executados, a partir de filmes fornecidos,
nas oficinas gráficas da EDITORA SANTUÁRIO
Fone: (012) 565-2140 - Fax (012) 565-2141
http://www.redemptor.com.br - Aparecida-SP